全国高等中医药院校教材配套用书

中医内科学
核心考点与习题

主编　张珊珊

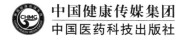

中国健康传媒集团
中国医药科技出版社

内 容 提 要

本书以全国高等中医药院校教材和教学大纲为基础,由长年从事一线中医教学工作且具有丰富教学及命题经验的教师编写而成。书中将本学科考试中的重点、难点进行归纳总结,并附大量精选习题,每题均附有正确答案、易错答案提示及答案分析,将本学科知识点及易错之处加以解析,对学生重点掌握理论知识及应试技巧具有较强的指导作用。书末附有 3 套模拟试卷及解析,方便读者自测。本书适合中医学专业或相关专业学生在校学习、备考使用,也可作为执业医师资格考试的复习用书。

图书在版编目(CIP)数据

中医内科学核心考点与习题 / 张珊珊主编 . — 北京:中国医药科技出版社,2023.4

全国高等中医药院校教材配套用书

ISBN 978-7-5214-2979-4

Ⅰ . ①中… Ⅱ . ①张… Ⅲ . ①中医内科学 – 中医学院 – 教学参考资料 Ⅳ . ① R25

中国版本图书馆 CIP 数据核字 (2022) 第 023731 号

美术编辑 陈君杞
版式设计 友全图文

出版 **中国健康传媒集团** | 中国医药科技出版社
地址 北京市海淀区文慧园北路甲 22 号
邮编 100082
电话 发行:010-62227427 邮购:010-62236938
网址 www.cmstp.com
规格 889×1194mm $^1/_{16}$
印张 18
字数 443 千字
版次 2023 年 4 月第 1 版
印次 2023 年 4 月第 1 次印刷
印刷 三河市万龙印装有限公司
经销 全国各地新华书店
书号 ISBN 978-7-5214-2979-4
定价 65.00 元

获取新书信息、投稿、为图书纠错,请扫码联系我们。

编委会

主　编

张珊珊

编　委（按姓氏笔画排序）

吕玉婷　李玲玲　胡熙文　黄程程

编写说明

　　《中医内科学核心考点与习题》以全国高等中医药院校教材和教学大纲《中医内科学》为基础，将教材中的重点、难点内容进行精简提炼，帮助学生系统掌握课程的重点内容。其中，重点、难点及习题的覆盖范围与教学大纲及教材内容一致。全书编写顺序与教材章节顺序基本一致，方便学生同步学习。

　　本书的主要特点在于总结教材中需重点掌握的知识点和难点，并附大量习题，使学生在短时间内既能对已学知识进行复习回顾，又能熟悉题目、掌握考点，同时还可以对自己学习中的薄弱环节进行强化记忆和练习。书中覆盖了教材的全部重要知识点，题型多样，题量丰富，对需要掌握、熟悉的内容予以强化。重点、难点部分力求全面而精炼，并有所侧重；答案分析部分力求简单明了地概括知识点的学习方法和相关解题技巧，帮助学生在复习、练习的过程中及时发现自身知识的不足之处，并厘清学习和解题的思路。提示学生针对易错点进行分析、辨别，尽可能减少在考试中的失分，从而提高对知识的应用能力，增强应试能力。书后附有 3 套模拟试卷及详细的答案解析，均依据新版教材要求，将重点、难点结合经典题型编写而成，可用于备考前查缺补漏。

　　本书适合中医学专业或相关专业学生在校学习、备考使用，也可作为执业医师资格考试的复习用书。

编者

2022 年 3 月

目 录

上篇　总论

下篇　各论

模拟试卷

第一章　导　言

◎ **重点** ◎

1.中医内科学的定义、性质

2.中医内科学的发展简史

3.各个时期不同医家的观点

4.中医内科病证的病名原则

◎ **难点** ◎

1.中医内科学的范围

2.各个时期不同医家的观点

3.中医内科疾病的分类、命名的特点

精选习题

扫码获取
同步习题

单选题

1.提出戾气致病病因学说的医家是（　　　）

A.吴又可　　　　B.薛雪　　　　C.吴鞠通　　　　D.王孟英　　　　E.叶天士

【正确答案】A　　　　　　【易错答案】E

【答案分析】吴又可的《温疫论》是我国传染病学中最早的专门论著。他认为瘟疫有别于其他热性病，其不因感受"六气"所致，而以感染"戾气"和机体功能状况不良为发病主因。

2.善用汗、吐、下三法的医家是（　　　）

A.刘完素　　　B.张从正　　　C.李东垣　　　D.朱丹溪　　　E.吴鞠通

【正确答案】B　　　　　　【易错答案】C

【答案分析】张从正受刘完素的学术影响并加以发挥，认为疾病发生的根本原因在于病邪之侵害，不论外因、内因致病，一经损害人体，即应设法祛邪外出，不能让其滞留体内为患。他将汗、吐、下三法广泛运用于临床，并有独到的见解。

3.痰饮的命名原则是（　　　）

A.病因　　　　B.病机　　　　C.病理产物　　　D.病位　　　　E.症状

【正确答案】C　　　　　　【易错答案】D

【答案分析】中医内科病证的命名原则主要是以病因、病机、病理产物、病位、主症、体征为依据。如以病因命名的中风、中暑、虫证等；以病机命名的郁证、痹证、厥证等；以病理产物命名的痰饮等；以病位命名的胸痹、肝着、肾着、肺痿等；以主症命名的咳嗽、喘证、呕吐、泄泻等；以主要体征命名的黄疸、积聚、水肿、鼓胀等。

4. 厥证是的命名原则是（　　　）

A. 病因　　　　　B. 病机　　　　　C. 病理产物　　　　D. 病位　　　　　E. 症状

【正确答案】B　　　　　　　　【易错答案】E

【答案分析】中医内科病证的命名原则主要是以病因、病机、病理产物、病位、主症、体征为依据。如以病因命名的中风、中暑、虫证等；以病机命名的郁证、痹证、厥证等；以病理产物命名的痰饮等；以病位命名的胸痹、肝着、肾着、肺痿等；以主症命名的咳嗽、喘证、呕吐、泄泻等；以主要体征命名的黄疸、积聚、水肿、鼓胀等。

5. 下列不属于后世所称的"金元四大家"的是（　　　）

A. 刘完素　　　　B. 张介宾　　　　C. 李东垣　　　　D. 朱丹溪　　　　E. 张从正

【正确答案】B　　　　　　　　【易错答案】D

【答案分析】"金元四大家"有李东垣、朱丹溪、刘完素、张从正。

第二章　中医内科疾病辨证论治思路与原则

◎ **重点** ◎

1. 以病机为核心的辨治思路

2. 病证结合的辨治思路

3. 中医内科疾病的辨证原则

4. 中医内科疾病的治疗原则

◎ **难点** ◎

1. 病、证、症的理解

2. 辨证与辨病的区别与联系

3. 病证病机特点的掌握

精选习题

扫码获取
同步习题

（一）单选题

1. 辨证论治的关键环节是（　　　）

A. 审证求机　　　　　　B. 审察病机　　　　　　　　　C. 谨守病机

D. 整体审察　　　　　　E. 四诊合参

【正确答案】B　　　　　　【易错答案】A

【答案分析】审证求机是辨证论治的基本要求。

2. 下列有关"证"的表述，正确的是（　　　）

A. 由具有特征性的临床症状构成

B. 对某一阶段的症状和体征的归纳分析

C. 表现出来的异常状态或不适

D. 有不同的病理过程和变化规律

E. 对疾病所表现的症状的概括

【正确答案】B　　　　　　【易错答案】E

【答案分析】本题主要考查对病、证、症的理解。病是异常状态或不适，证是"证候"，即归纳分析患者某一阶段出现的症状、体征而做出的诊断，病是证的综合表现。

3. 下列不是证名的是（　　　　）

A. 肝阳化风　　　　　　B. 脾肾阳虚　　　　　　C. 膀胱湿热

D. 痰湿壅肺　　　　　　E. 烂喉丹痧

【正确答案】E　　　　　【易错答案】D

【答案分析】证是多种临床症状的综合表现，包括病因、病性、病位、病机、病势等。烂喉丹痧属于病名。

4.《素问·至真要大论》云："谨察阴阳所在而调之，以平为期。"其体现的治疗原则是（　　　　）

A. 调整整体平衡　　　　B. 把握动态变化　　　　C. 顺应异法方宜

D. 据证因势利导　　　　E. 审证求机论治

【正确答案】A　　　　　【易错答案】B

【答案分析】"以平为期"是通过调整阴阳，以达到恢复整体平衡的方法。

（二）多选题

1. 符合中医学辨证论治思路的有（　　　　）

A. 审察病机　　　　　　B. 同病异治　　　　　　C. 异病同治

D. 因病选方　　　　　　E. 审证求机

【正确答案】ABCE　　　　【易错答案】漏选 B、C

【答案分析】审察病机是辨证论治的前提，审证求机是辨证论治的基本要求，同病异治与异病同治体现了病证结合的辨治思路。因病选方忽略了中医学以病机为核心的治疗思路。

2. 下列说法正确的有（　　　　）

A. 正气与邪气，正气为本，邪气为标

B. 病因与症状，病因为本，症状为标

C. 先病与后病，先病为本，后病为标

D. 表病与里病，里病为本，表病为标

E. 病情的缓急，缓者为本，急着为标

【正确答案】ABCDE　　　　【易错答案】漏选

【答案分析】标本是相对的概念，用来说明病变过程中矛盾的主次关系，本是事物的主要矛盾，标是事物的次要矛盾。分清主次以辨别病情的标本缓急。

（三）名词解释

1. 审证求机

【正确答案】审证求机是根据"有诸内必行诸外"的理论，在收集四诊（望、闻、问、切）资料的基础上，采用取象比类的思辨方法，通过辨析疾病内在的外在表现，把握疾病的本质，获得辨证的结论。

【易错答案】根据疾病的临床表现分析疾病的机制，进行辨证。

【答案分析】审证求机的要点包括理论基础、思辨方法、外在表现而获得结论。

2. 证

【正确答案】证是归纳分析患者某一阶段出现的各个症状、体征而做出的诊断，即"证候"。

【易错答案】对疾病症状、体征的总结。

【答案分析】证是强调疾病某一阶段的特征性改变，一个病变过程可出现多个证。

第三章　中医内科疾病辨证论治概要

◎ **重点** ◎

1. 风、寒、暑、湿、燥、火病证的病机、症状、治法、代表方剂

2. 脏腑病证的病因、病机、病证、治法、代表方剂

3. 各脏腑的藏象与病能

4. 气血津液病证的病因、病机、病证、治法、代表方剂

5. 六经病证的病机、症状、治法、代表方剂

6. 卫气营血病证、三焦病证的病机、症状、治法、代表方剂

◎ **难点** ◎

1. 风、寒、暑、湿、燥、火病证症状的鉴别

2. 脏腑病证症状的鉴别

3. 气血津液病证症状的鉴别

4. 六经、卫气营血病证症状的鉴别

精选习题

扫码获取
同步习题

（一）单选题

1. 患者恶风寒，微发热，汗出，流清涕，喷嚏，咽喉痒痛，咳嗽，皮肤瘙痒、丘疹，新起面睑肢体浮肿，苔薄白，脉浮缓。其治疗的代表方为（　　　）

A. 香薷饮　　　　　　　B. 王氏清暑益气汤　　　　　　C. 杏苏散

D. 桑菊饮　　　　　　　E. 清营汤

【正确答案】D　　　　　【易错答案】A

【答案分析】根据该患者的临床表现，证属外风证。外风证代表方有麻黄汤、桂枝汤、桑菊饮等，香薷饮化湿燥湿，适用于湿邪侵袭的外湿证。故选 D。

2. 下列属于暑证临床表现的是（　　　）

A. 头昏如裹　　　　　　B. 胸闷脘痞　　　　　　　　　C. 肌肉酸痛

D. 头身疼痛　　　　　　E. 猝然昏倒

【正确答案】E　　　　　【易错答案】A

【答案分析】暑证的临床表现有身热，烦渴，疲乏，或高热昏迷，不省人事，汗多肢冷等。根据选项，前4项均不符合暑证的表现，故选E。

3.具有明显季节性的证候是（　　）

A.外风证　　　　　　　　B.内寒证　　　　　　　　C.内湿证

D.暑证　　　　　　　　　E.外热证

【正确答案】D　　　　　　【易错答案】E

【答案分析】暑证为暑邪致病，具有明显的季节性，为夏季主气。故选D。

4.外湿证的临床表现是（　　）

A.恶寒发热，无汗头痛　　B.发热恶风，头痛汗出　　C.发热汗出，口渴乏力

D.胸脘痞闷，四肢沉重　　E.干咳少痰，口渴饮水

【正确答案】D　　　　　　【易错答案】A

【答案分析】外湿证者常见头胀，头痛，或头重如裹，昏蒙眩晕，或胸脘痞闷，胃纳不香，或四肢沉重，倦怠乏力，或面垢眵多，大便黏滞不爽，小便浑浊，带下稠浊等。故选D。

5.火邪致病常不会出现的症状是（　　）

A.面赤　　　　B.斑疹　　　　C.烦躁　　　　D.谵妄　　　　E.倦怠

【正确答案】E　　　　　　【易错答案】A

【答案分析】火乃热之极，其性炎上，易耗气伤津，易生风动血。外火证常见高热面赤，口渴引饮，烦躁不寐，或高热抽搐，颈强，角弓反张，或吐血，衄血，咯血等症状。内火证常见发热恶热，或潮热低热，口干，口渴，面赤烦躁，或两颧潮红等症状。故选E。

6.风寒犯肺证与寒痰阻肺证的主要鉴别点是（　　）

A.咳嗽　　　　B.痰白　　　　C.痰质稀　　　　D.气喘　　　　E.脉浮紧

【正确答案】E　　　　　　【易错答案】B

【答案分析】两者皆呈寒象，但风寒犯肺者风寒侵袭，肺卫失宣属表证，脉象浮紧；寒痰阻肺者寒痰阻滞，故而脉象弦或滑。故选E。

7.患者，男，65岁。咳嗽，痰少而黄，身热汗出，恶风，口渴，舌尖红，苔薄黄，脉浮数。其证型是（　　）

A.燥热伤肺　　　　　　　B.风热犯肺　　　　　　　C.肝火犯肺

D.痰热郁肺　　　　　　　E.热邪壅肺

【正确答案】B　　　　　　【易错答案】D

【答案分析】风热犯肺证的临床表现为咳嗽，痰少而黄，气喘，鼻塞，流浊涕，咽喉肿痛，发热，微恶风寒，口微渴，舌尖红，苔薄黄，脉浮数。故选B。

8.风寒犯肺证和风热犯肺证的共同症状是（　　）

A.咳嗽气喘　　　　　　　B.鼻流清涕　　　　　　　C.身痛无汗

D. 咯痰稀白　　　　　　　　　　E. 咽喉肿痛

【正确答案】A　　　　　　【易错答案】D

【答案分析】风热犯肺、风寒犯肺都会导致肺卫失宣,肺主气、司呼吸,故肺卫失宣可见咳嗽、气喘。鼻流清涕、身痛无汗、咯痰稀白见于风寒犯肺,咽喉肿痛见于风热犯肺。故选A。

9. 不是风水相搏证临床表现的是（　　　　）

A. 恶寒发热　　　　　　B. 起病急骤　　　　　　　　C. 头面眼睑先肿

D. 形寒肢冷　　　　　　E. 脉象浮数

【正确答案】D　　　　　　【易错答案】A

【答案分析】风水相搏证的临床表现是无形寒肢冷。风为阳邪,上先受之,肺居上焦,为水之上源,风邪犯肺,宣发肃降失职,不能通调水道,风水相搏,水气犯溢,故头面眼睑先肿;外邪新感,故恶寒发热,发病较快;脉象浮数为风水偏热。故选D。

10. 可同有血虚证候的两脏是（　　　　）

A. 心、脾　　B. 肝、脾　　C. 心、肺　　D. 心、肝　　E. 肝、肾

【正确答案】D　　　　　　【易错答案】A

【答案分析】心主血脉,心血不足可见血虚的表现,肝主统血,肝不统血时亦可见血虚的表现。

11. 瘀阻脑络证的头痛特点是（　　　　）

A. 冷痛　　　B. 绵绵而痛　　C. 刺痛　　　D. 胀痛　　　E. 空痛

【正确答案】C　　　　　　【易错答案】D

【答案分析】瘀阻脑络证者瘀血犯头,阻滞脑络,因此头痛时痛如锥刺,痛处固定不移。故选C。

12. 下列不属于脾病常见临床表现的是（　　　　）

A. 嗳气　　　B. 腹痛　　　C. 便溏　　　D. 腹胀　　　E. 出血

【正确答案】A　　　　　　【易错答案】B

【答案分析】脾病的常见症状包括腹胀腹痛、泄泻便溏、浮肿、出血等。胃病的常见症状包括胃脘痛、痞满、呕吐、嗳气、呃逆等。故选A。

13. 患者身目发黄,黄色鲜明,身热不扬,腹胀,肢体困重,便溏尿黄,舌红苔黄腻,脉濡数。其治疗宜选用（　　　　）

A. 黄芪建中汤　　　　　　B. 益胃汤　　　　　　　　C. 龙胆泻肝汤

D. 茵陈蒿汤　　　　　　　E. 苓桂术甘汤

【正确答案】D　　　　　　【易错答案】B

【答案分析】根据该患者的临床表现,应为湿热蕴脾证,治宜清热利湿,代表方剂为茵陈蒿汤、茵陈五苓散等。故选D。

14. 下列不属于肝郁气滞证临床表现的是（　　　　）

A. 情志抑郁 B. 瘿瘤瘰疬 C. 乳房胀痛
D. 月经不调 E. 胁肋灼痛

【正确答案】E 【易错答案】B

【答案分析】情志抑郁、瘿瘤瘰疬、乳房胀痛、月经不调都是肝气郁滞证的常见临床表现，而胁肋灼痛则可见于肝火炽盛证。故选 E。

15. 寒滞肝脉证的临床特征是（ ）

A. 头晕目眩，胸胁胀闷 B. 少腹冷痛，睾丸坠胀 C. 阴囊湿疹，外阴瘙痒
D. 胸胁冷痛，得温则减 E. 形寒肢冷，舌淡脉弦

【正确答案】B 【易错答案】C

【答案分析】寒滞肝脉证为寒邪侵袭，凝滞肝经，其辨证要点为少腹、前阴、巅顶冷痛、兼见实寒症状。故选 B。

16. 肾阳虚证的诊断要点是（ ）

A. 形寒肢冷，面白神疲 B. 滑精早泄，小便频数 C. 性欲减退，腰膝酸冷
D. 下肢水肿，按之凹陷 E. 大便稀溏，排便不爽

【正确答案】C 【易错答案】B

【答案分析】肾阳虚证的病机为肾阳亏虚，虚寒内生。其辨证要点是腰膝酸冷，性欲减退，夜尿多，兼见虚寒症状。

17. 下列不属于肠热腑实证临床表现的是（ ）

A. 脉沉迟而实 B. 日晡潮热 C. 身热不扬
D. 腹胀拒按 E. 大便秘结

【正确答案】C 【易错答案】D

【答案分析】肠热腑实证表现为高热，或日晡潮热，汗多，口渴，脐腹胀满硬痛、拒按，大便秘结，或热结旁流，大便恶臭，小便短黄，甚则神昏谵语、狂乱，舌质红，苔黄厚而燥，脉沉数有力。

18. 患者久病咳喘，乏力气短，动则尤甚，自汗耳鸣，舌淡脉弱。其临床意义是（ ）

A. 肺气虚证 B. 肺肾气虚证 C. 肾阳虚证
D. 脾肺气虚证 E. 肾气虚证

【正确答案】B 【易错答案】C

【答案分析】该患者久病咳喘，乏力气短，动则尤甚，且兼见气虚的症状，符合肺肾气虚的辨证要点。故选 B。

19. 下列不属于气病类证的是（ ）

A. 气滞证 B. 气逆证 C. 气反证 D. 气不固证 E. 气闭证

【正确答案】C 【易错答案】B

【答案分析】气病包括气虚证、气陷证、气不固证、气脱证、气滞证、气逆证、气闭证。故

选 C。

20. 腹内肿块，推之不移，刺痛拒按者，属于（   ）

A. 气滞证　　　B. 血热证　　　C. 血虚证　　　D. 血寒证　　　E. 血瘀证

【正确答案】E　　　　　　【易错答案】B

【答案分析】固定刺痛、肿块为血瘀证的辨证要点，血瘀证患者会出现刺痛，痛处拒按固定不移的临床表现。故选 E。

21. 下列不属于痰证临床表现的是（   ）

A. 圆滑包块　　　B. 肢体浮肿　　　C. 胸闷呕恶　　　D. 咳吐痰多　　　E. 头晕目眩

【正确答案】B　　　　　　【易错答案】C

【答案分析】痰证的临床表现为圆滑包块、胸闷呕恶、咳吐痰多、头晕目眩，而肢体浮肿则是水停证的临床表现，故选 B。

22. 消渴患者，症见气上撞心，心中疼热，饥而不欲食，食则吐蛔。其治疗宜选用（   ）

A. 四逆汤　　　　　　　　B. 五苓散　　　　　　　　C. 乌梅丸

D. 理中汤　　　　　　　　E. 黄连阿胶汤

【正确答案】C　　　　　　【易错答案】E

【答案分析】根据该患者的临床表现，属六经中的厥阴病，治疗宜选乌梅丸。黄连阿胶汤用于治疗少阴病热化证，症见心烦不得眠，口燥咽干者。

23. "腹满而吐，食不下，自利益甚，时腹自痛，口不渴"属六经病的（   ）

A. 厥阴病　　　B. 太阴病　　　C. 少阴病　　　D. 阳明病　　　E. 太阳病

【正确答案】B　　　　　　【易错答案】A

【答案分析】从症状分析，脾阳受损，运化失职，寒湿内生，属太阴病。厥阴病是肝木失调，胃热脾寒，症见消渴，气上撞心，心中疼热，饥而不欲食，食则吐蛔。

24. 患者低热，手足心热甚于手足背，耳聋，口干咽燥，神疲委顿，消瘦无力，舌绛不鲜，干枯而萎，脉虚。其病机为（   ）

A. 肾精耗损　　　B. 虚风内动　　　C. 邪袭肺卫　　　D. 太阴湿热　　　E. 邪陷心包

【正确答案】A　　　　　　【易错答案】B

【答案分析】温病后期，邪热深入下焦，损及肝肾之阴，肾阴亏虚，虚热内生，故见耳失充养。热邪久羁，肾阴被灼，水不涵木，筋失所养，虚风内动，故见手指蠕动或瘛疭。

25. 热入血分可见（   ）

A. 发热，微恶风寒，口干，舌边尖红，脉浮数，头痛，咳嗽

B. 灼热，躁扰不安，吐血，衄血，斑疹紫黑密布，舌质深绛，脉细促

C. 面色淡黄，头胀身重，胸闷不饥，身热不扬，小便不利，舌红苔黄腻，脉濡数

D. 身热夜甚，心烦不寐，口干反不甚渴饮，斑疹隐隐，时有谵语，舌红绛，脉细数

E. 发热不恶寒，口渴口苦，心烦不宁，咳嗽，尿黄赤，脉洪大

【正确答案】B　　　　　　　　【易错答案】D

【答案分析】温热病邪热入血分，血热内扰心神，可见躁扰不安，邪热破血妄行，血溢脉外，则见出血，斑疹紫黑密布。斑疹隐隐是温热病，邪入营分，灼伤血络。

（二）多选题

1. 内燥证常涉及的脏腑有（　　　　）

A. 心　　　　　B. 肝　　　　　C. 脾　　　　　D. 肺　　　　　E. 肾

【正确答案】BCDE　　　　　　【易错答案】A

【答案分析】内燥者津液耗伤，津亏生燥，病变可涉及脾、肺、肝、肾等脏，故选BCDE。

2. 治疗外火证的常用方剂有（　　　　）

A. 黄连解毒汤　B. 羚角钩藤汤　C. 清营汤　　　D. 小蓟饮子　　E. 桑杏汤

【正确答案】ABCD　　　　　　【易错答案】E

【答案分析】外火证者火热炽盛，充斥三焦，扰及心神，治宜清热泻火，黄连解毒汤、羚角钩藤汤、清营汤、小蓟饮子都是外火证的代表方剂，故选ABCD。

3. 肺病的常见症状包括（　　　　）

A. 咳嗽　　　　B. 气喘　　　　C. 咳痰　　　　D. 胸痛　　　　E. 咯血

【正确答案】ABCDE　　　　　【易错答案】漏选

【答案分析】肺病的常见症状有咳嗽、气喘、咳痰、胸痛、咯血等。

4. 心脉痹阻证可以分为（　　　　）

A. 瘀血痹阻心脉　　　　　B. 痰瘀痹阻心脉　　　　　C. 寒凝心脉

D. 气滞心脉　　　　　　　E. 血凝心脉

【正确答案】ABCD　　　　　　【易错答案】E

【答案分析】心脉痹阻证可以按病因分为瘀血痹阻心脉证、痰瘀痹阻心脉证、寒凝心脉证、气滞心脉证，故选ABCD。

5. 气血津液的相互关系主要表现为（　　　　）

A. 气能生津　B. 津能化气　C. 气能摄津　　D. 津能化血　　E. 血含津液

【正确答案】ABCDE　　　　　【易错答案】漏选

【答案分析】气血与津液有相互滋生、相互转化的关系，主要表现为气能生津，津能化气，气能摄津，津能化血，血含津液，故有津血同源之说。

6. 下列关于痰与饮的区别，正确的有（　　　　）

A. 痰质地较稠，饮质地较稀　　　　B. 痰流动性大，饮流动性小

C. 痰致病广泛，饮致病局限　　　　D. 痰性有寒热，饮性多偏寒

E. 饮可凝为痰，痰难化为饮

【正确答案】ACDE　　　　【易错答案】B

【答案分析】痰多黏稠，为病无处不到；饮多清稀，常停聚于胸腹四肢。痰性有寒热，饮性多偏寒，饮可凝为痰，痰难化为饮。故选 ACDE。

7. 下列可用于治疗温热病热入血分证的方剂有（　　　）

A. 犀角地黄汤　　　　B. 羚角钩藤汤　　　　C. 加减复脉汤

D. 大定风珠　　　　E. 麻杏石甘汤

【正确答案】ABCD　　　　【易错答案】E

【答案分析】温热病热入血分，耗血、动血、伤阴、动风，犀角地黄汤、羚角钩藤汤、加减复脉汤、大定风珠可以凉血散血，或凉肝息风，或滋阴息风。麻杏石甘汤清热透邪宣肺，用于气分证。

8. 营分证的临床表现有（　　　）

A. 发热不恶寒　　　　B. 身热夜甚　　　　C. 口干反不甚渴饮

D. 有汗热不解　　　　E. 斑疹紫黑密布

【正确答案】BC　　　　【易错答案】E

【答案分析】温热病热入营分，营阴被灼，身热夜甚，口干反不甚渴饮，属于营分证，营分证出血程度较轻，斑疹隐隐。斑疹紫黑密布属于血分证，热入血分，耗血，动血。

9. 少阴病的临床表现有（　　　）

A. 畏寒蜷卧，四肢逆冷　　　　B. 精神萎靡，似睡非睡　　　　C. 下利清谷，小便清长

D. 心烦不得眠　　　　E. 心中疼热，饥不欲食

【正确答案】ABCD　　　　【易错答案】E

【答案分析】少阴经属心肾，邪入少阴，心肾阳气虚衰，阴寒内盛，则畏寒蜷卧，四肢逆冷；神失所养，则精神萎靡，似睡非睡；火不暖土，脾胃纳运失调，则下利清谷，小便清长；邪入少阴，心肾阴虚，从阳化热，水火失济，心火独亢，则心烦不得眠。心中疼热，饥不欲食属厥阴病。

（三）名词解释

六经辨证

【正确答案】六经辨证由东汉张仲景创立，以阴、阳为纲，经、腑为目，对外感疾病的不同阶段进行辨证论治。

【易错答案】将疾病总结归纳为太阳病、阳明病、少阳病、太阴病、少阴病、厥阴病。

【答案分析】六经辨证包括 3 个要点，即以阴、阳为纲，经、腑为目，应用于外感疾病。

第四章　肺系病证

第一节　感冒

◎ **重点** ◎

感冒的历史沿革、病因病机、鉴别诊断及辨证论治

◎ **难点** ◎

1. 由于感冒与温病早期在临床难以鉴别，需注重感冒的各证型的临床表现、鉴别诊断以及在不同的体质下感冒的转归

2. 普通感冒与时行感冒的鉴别诊断

精选习题

扫码获取
同步习题

（一）单选题

1. "感冒"之名首见于（　　　）

A.《仁斋直指方论·诸风》　　　　　　B.《类证治裁·伤风》

C.《丹溪心法·中寒二》　　　　　　D.《黄帝内经》

E.《伤寒论》

【正确答案】A　　　　　【易错答案】B、C、D、E

【答案分析】"感冒"之名首见于《仁斋直指方论·诸风》。《类证治裁·伤风》明确提出"时行感冒"的病名及其治疗。《丹溪心法·中寒二》明确提出感冒的病位在肺，治疗分辛温解表和辛凉解表两大治疗原则。《黄帝内经》有外感风邪引起类似感冒症状的论述。《伤寒论》为感冒的辨证治疗奠定了基础。

2. 下列不属于辨别风寒和风热两类感冒主要依据的是（　　　）

A. 恶寒发热的孰轻孰重　　　　B. 舌苔黄与白　　　　　　C. 脉浮与不浮

D. 渴与不渴　　　　　　　　　E. 咽喉肿痛与否

【正确答案】C　　　　　【易错答案】A、B、D、E

【答案分析】感冒的基本病机是邪犯肺卫，卫表不和。风寒感冒和风热感冒都有表证，都可

见脉浮。风寒感冒恶寒重，发热轻，口不渴，无汗，无咽痛，苔薄白，脉浮紧；风热感冒恶寒轻，发热重，口渴，少汗或有汗，咽痛，苔薄黄，脉浮数。

3. 感冒的主要病因是（　　　）

A. 寒邪　　　　B. 湿邪　　　　C. 燥邪　　　　D. 风邪　　　　E. 火邪

【正确答案】D　　　　　　【易错答案】A、B、C、E

【答案分析】外感风、寒、暑、湿、燥、火邪均能侵袭人体而致病，但风邪为主因。因"风为百病之长"，以风为首的六淫病邪或时邪病毒，侵袭人体的途径或从口鼻而入，或从皮毛而入。因风性轻扬，为病多犯上焦，故《素问·太阴阳明论》云："伤于风者，上先受之。"外邪入侵，肺卫首当其冲。

4. 感冒的主要病机是（　　　）

A. 肺失宣肃　　B. 卫表不和　　C. 营卫不和　　D. 肺气不固　　E. 风寒束表

【正确答案】B　　　　　　【易错答案】A

【答案分析】感冒的基本病机为邪犯肺卫，卫表不和。病位在肺卫，肺处胸中，位于上焦，主呼吸，气道为出入升降的通路，喉为其系，开窍于鼻，外合皮毛，职司卫外，为人身之藩篱，故外邪从口鼻、皮毛入侵，肺卫首当其冲，感邪之后，肺卫功能失调，导致卫表不和，肺失宣肃，尤以卫表不和为主要方面。

5. 下列病症不会出现咳喘症状的是（　　　）

A. 喘证　　　　B. 哮病　　　　C. 肺胀　　　　D. 感冒　　　　E. 肺痿

【正确答案】D　　　　　　【易错答案】E

【答案分析】感冒以卫表及鼻咽症状为主，可见恶风或恶寒，发热，鼻塞流涕，咽痛咽痒，周身酸楚不适等，无咳喘症状。肺痿临床以咳吐浊唾涎沫为主要症状，或不咳，气息短，或动则气喘。

6. 患者，男，35岁。发热1天，微恶风，汗少，肢体酸重，胸闷脘痞，鼻塞，心烦口渴，小便短赤，苔黄腻，脉濡数。其治疗宜选用（　　　）

A. 藿香正气散　　　　　B. 参苏饮　　　　　　　　C. 新加香薷饮

D. 荆防败毒散　　　　　E. 加减葳蕤汤

【正确答案】C　　　　　　【易错答案】A

【答案分析】夏季感冒，感受当令之暑邪，暑多夹湿。暑湿伤表，表卫不和，故见发热，微恶风，汗少，肢体酸重等症状，治宜清暑祛湿解表，首选新加香薷饮。藿香正气散芳香化湿，解表散寒，用于治疗寒湿内盛泄泻。参苏饮益气解表，调和营卫，用于治疗气虚感冒。荆防败毒散辛温解表，宣肺散寒，用于治疗风寒感冒。加减葳蕤汤滋阴解表，用于治疗阴虚感冒。

（二）多选题

1. 虚体感冒可见（　　　）

A. 气虚感冒　　B. 阴虚感冒　　C. 阳虚感冒　　D. 风寒束表　　E. 暑湿伤表

【正确答案】ABC　　　　　【易错答案】D、E

【答案分析】虚体感冒包含气虚、阴虚、阳虚感冒。患者素体不强，卫外不固，易反复感邪，属正虚肺卫不和。而风寒束表、暑湿伤表皆为实证感冒。

2. 感冒兼夹证因季节不同易兼夹（　　　）

A. 湿　　　　　B. 食　　　　　C. 燥　　　　　D. 暑　　　　　E. 痰

【正确答案】ACD　　　　　【易错答案】B、E

【答案分析】感冒夏季易夹暑邪，长夏易夹湿邪，秋季易夹燥邪。饱食后易夹食，非季节因素。痰邪为肺中宿邪，感受外邪，内外相引而发病。

3. 时行感冒的特点有（　　　）

A. 传染性　　　　　B. 多呈流行性　　　　　C. 全身症状重

D. 起病急　　　　　E. 辨证属风热者较多

【正确答案】ABCDE　　　　　【易错答案】漏选

【答案分析】时行感冒，病情较重，多起病急，全身症状显著，可以发生传变，易于化热入里，辨证属风热者较多，易继发或合并它病，具有广泛性和流行性。

4. 感冒的特征有（　　　）

A. 恶寒发热　　　　　B. 鼻塞声重　　　　　C. 周身疼痛

D. 喷嚏流涕　　　　　E. 咳喘痰多

【正确答案】ABCD　　　　　【易错答案】E

【答案分析】感冒以卫表及鼻咽症状为主，可见恶风或恶寒，发热，鼻塞流涕，咽痛咽痒，周身酸楚不适等症状。咳喘痰多多见于喘证。

5. 下列关于虚体感冒治疗的叙述，正确的有（　　　）

A. 治疗应扶正与解表并施　　B. 忌大剂量发汗之品　　　　C. 忌用辛温重剂

D. 忌用大剂量寒凉药物　　　E. 解表药物用量宜轻宜少

【正确答案】ABCDE　　　　　【易错答案】漏选

【答案分析】虚体感冒因原有宿疾，伤及正气，或体质虚弱，正气不足，卫外不固，容易受邪而致疾病反复发作，治疗应扶正与解表并施。选方用药，当遵循"治上焦如羽，非轻不举"，用药量宜轻宜少。

（三）简答题

1. 简述感冒与风温的鉴别。

【正确答案】风温发热急骤，寒战发热甚至高热，汗出后热虽降，但脉数不静，身热旋即复起，咳嗽胸痛，头痛较剧，甚至出现神志昏迷、惊厥、谵妄等传变入里的证候。而感冒发热一般体温不高或不发热，病势轻，不传变，服解表药后，多能汗出热退，脉静身凉，病程短，预后良好。

【易错答案】回答要点不全面。

【答案分析】根据患者的热势、伴随症状及预后不难鉴别。

2. 简述时行感冒与普通感冒的鉴别。

【正确答案】普通感冒病情较轻，全身症状不重，少有传变。四时气候变化时发病率可升高，但无明显流行性特点。若感冒1周以上不愈，发热不退，或反见加重，应考虑继发他病，传变入里。而时行感冒病情较重，发病急，全身症状显著，具有广泛的传染性、流行性，可以发生传变，入里化热，继发或合并他病。

【易错答案】回答要点不全面。

【答案分析】时行感冒病情较重，全身症状显著；普通感冒病情较轻，全身症状不重，注意鉴别。

（四）论述题

试述对"治上焦如羽，非轻不举"这句话的理解。

【正确答案】"治上焦如羽，非轻不举"出自吴鞠通《温病条辨·治病法论》。其含义为治疗上焦疾病，宜用如羽毛那样轻清升浮之品，深层含义可以理解为选用气薄味辛质轻之品以达轻清宣透之效；用药量轻以取升浮之义；煎药时间宜短。故临床治疗感冒用药宜以轻清、宣散为贵，过寒、过热、过润、过燥之剂皆所不宜。如感冒初起，表现为恶风、微热、头胀、鼻塞者，可予辛平轻剂以疏风解表，药用桑叶、薄荷、防风、荆芥穗等微辛轻清透邪之品。咽痒咳嗽者，酌加前胡、牛蒡子、橘红、桔梗等清宣肺气。

【易错答案】回答要点不全面。

【答案分析】准确理解"治上焦如羽，非轻不举"的含义，及在临床治疗感冒时需注意的事项。

（五）病案题

患者，男，34岁。1天前因汗出后受风，表现为恶寒重，发热轻，头痛身痛，无汗，面色㿠白，乏力，四肢不温，舌质淡胖，苔白，脉沉迟无力。

请写出：中医诊断和西医诊断、辨证分型、治法、代表方药。

【正确答案】

中医诊断：感冒；西医诊断：普通感冒。

辨证分型：阳虚感冒。

患者因汗出后受风，风邪外袭，肺卫首当其冲。肺卫功能失调，导致卫表不和，肺失宣肃而致感冒。卫表不和，故见恶寒、发热、头痛身痛等表卫症状；患者同时见面色㿠白、乏力、四肢不温等阳虚症状。故辨证为阳虚感冒，舌脉俱为佐证。

治法：助阳解表。

代表方药：麻黄附子细辛汤。

药物组成：麻黄9g，附子3g，细辛3g，白术12g，防风9g，羌活9g，独活9g，苍术12g，甘草6g。

【易错答案】辨证及选方用药不正确。

【答案分析】感冒是一个看似很简单的病，在临床治疗时因为患者体质多样，故表现各不同，且易演变。感冒辨证的核心是先分虚实。

第二节　咳嗽

◎ **重点** ◎

咳嗽的概念及历史沿革、病因病机及辨证论治

◎ **难点** ◎

文献中对咳嗽论述的理解及咳嗽的鉴别诊断

扫码获取
同步习题

精选习题

（一）单选题

1."五脏六腑皆令人咳，非独肺也"出自（　　　）

A.《素问·宣明五气》　　　　B.《素问·咳论》　　　　　　　C.《医学心悟》

D.《景岳全书》　　　　　　　E.《河间六书》

【正确答案】B　　　　　　　　【易错答案】A、C、D、E

【答案分析】咳嗽的论述最早见于《黄帝内经》，《素问·宣明五气》指出咳嗽的病位在肺。《素问·咳论》指出："五脏六腑皆令人咳，非独肺也。"《医学心悟》指出："肺体属金，譬若钟然，钟非叩不鸣，风寒暑湿燥火，自外击之则鸣；劳欲情志，饮食炙煿之火自内攻之则亦鸣。"《景岳全书》将咳嗽分为外感和内伤两大类。《河间六书》谓："寒、暑、燥、湿、风、火六气，皆令人咳嗽。"

2.风寒袭肺型咳嗽的治则是（　　　）

A.疏风散寒，宣肺止咳　　　B.疏风散寒，化痰止咳　　　　C.疏风清热，宣肺止咳

D.疏风清肺，润燥止咳　　　E.以上都不是

【正确答案】A　　　　　　　　【易错答案】B

【答案分析】咳嗽的主要病机为邪犯于肺，肺失宣肃，肺气上逆作咳。感受风寒邪气，宜疏风散寒，宣肺止咳。选项C为风热犯肺的治法，选项D为风燥伤肺的治法。

3.治疗外感咳嗽痰多，最忌用的药物是（　　　）

A.半夏、陈皮　　　　　　　　B.紫菀、款冬花　　　　　　　C.黄芩、连翘

D.诃子、五味子　　　　　　　E.桔梗、前胡

【正确答案】D　　　　　　　　【易错答案】C

【答案分析】半夏、陈皮可燥湿化痰；紫菀、款冬花可温肺化痰；黄芩、连翘可清热化痰；桔梗、前胡可宣肺化痰；诃子、五味子具有敛肺的作用，外感咳嗽一般忌敛邪留寇，必须采用宣肃肺气、疏散外邪的治法，因势利导，邪去则正安。同时还需注意化痰顺气，痰清则气顺，从而咳嗽趋于痊愈。

4. 外感咳嗽其病尚浅而易治，但与燥较为缠绵的邪气是（   ）

A. 湿   B. 风   C. 寒   D. 火   E. 暑

【正确答案】A   【易错答案】D

【答案分析】外感咳嗽多为新病，病程短，易于治疗。但迁延不愈，伤及肺气，易反复感邪，燥易伤肺，湿性黏滞，感燥与湿邪，则病势更为缠绵，难以痊愈。

5. 患者，男，37岁。咳嗽痰少质黏，口干咽燥，颧红盗汗，舌红少苔，脉细数。其治法宜选用（   ）

A. 养阴清热，润肺止咳   B. 清热化痰，肃肺止咳   C. 疏风清肺，润肺止咳

D. 清肺泻肝，化痰止咳   E. 燥湿化痰，理气止咳

【正确答案】A   【易错答案】C

【答案分析】肺阴亏虚，故见痰少质黏、口干咽燥、颧红盗汗等症状，治宜养阴清热、润肺止咳，方选沙参麦冬汤。

6. 患者，男，36岁。喉痒干咳，痰黏难吐，或痰中带血丝，唇鼻干燥，鼻塞头痛、身热恶风，舌红少津苔薄黄，脉浮数。其治疗宜选用（   ）

A. 桑菊饮   B. 黛蛤散合加减泻白散   C. 桑杏汤

D. 沙参麦冬汤   E. 清金化痰汤

【正确答案】C   【易错答案】D

【答案分析】喉痒干咳，痰黏难吐，或痰中带血丝，唇鼻干燥为燥邪致病表现，鼻塞头痛、身热恶风、舌红少津苔薄黄、脉浮数为风热之邪合燥邪致病的表现，属咳嗽风燥伤肺的温燥证，治宜疏风清肺、润燥止咳，选方桑杏汤。若有风寒表证，又有燥邪伤阴之象，则为凉燥，宜选用杏苏散。桑菊饮用于治疗风热犯肺型咳嗽。黛蛤散合加减泻白散用于治疗肝火犯肺型咳嗽。沙参麦冬汤用于治疗肺阴亏耗型咳嗽。清金化痰汤用于治疗痰热郁肺型咳嗽。

7. 痰湿蕴肺型咳嗽的主证特点为（   ）

A. 咳声气促、痰多质黏   B. 咳声重浊、痰黄量少   C. 咳嗽频剧、痰少而黏

D. 咳声重浊、痰多胸闷   E. 咳嗽气促、痰黄稠厚

【正确答案】D   【易错答案】A、B、C、E

【答案分析】咳嗽反复发作，咳声重浊，因痰而嗽，痰出则咳缓，痰多色白，黏腻或稠厚成块，每于晨起或食后咳甚痰多，胸闷脘痞，纳差乏力，大便时溏，舌苔白腻，脉濡滑为痰湿蕴肺型咳嗽的临床表现，故选D。

（二）多选题

1. 内伤咳嗽的主要原因有（　　　）

A. 肺脏虚弱　　　　　　B. 脾失健运　　　　　　C. 肝火犯肺

D. 肾脏亏虚　　　　　　E. 心火亢盛

【正确答案】ABCD　　　　【易错答案】E

【答案分析】内伤咳嗽为脏腑功能失调，内邪干肺。病位主要在肺，与肝、脾有关，久则及肾。肺脏虚弱、脾失健运、肝火犯肺、肾气亏虚均可导致咳嗽，即所谓"五脏六腑皆令人咳，非独肺也"。

2. 治疗痰湿蕴肺型咳嗽宜选用（　　　）

A. 清金化痰汤　　　　　B. 二陈平胃散　　　　　C. 三子养亲汤

D. 沙参麦冬汤　　　　　E. 桑杏汤

【正确答案】BC　　　　【易错答案】A、D、E

【答案分析】痰湿蕴肺型咳嗽治宜燥湿化痰，理气止咳，方选二陈平胃散合三子养亲汤。痰热郁肺型咳嗽治疗宜选清金化痰汤。肺阴亏虚型咳嗽治疗宜选沙参麦冬汤。温燥证治疗宜选桑杏汤。

3. 咳嗽的治则是（　　　）

A. 祛邪　　　B. 利肺　　　C. 扶正　　　D. 补虚　　　E. 化痰

【正确答案】ABCD　　　　【易错答案】E

【答案分析】咳嗽的治疗应分清邪正虚实。外感咳嗽多是新病，起病急，病程短，常伴有肺卫表证，属于邪实，治宜祛邪利肺；内伤咳嗽多为久病，常反复发作，病程长，可伴见他脏病证，多属邪实正虚，治当祛邪止咳，扶正补虚，标本兼顾，分清虚实主次。而化痰为某一证型下的具体治疗方法。

4. 支气管炎的发生与下列脏腑功能失调密切相关的有（　　　）

A. 肺　　　B. 肾　　　C. 肝　　　D. 心　　　E. 脾

【正确答案】ABCE　　　　【易错答案】D

【答案分析】西医学的支气管炎以咳嗽为主要症状，属于中医"咳嗽"范畴。本病病变部位在肺，涉及肝、脾、肾等多个脏腑。外感或内伤导致肺气失于宣发、肃降时，均会使肺气上逆而引起咳嗽。因此咳嗽的病位主脏在肺。肺与肝既有经络相连，又有五行相克的内在联系，如肝郁化火，木火偏旺或金不制木，木火刑金，则气火上逆犯肺为咳。脾与肺有五行相生的内在联系，脾为肺之母，如饮食不节，内伤于脾，脾失运化，痰浊内生，上侵犯肺，则肺失宣肃，肺气上逆而咳。肺为气之主，肾为气之根，肺司呼吸，肾主纳气，且有五行相生的关系，因此久咳肺虚，金不生水，则肺病及肾，肾虚气逆犯肺而咳嗽。

5. 内伤咳嗽的主要病理因素有（　　　）

A. 湿　　　B. 痰　　　C. 燥　　　D. 火　　　E. 寒

【正确答案】BD　　　　【易错答案】A、C、E

【答案分析】内伤咳嗽属邪实与正虚并见，多是宿疾，起病缓慢，病程较长。病理因素以痰、火为主，痰有寒热之别，火有虚实之分。痰火可以互为因果，痰可郁久而化火，火能炼液灼津为痰。

6. 内伤咳嗽的治法有（　　　　）

A. 疏风清肺，润燥止咳　　　B. 燥湿化痰，理气止咳　　　C. 清热化痰，肃肺止咳

D. 清肺泻肝，化痰止咳　　　E. 养阴清热，润肺止咳

【正确答案】BCDE　　　　【易错答案】A

【答案分析】内伤咳嗽多为邪实正虚。标实为主者，病理因素以痰、火为主。本虚为主者，又有肺、脾、肾虚等区别。痰湿蕴肺宜燥湿化痰，理气止咳；痰热郁肺宜清热化痰，肃肺止咳；肝火犯肺宜清肺泻肝，化痰止咳；肺阴亏虚宜养阴清热，润肺止咳；外感咳嗽风燥伤肺宜疏风清肺，润燥止咳。

（三）简答题

1. 临床上如何区分外感咳嗽和内伤咳嗽？

【正确答案】①病程：外感咳嗽多为新病，病程短；内伤咳嗽多为久病，病程长。②病势：外感咳嗽常突然发生，病势急；内伤咳嗽常反复发作，病势缓。③兼夹证：外感咳嗽常伴有鼻塞流涕、恶寒发热、全身酸痛等肺卫表证；内伤咳嗽可伴有其他脏腑兼证。④虚实：外感咳嗽一般属于邪实；内伤咳嗽多为虚实夹杂，本虚标实之证。⑤治法：外感咳嗽按病邪性质多以风寒、风热、风燥为主，治应祛邪利肺为主，邪去正自安；内伤咳嗽标实为主者，以痰、火为主，治应祛邪止咳，但需注意防止宣散过度，正气更伤；本虚为主者，有肺、脾、肾虚等区分，需从调护正气着手，治应扶正补虚，兼顾主次。

【易错答案】回答要点不全面。

【答案分析】临床上注意从病程、病势、兼夹证、虚实、治法5方面分辨外感和内伤咳嗽。

2. 简述咳嗽的辨证要点。

【正确答案】

（1）辨外感与内伤：外感咳嗽多为新病，病程短，常突然发生，病势急，多伴有鼻塞流涕、恶寒发热、全身酸痛等肺卫表证，病性一般属邪实。按病邪性质多以风寒、风热、风燥为主，治应祛邪利肺为主，邪去正自安。内伤咳嗽多为久病，病程长，常反复发作，病势缓，可伴有其他脏腑兼证。内伤咳嗽多为虚实夹杂，本虚标实之证。标实为主者，以痰、火为主，治应祛邪止咳，但需注意防止宣散过度，正气更伤；本虚为主者，有肺、脾、肾虚等区分，需从调护正气着手，治应扶正补虚，兼顾主次。

（2）辨咳嗽的特征：咳声高亢激扬者多为实证，咳声低弱无力者多为虚证。病势急骤而病程短暂者多为实证；病势缓慢而病程较长者多为虚证。咳嗽时作，白昼明显，鼻塞声重者，多为外感咳嗽；咳嗽连声重浊，晨起时阵发性加剧，痰出咳减者，多为痰湿咳嗽或痰热咳嗽；午后、黄昏咳嗽加重，或夜间有单声咳嗽，咳声轻微短促者，多属肺燥阴虚。夜卧咳嗽较剧烈，持续不

断，伴有气喘者，多为久咳致喘的虚寒证。

（3）辨痰的特征：寒痰色白，质清稀，痰量多，无气味；热痰色黄，质黏稠，痰量或多或少，味腥；湿痰色白，质稠厚，痰量多，味甜；燥痰色白或黄，质黏连成丝，痰量少，无气味。

【易错答案】回答要点不全面。

【答案分析】注意从外感与内伤、咳嗽的特征、痰的特征3个方面对咳嗽进行辨证。

（四）论述题

咳嗽涉及多个脏腑病变时，如何整体辨证咳嗽？

【正确答案】《素问·咳论》曰："五脏六腑皆令人咳，非独肺也。"这说明外邪犯肺和其他脏腑功能失调，内邪干肺，均可导致咳嗽。咳嗽不只限于肺，也不离乎肺，本病涉多脏，当重整体治疗。咳嗽涉及多个脏腑病变时，应从脏腑整体观进行辨治。外感咳嗽夹湿或夹燥者，病势缠绵，容易慢性迁延转为内伤咳嗽。如湿邪困脾，脾湿生痰，久则脾失健运，脾气亏虚，可转为内生痰湿或气虚咳嗽，为脾虚肺弱所致，故当从肺脾论治，健脾益肺，理气止咳，方选四君子汤合三子养亲汤治疗。内伤咳嗽病程长，病势深，易伤及脏腑。如咳嗽日久，痰白质稀，伴有神疲食少，气短懒言，甚则咳喘，为肺气虚寒，伤及脾肾，脾肾两虚之象，所谓"肺不伤不咳，脾不伤不久咳，肾不伤不喘，病久则咳喘并作"，因此治疗时应从整体出发，权衡主次，可考虑用健脾补肾、温肺化痰的方法，方选补中益气汤合苓甘五味姜辛汤加减治疗。

【易错答案】回答要点不全面。

【答案分析】五脏六腑皆令人咳，咳嗽涉及多个脏腑，当从整体进行辨证治疗。

（五）病案题

患者，女，30岁。咳嗽痰黏1月余。刻下症见咳嗽，咳时面红目赤，引胸胁作痛，咽干口苦，常感痰滞咽喉而咳之难出，黄痰少而黏，每因情绪波动时加重，舌红，苔薄黄少津，脉弦数。

请写出：中医诊断和西医诊断、辨证分型、治则治法、代表方药。

【正确答案】

中医诊断：咳嗽；西医诊断：支气管炎。

辨证分型：肝火犯肺。

患者肝气郁结化火，上逆侮肺，肺失肃降，以致咳嗽。肝火上炎，故咳时面红目赤。肝脉布两肋，上注于肺，肝肺络气不和，故咳时引胸胁作痛。木火刑金，炼液成痰，则痰黏滞而难以咳出。舌红苔薄黄少津、脉弦数皆为肝火犯肺之证。

治则治法：清肺泻肝，化痰止咳。

代表方药：黛蛤散合加减泻白散加减。

药物组成：桑白皮12g，地骨皮9g，黄芩12g，栀子9g，牡丹皮12g，青黛9g，海蛤壳12g，粳米9g，苏子12g，竹茹9g，枇杷叶9g，甘草6g。

【易错答案】辨证分型及选方用药不正确。

【答案分析】应根据患者的临床表现、舌苔、脉象精确辨证。

第三节　哮病

◎ **重点** ◎

哮病的概念及历史沿革、病因病机及辨证论治

◎ **难点** ◎

哮病与喘证的鉴别诊断以及与喘证的转化

扫码获取
同步习题

精选习题

（一）单选题

1. 关于哮证的治疗，提出"未发以扶正气为主，既发以攻邪气为急"原则的医家是（　　　）

A. 张仲景　　　　B. 巢元方　　　　C. 叶天士　　　　D. 朱丹溪　　　　E. 虞抟

【正确答案】D　　　　　　【易错答案】A、B、C、E

【答案分析】张仲景的《金匮要略》创立射干麻黄汤，指出哮病发作时的特征和治疗，并从病理上将其归属于痰饮病中的"伏饮"证。巢元方的《诸病源候论》称哮病为"呷嗽"。叶天士认为喘证之因，亦有由外邪壅遏而致者，"若夫哮证，亦由初感外邪，失于表散，邪伏于里，留于肺俞"。朱丹溪首创哮喘病名，阐明病理因素"专主于痰"，提出"未发以扶正气为主，既发以攻邪气为急"的治疗原则。虞抟进一步对哮和喘进行了明确区分，指出二者的鉴别特点为"喘以气息言，哮以声响言"。

2. 治疗哮病的首要原则是（　　　）

A. 标本兼治　　　　　　B. 发时治标，平时治本　　　　C. 补虚泻实

D. 标本同治　　　　　　E. 以上都不是

【正确答案】B　　　　　　【易错答案】A、D

【答案分析】哮病治疗应遵循"发时治标，平时治本"的原则，即宗朱丹溪"未发以扶正气为主，既发以攻邪气为急"之说。发作期以表实为主，要先辨寒热，以攻邪治标；缓解期则以本虚为主，应细辨肺、脾、肾的虚实及阴虚阳虚，以扶正固本。常年反复发作、缠绵不愈者，则可标本兼治，有所侧重。

3. 寒哮的治疗原则是（　　　）

A. 清热宣肺，化痰定喘　　　B. 宣肺散寒，化痰平喘　　　C. 健脾益气

D. 补肾纳气　　　　　　E. 以上都不是

【正确答案】B 【易错答案】A、C、D、E

【答案分析】哮病由于病因不同，体质差异，发作时以邪实为主，有寒哮、热哮之分，也可见寒包热、风痰、虚哮等兼证；未发时以正虚为主，表现为肺、脾、肾等脏器虚弱之候。哮因寒诱发，素体阳虚，痰从寒化，属寒痰为患，则发为寒哮，治宜宣肺散寒，化痰平喘。若因热邪诱发，素体阳盛，痰从热化，属热痰为患，则发为热哮，治宜清热宣肺，化痰定喘。健脾益气为脾虚型哮病的治疗原则。补肾纳气为肾虚型哮病的治疗原则。

4.哮病的主要病理因素是（ ）

A.寒邪 B.风邪 C.痰邪 D.湿邪 E.以上都不是

【正确答案】C 【易错答案】A、B、D、E

【答案分析】朱丹溪指出："哮喘专主于痰。"哮病病理因素以痰为主，其病位主要在肺，与脾肾密切相关。基本病机为痰阻气道，肺失宣降。

5.患者发作性气喘痰鸣，发作时喉中哮鸣有声，呼吸困难，甚则不得平卧。其诊断是（ ）

A.哮病 B.喘证 C.支饮 D.真心痛 E.痰饮

【正确答案】A 【易错答案】B

【答案分析】疾病的诊断以主诉为主，辨证分型以兼证为主。主诉为发作时喉中哮鸣有声，故诊断为哮病，且哮必兼喘，但喘不一定兼哮。

6.哮病最主要的发病诱因是（ ）

A.气候突变 B.饮食不当 C.情志刺激 D.劳累过度 E.以上都不是

【正确答案】A 【易错答案】B

【答案分析】气候变化为哮病发作的主要诱因。外邪侵袭，内合于肺，"伏痰"遇感引触，痰随气升，气因痰阻，相互搏结，壅塞气道，而致痰鸣如吼，气息喘促。或寒温失调，失于表散，邪蕴于肺，壅阻肺气，气不布津，聚液生痰而发。

7.哮病发作时的病理环节为（ ）

A.痰气相搏，气道被阻 B.宿痰内伏于肺 C.脏腑虚弱，气失所主
D.痰瘀互结，肺失宣降 E.邪客于肺，肺气不利

【正确答案】A 【易错答案】B

【答案分析】哮病的发生为痰伏于肺。伏痰主要由于脏腑功能失调，肺不能布津散液，脾不能运化精微，肾不能蒸化水液，以致津液凝聚成痰，伏藏于肺，成为发病的"凤根"。其每因外感、饮食、情志、劳倦等诱因引动而触发，致痰阻气道，肺气上逆，气道挛急。故哮病发作时的病理环节为痰阻气闭，以邪实为主。

8.患者，男，56岁。呛咳阵作，气粗息涌，喉中哮鸣，烦闷不安，口渴喜饮，面赤口苦，咳痰色黄，黏浊稠厚，咳吐不利，舌红，苔黄腻，脉滑数。其治疗宜选用（ ）

A.清金化痰汤 B.桑白皮汤 C.射干麻黄汤

D. 定喘汤 E. 苏子降气汤

【正确答案】D 【易错答案】B

【答案分析】痰热郁肺，肺失宣肃，肺气上逆，则见呛咳阵作，喉中哮鸣；热邪内伏，炼液成痰，痰热胶结，故见咳痰色黄，黏浊稠厚，咳吐不利。其辨证当为哮病之热哮，舌脉俱为佐证。治宜清热宣肺、化痰定喘，方选定喘汤。

（二）多选题

1. 哮与喘的鉴别要点包括（ ）

A. 哮必兼喘，喘不一定兼哮 B. 哮有宿根 C. 哮有声响

D. 舌苔黄与白 E. 痰的清稀与否

【正确答案】ABC 【易错答案】D、E

【答案分析】哮病和喘证都有呼吸急促的表现。哮必兼喘，但喘未必兼哮。哮指声响言，以发作时喉中哮鸣有声为主要临床特征；喘指气息言，以呼吸气促困难为主要临床特征。哮是一种反复发作的独立性疾病，喘证是并发于多种急慢性疾病的一个症状。哮病的发生为痰伏于肺，此为哮病发生的凤根。而哮病之热哮、喘证痰热郁肺型都有苔黄，哮病之寒哮、喘证风寒壅肺型都会出现痰清晰。

2. 哮病的诊断依据有（ ）

A. 呈反复发作性 B. 发作前有咳嗽、胸闷等症状 C. 多无明显诱因

D. 多与先天禀赋有关 E. 甚时出现喘脱

【正确答案】ABDE 【易错答案】C

【答案分析】哮病发作时喉中哮鸣有声，呼吸困难，严重时可出现喘脱。其呈反复发作性，常因气候突变、饮食不当、情志失调、劳累因素而诱发，发作前多有鼻痒、喷嚏、咳嗽、胸闷等症状。哮病多有过敏史或家族史。幼儿哮病往往由于先天禀赋不足所致。

3. 哮病缓解期涉及的脏腑主要有（ ）

A. 肺 B. 心 C. 脾 D. 肝 E. 肾

【正确答案】ACE 【易错答案】B、D

【答案分析】哮病反复发作，寒痰伤及脾肾之阳，痰热耗灼肺肾之阴，则可由实转虚，出现肺、脾、肾等气虚之候。肺虚不能主气，气不化津，则痰浊内蕴，肃降无权，并因卫外不固，而更易受外邪侵袭的诱发；脾虚失运，积湿生痰，上贮于肺，则肺气升降失常；肾虚精气亏乏，摄纳失常，则阳虚水泛为痰，或阴虚虚火灼津成痰，上干于肺，加重肺气升降失常。故哮病缓解期涉及的脏腑主要是肺、脾、肾。

4. 下列对哮病发作期与缓解期鉴别有意义的有（ ）

A. 声音 B. 呼吸 C. 面色 D. 舌苔 E. 脉象

【正确答案】ABE 【易错答案】C、D

【答案分析】哮病发作期与缓解期可以从声音、呼吸、脉象3个方面进行鉴别。哮病发作期

哮喘气粗声高，缓解期气怯声低；发作期呼吸深长，以呼出为快，缓解期呼吸短促难续，吸气不利；发作期脉象有力，缓解期脉象沉细或细数。

5. 下列关于哮病预防调护的叙述，正确的有（　　　）

A. 饮食宜清淡，忌肥甘油腻，忌海腥发物

B. 注意保暖，防止感冒，避免寒冷空气刺激而诱发

C. 避免烟尘异味，保持心情舒畅

D. 劳逸适当，防止过度疲劳

E. 平时可服用玉屏风散、金匮肾气丸等扶正固本药物，以调护正气，提高抗病能力

【正确答案】ABCDE　　　　　【易错答案】漏选

【答案分析】哮病是一种发作性的痰鸣气喘疾患，呈反复发作性。平时应注意保暖，防止感冒，避免寒冷空气刺激而诱发。饮食宜清淡，忌肥甘油腻、海膻发物。避免烟尘异味，保持心情舒畅。劳逸适当，防止过度疲劳。平时可服用玉屏风散、金匮肾气丸等扶正固本药物，以调护正气，提高抗病能力。

6. 患者，女，45岁。呼吸急促，有哮鸣音3月余。平素息促气短，动则为甚，呼多吸少；咳痰质黏起沫，脑转耳鸣，腰酸腿软，心慌，不耐劳累，畏寒肢冷，面色苍白，舌淡苔白质胖，脉沉细。其治疗宜选用（　　　）

A. 金匮肾气丸　　　B. 七味都气丸　　　C. 六君子汤　　　　D. 玉屏风散　　　E. 定喘汤

【正确答案】AB　　　　　　　【易错答案】C、D、E

【答案分析】根据该患者的临床表现，可诊断为哮病肾虚型，治宜补肾纳气，选方金匮肾气丸或七味都气丸加减。六君子汤适用于治疗脾虚证。玉屏风散适用于治疗肺虚证。定喘汤适用于治疗热哮。

（三）名词解释

呷嗽

【正确答案】哮病是以喉中哮鸣有声，呼吸困难，甚则喘息不能卧为主症的反复发作性肺系疾病。隋代巢元方将本病称之为"呷嗽"。

【易错答案】回答要点不全面。

【答案分析】注意呷嗽病名的出处及临床表现。

（四）简答题

1. 简述哮病的治疗原则。

【正确答案】哮病的治疗应遵循"发时治标，平时治本"的原则，即朱丹溪"未发以扶正气为主，既发以攻邪气为急"之说。

发时攻邪治标，祛痰利气，寒痰宜温化宣肺，热痰当清化肃肺，寒热错杂者当温清并施，表证明显者兼以解表，属风痰为患者又当祛风涤痰。反复日久，正虚邪实者，又当兼顾，不可单纯拘泥于祛邪。若发生喘脱危候，当急予扶正救脱。缓解期应扶正治本，阳气虚者应予温补，

阴虚者则予滋养，分别采取补肺、健脾、益肾等法，通过补益肺脾肾，以预防和减少复发。

【易错答案】回答要点不全面。

【答案分析】遵循"发时治标，平时治本"的原则，在不同的时期采用不同的治疗方法对症治疗。

2. 简述哮与喘的鉴别诊断。

【正确答案】哮病和喘证都有呼吸急促的表现。哮必兼喘，但喘未必兼哮。哮指声响言，以发作时喉中哮鸣有声为主要临床特征；喘指气息言，以呼吸气促困难为主要临床特征。哮病是一种反复发作的独立性疾病，喘证是并发于多种急慢性疾病的一个症状。

【易错答案】回答要点不全面。

【答案分析】哮和喘既有区别又有联系，注意根据临床表现等进行鉴别。

（五）论述题

哮病治疗过程中为何要重视祛风通络药的应用？

【正确答案】风邪致病者，为痰伏于肺，外感风邪触发，具有起病多快、病情多变等风邪"善行而数变"的特征，治当祛风解痉，药用麻黄、苏叶、防风、苍耳草等，特别是虫类祛风药擅长走窜入络，搜剔逐邪，可祛肺经伏邪，增强平喘降逆之功，且大多具有抗过敏、调节免疫功能作用，对缓解支气管痉挛、改善缺氧现象有显著疗效，药如僵蚕、蝉衣、地龙、露蜂房等。

【易错答案】回答要点不全面。

【答案分析】风邪善行而数变是导致哮病发生的重要因素，临床治疗时应重视祛风通络药的应用。

（六）病案题

患者，男，48岁。气粗息涌，咳呛阵作，喉中哮鸣，胸高胁胀，烦闷不安，汗出口渴喜饮，面赤口苦，咳痰色黄、黏浊稠厚、咳吐不利，不恶寒，舌质红，苔黄腻，脉滑数。

请写出：中医诊断、辨证分型、治则治法、代表方药。

【正确答案】

中医诊断：哮病。

辨证分型：热哮。

痰热蕴肺，肺失清肃，肺气上逆，故喉中哮鸣，气粗息涌，咳呛阵作，胸高胁胀。痰火郁蒸，则烦闷不安，汗出口渴喜饮，面赤口苦。热蒸液聚生痰，痰热胶结，故咳痰色黄、咳吐不利、黏浊稠厚。辨证当为哮病中的热哮，舌脉俱为佐证。

治则治法：清热宣肺，化痰定喘。

代表方药：定喘汤。

药物组成：白果12g，麻黄6g，杏仁9g，苏子9g，半夏6g，款冬花9g，桑白皮12g，黄芩9g，甘草6g。

【易错答案】辨证分型和选方用药不对。

【答案分析】根据患者的临床表现、舌苔、脉象精确辨证。

第四节 喘证

◎ **重点** ◎

喘证的病因病机、临床表现、诊断及辨证论治

◎ **难点** ◎

1. 喘证的鉴别诊断

2. 实喘与虚喘的区分

精选习题

扫码获取
同步习题

（一）单选题

1. 提出"喘由外感者治肺，由内伤者治肾"治疗原则的医著是（　　　　）

A.《金匮要略》　　　　　B.《类证治裁》　　　　　C.《丹溪心法》

D.《黄帝内经》　　　　　E.《景岳全书》

【正确答案】B　　　　　【易错答案】A、C、D、E

【答案分析】《金匮要略》中，"上气"即指喘息不能平卧的证候，亦包括"喉中水鸡声"的哮病和"咳而上气"的肺胀等病，辨证已分虚实，并列方治疗。《类证治裁》认为："喘由外感者治肺，由内伤者治肾。"《丹溪心法》说："六淫七情之所感伤，饱食动作，脏气不和，呼吸之急，不得宣畅而为喘急。亦有脾肾俱虚，体弱之人，皆能发喘。"其充实了内伤致喘的论说。《黄帝内经》首提喘证的名称、症状表现和病因病机，提出肺为主病之脏，描述了喘证的症状表现，提出喘证的病因既有外感又有内伤，病机也有虚实之别。《景岳全书》说："实喘者有邪，邪气实也；虚喘者无邪，元气虚也。"其把喘证归纳为虚实两类，作为辨治纲领。

2. 喘病的治疗原则是（　　　　）

A. 按虚实论治　　　　　B. 按阴阳论治　　　　　C. 按表里论治

D. 按气血论治　　　　　E. 按八纲论治

【正确答案】A　　　　　【易错答案】E

【答案分析】喘证的辨证首先以虚实为纲。其次，实喘辨外感内伤。外感起病急，病程短，多有表证；内伤病程久，反复发作，无表证。虚喘须辨所病脏器，在肺在肾或在心。

3. 患者，男，65岁。喘逆上气，息粗鼻扇，胸胀或痛；咳而不爽，吐痰稠黏，伴形寒、身热，烦闷，身痛，无汗，口渴；舌苔薄白，舌边红，脉浮数。其治疗宜选用（　　　　）

A. 桑白皮汤　　　　　B. 五磨饮子　　　　　C. 麻杏石甘汤

D. 金匮肾气丸　　　　　E. 人参蛤蚧散

【正确答案】C　　　　　【易错答案】A、E

下篇
各论

【答案分析】根据该患者的临床表现，可诊断为喘证表寒肺热型，治宜解表清里，化痰平喘，方用麻杏石甘汤。痰热郁肺型治疗宜选用桑白皮汤。肝气郁痹型治疗宜选用五磨饮子。肾虚不纳型治疗宜选用金匮肾气丸合人参蛤蚧散。

4. 喘病的严重阶段，肺肾虚极，孤阳欲脱，出现面唇爪甲青紫、大汗，称为（　　）

A. 正脱　　　　B. 阳脱　　　　C. 汗脱　　　　D. 气脱　　　　E. 喘脱

【正确答案】E　　　　　　　【易错答案】B、D

【答案分析】喘证严重者，肺肾俱虚，肺虚不助心主治节，肾阳虚无以温煦，心阳衰惫，鼓动血脉无力，血行瘀滞，可致喘脱危候，临床常见面唇爪甲青紫、大汗等表现。

5. 喘病的基本病机是（　　）

A. 气机的升降出纳失常　　　　B. 痰浊不化，气机壅滞　　　　C. 心阳不振，肺失治节

D. 水湿不化，肺气失宣　　　　E. 肺气不足，气失摄纳

【正确答案】A　　　　　　　【易错答案】E

【答案分析】喘证常由多种疾患引起，病因复杂，既有外感，又有内伤。外感为六淫外邪侵袭肺系；内伤为痰浊内蕴、情志失调、久病劳欲等，致使肺气上逆，宣降失职，或气无所主，肾失摄纳而成。其基本病机主要是气的升降出纳失常。

6. 实喘的治疗原则是（　　）

A. 化痰平喘　　B. 祛邪利气　　C. 降气平喘　　D. 降气化痰　　E. 宣肺平喘

【正确答案】B　　　　　　　【易错答案】A

【答案分析】喘证的治疗应分清虚实邪正。实喘治肺，以祛邪利气为主。区别寒、热、痰、气的不同，分别采用温化宣肺、清化肃肺、化痰理气的方法。

7. 患者，男，50岁。喘咳痰鸣，胸中满闷，痰多黏腻色白，咯吐不利，兼有呕恶，食少，口黏不渴，舌苔白腻，脉滑。其诊断是（　　）

A. 喘证之痰浊阻肺证　　　　B. 咳嗽之痰湿蕴肺证　　　　C. 哮病之风痰哮病

D. 肺胀之痰浊壅肺证　　　　E. 喘证之痰热郁肺证

【正确答案】A　　　　　　　【易错答案】E

【答案分析】根据该患者的临床表现（喘咳痰鸣、胸中满闷），可诊断为喘证。"痰多黏腻色白，咯吐不利，兼呕恶，口黏不渴，舌苔白腻，脉滑"为痰浊蕴肺、肺气失降的表现，故诊断为喘证之痰浊阻肺证。

8. 治疗实喘的治法有（　　）

A. 温化宣肺　　　　B. 培补摄纳　　　　C. 清化肃肺

D. 化痰理气　　　　E. 祛邪利气

【正确答案】ACDE　　　　　【易错答案】B

【答案分析】实喘治肺，以祛邪利气为主，区别寒、热、痰、气的不同，分别采用温化宣肺、清化肃肺、化痰理气的方法。培补摄纳为虚喘的主要治法。

（二）多选题

1. 喘证发作时的临床表现有（　　　）

A. 呼吸困难　　　B. 张口抬肩　　　C. 鼻翼扇动　　　D. 不能平卧　　　E. 喉有痰声

【正确答案】ABCD　　　　　【易错答案】E

【答案分析】喘证是以呼吸困难，短促急迫，甚至张口抬肩，鼻翼扇动，不能平卧为特征的病证。

2. 实喘的主症有（　　　）

A. 呼吸深长　　　B. 吸入为快　　　C. 气粗声高　　　D. 痰鸣咳嗽　　　E. 脉数有力

【正确答案】ACDE　　　　　【易错答案】B

【答案分析】实喘主要表现为呼吸深长有余，以呼出为快，声音气粗声高，兼见痰鸣咳嗽，脉多数而有力。

3. 患者，男，58岁。反复咳嗽咳痰16年。近3年，每年冬季易复发，每次发作时喘促气急，胸部胀闷，痰多质黏带泡沫。3天前因感受风寒致咳喘发作，喘逆不止，遂由家属陪同前来就诊。症见喘息咳逆，呼吸气促，胸部胀满，痰多稀白带泡沫，伴头痛，鼻塞，舌苔薄白而滑，脉浮紧。其治疗宜选用（　　　）

A. 华盖散　　　B. 桑白皮汤　　　C. 二陈汤　　　D. 三子养亲汤　　　E. 麻黄汤

【正确答案】AE　　　　　【易错答案】B、C、D

【答案分析】根据该患者的病史和临床表现，可诊断为风寒壅肺型喘证，治宜宣肺散寒，方选华盖散合麻黄汤。二陈汤合三子养亲汤适用于治疗痰浊阻肺型。桑白皮汤适用于治疗痰热郁肺型。

4. 实喘在肺，下列不属于致病之邪的有（　　　）

A. 外邪　　　B. 阳气不足　　　C. 痰浊　　　D. 肝郁气逆　　　E. 邪壅肺气

【正确答案】ACDE　　　　　【易错答案】B

【答案分析】实喘者有邪，主要在肺，为外邪、痰浊、肝郁气逆，邪壅肺气，宣降不利所致；虚喘责之肺、肾两脏，因阳气不足，阴精亏耗，而致肺肾出纳失常，且尤以气虚为主。实喘病久伤正，由肺及肾，或虚喘复感外邪，或夹痰浊，则病情虚实错杂，每多表现为邪气壅阻于上、肾气亏虚于下的上盛下虚证候。

5. 实喘与虚喘的辨证要点有（　　　）

A. 短促难续，深吸为快或深长有余，呼出为快　　　B. 气怯声低或气粗声高

C. 少有痰咳或痰鸣咳嗽　　　　　　　　　　　　　D. 脉微弱或浮大中空或数而有力

E. 病势急骤或者缓慢

【正确答案】ABCDE　　　　　【易错答案】漏选

【答案分析】喘证的辨证首辨虚实，其中实喘与虚喘主要从呼吸、声音、兼证、脉象、病势5个方面进行鉴别。实喘呼吸深长有余，以呼出为快，虚喘呼吸短促难续，以深吸为快；实喘气粗声高，虚喘气怯声低；实喘多兼痰鸣咳嗽，虚喘少有痰咳；实喘脉象有力，虚喘脉象微弱或浮

大中空；实喘病势急骤，虚喘徐缓，病势时轻时重，遇劳即甚。

（三）名词解释

喘证

【正确答案】喘证是以呼吸困难，短促急迫，甚至张口抬肩，鼻翼扇动，不能平卧为主症的疾病。喘证的症状轻重不一，轻者仅表现为呼吸困难，不能平卧；重者稍动则喘息不已，甚则张口抬肩，鼻翼扇动；严重者，喘促持续不解，烦躁不安，面青唇紫，肢冷，汗出如珠，脉浮大无根，发为喘脱。

【易错答案】回答要点不全面。

【答案分析】熟练掌握喘证的临床表现。

（四）简答题

1.简述喘证的诊断要点。

【正确答案】

（1）以呼吸困难，短促急迫，甚至张口抬肩，鼻翼扇动，不能平卧为特征。

（2）多有慢性咳嗽、哮病、肺痨、心悸等病史，每遇外感、情志刺激及劳累而诱发。

（3）血常规、胸部影像、心电图、血气分析、肺功能测定等辅助检查，有助于本病西医病因的诊断。

【易错答案】回答要点不全面。

【答案分析】根据患者的临床表现、病史、诱发因素、辅助检查等对喘证进行诊断。

2.简述实喘与虚喘的鉴别要点。

【正确答案】喘证的辨证首辨虚实，其中实喘与虚喘主要从呼吸、声音、兼证、脉象、病势5个方面进行鉴别。实喘呼吸深长有余，以呼出为快，虚喘呼吸短促难续，以深吸为快；实喘气粗声高，虚喘气怯声低；实喘多兼痰鸣咳嗽，虚喘少有痰咳；实喘脉象有力，虚喘脉象微弱或浮大中空；实喘病势急骤，虚喘徐缓，病势时轻时重，遇劳即甚。

【易错答案】回答要点不全面。

【答案分析】临床注意从呼吸、声音、兼证、脉象、病势5个方面对实喘和虚喘进行鉴别。

（五）论述题

试述喘证的治疗原则。

【正确答案】喘证的治疗应分清虚实邪正。实喘治肺，以祛邪利气为主。区别寒、热、痰、气的不同，分别采用温化宣肺、清化肃肺、化痰理气的方法。虚喘以培补摄纳为主，或补肺，或健脾，或补肾，阳虚则温补之，阴虚则滋养之。至于虚实夹杂，下虚上实，寒热互见者，又当按具体情况分清标本，权衡主次，灵活辨证。此外，由于喘证多由其他急慢性疾病发展而来，所以还应当积极治疗原发病，不能见喘治喘。

【易错答案】回答要点不全面。

【答案分析】临床治疗时应分清实喘和虚喘，针对不同类型进行辨证治疗。

（六）病案题

患者，男，56岁。反复咳嗽6年余。喘促气涌，胸部胀满，咳嗽痰多，痰黏色黄，伴胸中烦闷，身热有汗，口渴而喜冷饮，面赤，咽干，小便赤涩，大便秘结，舌质红，苔黄腻，脉滑数。

请写出：中医诊断、辨证分型、治则治法、代表方药。

【正确答案】

中医诊断：喘证。

辨证分型：痰热郁肺证。

邪热壅肺，灼津成痰，肃降无权，而致喘促气涌，胸部胀满，咳嗽痰多，痰黏色黄。痰热郁蒸，故伴有口渴、面赤、咽干、身热、小便赤涩、大便秘结等症。加之舌红，苔黄腻，脉滑数，故诊断为痰热郁肺证。

治则治法：清热化痰，宣肺平喘。

代表方药：桑白皮汤。

药物组成：桑白皮30g，半夏9g，苏子12g，杏仁9g，浙贝母12g，栀子9g，黄芩12g，黄连9g，甘草6g。

【易错答案】辨证分型和选方用药不正确。

【答案分析】根据患者的临床表现、舌苔、脉象精确辨证。

第五节　肺痈

◎ 重点 ◎

肺痈的概念、历史沿革、临床表现、诊断及辨证论治

◎ 难点 ◎

肺痈的治疗思路（尤其是在不同时期的治疗重点）

扫码获取
同步习题

精选习题

（一）单选题

1.肺痈病名首见于（　　　）

A.《金匮要略》　　　　　　B.《诸病源候论》　　　　　　C.《外科正宗》

D.《备急千金要方》　　　　E.《医门法律》

【正确答案】A　　　　　　【易错答案】C、D

【答案分析】东汉张仲景首先提出肺痈病名，并提出"始萌可救，脓成则死"的预后判断，

强调早期治疗的重要性，同时还指出成脓者治宜排脓，未成脓者治宜泻肺。巢元方的《诸病源候论》强调正虚是发病的重要内因。陈实功的《外科正宗》据本病病机演变及证候表现，将肺痈分为初起、已成、溃后3个阶段，对后世分期论治影响较大。孙思邈的《备急千金要方》创用苇茎汤以清热排脓、活血消痈，为后世治疗本病的要方。喻嘉言的《医门法律》认为，肺痈由"五脏蕴崇之火，与胃中停蓄之热，上乘乎肺，肺受火热熏灼"而致，认识到他脏及肺的发病机制，治疗主张以"清肺热，救肺气"为要点。

2.引起肺痈的外邪主要是（　　　）

A. 风热外感　　B. 燥热之邪　　　C. 风寒束肺　　　D. 暑湿疫毒　　　E. 风湿热邪

【正确答案】A　　　　　　　　【易错答案】C、D

【答案分析】外感风热之邪，未得及时表散，内蕴不解，郁而化热，肺脏受邪热熏灼，肺气失于清肃，肺络阻滞，以致热壅血瘀、蕴毒化脓而成痈。

3.肺痈成痈化脓的病理基础是（　　　）

A. 热伤肺气　　B. 热壅血瘀　　　C. 肉腐血败　　　D. 热毒留恋　　　E. 痰瘀痹阻

【正确答案】B　　　　　　　　【易错答案】C、D

【答案分析】肺痈的主要病机为邪热郁肺，蒸液成痰，邪阻肺络，血滞为瘀，而致痰热与瘀血郁结，蕴酿成脓，血败肉腐化脓，肺络损伤，脓疡内溃外泄。成痈化脓的病理基础在于热壅血瘀。

4.肺痈病情顺逆的转折点是（　　　）

A. 初期　　　　B. 成痈期　　　　C. 溃脓期　　　　D. 恢复期　　　　E. 以上都不是

【正确答案】C　　　　　　　　【易错答案】B、D

【答案分析】成痈化脓的病理基础在于血瘀，溃脓期为痰热与瘀血壅阻肺络，血败肉腐化脓，肺损络伤，脓疡内溃外泄，排出大量腥臭脓痰或脓血痰。此期，脓液是否能排出是治疗成败的关键，是病情顺和逆的转折点。

5.肺痈初期的治疗方剂是（　　　）

A. 千金苇茎汤　　B. 银翘散　　　　C. 如金解毒散　　　D. 加味桔梗汤　　　　E. 沙参清肺汤

【正确答案】B　　　　　　　　【易错答案】C

【答案分析】肺痈初期为风热（风寒）侵袭卫表，内郁于肺，肺卫同病，蓄热内蒸，热伤肺气，肺失清肃。治宜疏散风热、清肺化痰，方选银翘散。千金苇茎汤合如金解毒散适用于治疗成痈期。加味桔梗汤适用于治疗溃脓期。沙参清肺汤合竹叶石膏汤适用于治疗恢复期。

6.成痈期肺痈的治疗原则是（　　　）

A. 清热解毒，清肺消痈　　　　B. 清肺消痈，祛痰化瘀　　　　　　C. 清热解毒，化瘀消痈

D. 活血化瘀，清肺消痈　　　　E. 益气养阴，清肺解毒

【正确答案】C　　　　　　　　【易错答案】A、D

【答案分析】肺痈成痈期为邪热壅肺，蒸液成痰，气分热毒侵淫及血，热伤血脉，血为之凝

滞，热壅血瘀，酝酿成痈而形成痰热瘀毒蕴肺。治宜清热解毒、化瘀消痈，方选千金苇茎汤合如金解毒散。

7. 溃脓期的主症是（　　　）

A. 咳吐白色黏痰　　　　　B. 咳吐黄绿浊痰　　　　　C. 咳吐腥臭脓血痰

D. 咳吐黄脓痰　　　　　　E. 咳吐白色泡沫痰

【正确答案】C　　　　　　【易错答案】B、D

【答案分析】溃脓期为痰热与瘀血壅阻肺络，血败肉腐化脓，肺损络伤，脓疡内溃外泄，排出大量腥臭脓痰或脓血痰，或如米粥，腥臭异常。

8. 患者，男，52 岁。身热转甚，汗出身热不解，咳嗽气急，胸满作痛，转侧不利，咳吐黄稠痰，自觉喉间有腥味，口干咽燥，烦躁不安，舌质红，苔黄腻，脉滑数。其辨证为（　　　）

A. 肺痈初期　　　　　　　B. 痰热咳嗽　　　　　　　C. 肺痈成痈期

D. 肺痈溃脓期　　　　　　E. 肺痈急性期

【正确答案】C　　　　　　【易错答案】B、D

【答案分析】肺痈成痈期，热毒壅肺，肺气上逆，肺络不和，则咳嗽气急胸痛；痰浊瘀热郁蒸成痈，则咳吐黄稠痰；热邪耗津伤液，故口干咽燥，烦躁不安；痰热内盛，故苔黄腻，脉滑数。根据该患者的临床表现，可辨证为肺痈成痈期，治宜清热解毒、化瘀消痈，方选千金苇茎汤合如金解毒散。

（二）多选题

1. 成痈期肺痈的主症有（　　　）

A. 胸部疼痛　　　　　　　B. 寒战壮热　　　　　　　C. 咳嗽气急

D. 咳吐脓血腥臭痰　　　　E. 舌苔黄腻，脉滑数

【正确答案】ABCE　　　　【易错答案】D

【答案分析】肺痈成痈期可表现为身热转甚，寒战壮热，胸满作痛，咳嗽气急，咳吐黄稠痰，或黄绿色痰，舌红苔黄腻，脉滑数。咳吐脓血腥臭痰为肺痈溃脓期的表现。

2. 下列有助于诊断肺痈的方法有（　　　）

A. 验痰法　　　　　　　　B. 口嚼生豆汁不觉有腥味　　　C. 爪甲紫而带弯

D. 支气管碘油造影　　　　E. 纤维支气管镜

【正确答案】ABCDE　　　【易错答案】漏选

【答案分析】肺痈可结合临床表现及病史诊断，还可借助以下方法协助诊断。①验痰法：脓血浊痰吐入水中，沉者是痈脓，浮者是痰。②验口味：口嚼生黄豆或生豆汁不觉有腥味者。③验爪甲：可见爪甲紫而带弯，指端呈鼓杵样。④血液白细胞总数、胸部 X 线摄片、支气管碘油造影、纤维支气管镜检查均有助于诊断。

3. 肺痈溃脓期，病情顺逆的转化应观察（　　　）

A. 声音　　　　B. 饮食　　　　C. 脉象　　　　D. 体温　　　　E. 痰液

【正确答案】ABCDE　　　　【易错答案】漏选

【答案分析】溃脓期是病情顺和逆的转折点。顺证为溃后声音清朗，脓血稀而渐少，臭味转淡，饮食知味，胸胁少痛，身体不热，脉象缓滑。逆证为溃后音哑无力，脓血如败卤，腥味异常，气喘鼻扇，胸痛，食少，身热不退，颧红，指甲青紫，脉弦涩或弦急，为肺叶腐败之恶候。

4. 下列关于肺痈治疗调护的叙述，正确的有（　　　　）

A. 清肺要贯穿始终　　　　　　　　B. 不可滥用温补

C. 治疗过程中，应保持大便通畅　　D. 溃脓期宜选用桔梗为排脓主药，且用量宜大

E. 忌过早补敛，以免留邪

【正确答案】ABCDE　　　　【易错答案】漏选

【答案分析】肺痈的治疗忌过早补敛，以免留邪。本病为实热证，脓毒为邪气盘踞之根，故清肺要贯穿始终。脓未成应注重清肺消痈，脓已成应以"有脓必排"为首要原则，当选桔梗为排脓的主药，且用量宜大。本病为热毒所伤，正损以阴伤气耗为主，补肺应重在清养，不可滥用温补，以免伤阴助热，加重病情。在治疗过程中，亦要保持大便通畅，因肺与大肠相表里，大便通可不致腑热上攻，以利肺气宣降，热毒之邪得以从大便而解。

5. 患者，女，36岁。1周前因活动后出汗而受风出现恶寒发热，咳嗽胸痛，咳白色样痰。近3天身热转甚，汗出身热不解，胸满作痛，转侧不利，咳吐黄稠痰，自觉喉间有腥味，咳嗽气急，口干咽燥，烦躁不安，舌质红，苔黄腻，脉滑数有力。其治疗应选用（　　　　）

A. 银翘散　　　　　　B. 千金苇茎汤　　　　　　C. 如金解毒散

D. 加味桔梗汤　　　　E. 竹叶石膏汤

【正确答案】BC　　　　【易错答案】A、D、E

【答案分析】根据该患者的临床表现，可辨证为肺痈成痈期，治宜清热解毒、化瘀消痈，方选千金苇茎汤合如金解毒散。肺痈初期治疗宜用银翘散，溃脓期治疗宜用加味桔梗汤，恢复期治疗宜用沙参清肺汤合竹叶石膏汤。

（三）名词解释

肺痈

【正确答案】肺痈是以咳嗽，胸痛，发热，咳吐腥臭浊痰，甚则脓血相兼为主症的疾病，属内痈范围。西医学中的支气管扩张合并感染、肺脓肿、化脓性肺炎等属本病范畴。

【易错答案】回答要点不全面。

【答案分析】熟练掌握肺痈的定义及临床表现。

（四）简答题

1. 简述肺痈辨证中辨病期的要点。

【正确答案】根据肺痈的临床表现，辨病程的不同阶段。初期及成痈期，为热毒瘀结在肺，邪盛证实。溃脓期，大量腥臭脓痰排出后，因痰热久蕴，肺之气阴耗伤，表现虚实夹杂之候。

恢复期，则以阴伤气耗为主，兼有余毒不净。

【易错答案】回答要点不全面。

【答案分析】肺痈根据病程的不同阶段可以分为初期、成痈期、溃脓期、恢复期4个阶段。

2.简述肺痈治疗过程中的治疗思路。

【正确答案】

（1）脓液能否排出是治疗成败的关键。在痈脓溃破时，蓄结之脓毒尚盛，邪气仍实，只当以排脓为主。桔梗为常用的排脓主药，可与薏苡仁、冬瓜仁、浙贝母、瓜蒌皮、桃仁等合用，且用量宜大。排脓不畅者，加皂角刺、金荞麦等。溃脓期气虚而无力排脓者，加生黄芪。脓毒去则正自易复，不可早予补敛，以免留邪，延长病程。恢复期虽属邪衰正虚，阴气内伤，应以清养补肺为主，扶正以托邪，但仍需防其余毒不净，适当佐以排脓之品。若溃后脓痰一度清晰而复转臭浊，或腥臭脓血迁延日久不尽，时轻时重，为邪恋正虚，脓毒未净，虚实错杂，提示邪毒复燃或转为慢性，仍需重视解毒排脓之法。

（2）防止发生大咯血。本病在成痈溃脓时，若病灶部位有较大的肺络损伤，可以发生大量咳血，应警惕出现血块阻塞气道或气随血脱的危象，当按照血证治疗采取相应的急救措施。

（3）慎温补，宜通腑。本病不可滥用温补保肺药，尤忌发汗损伤肺气。还应注意保持大便通畅，因为肺与大肠相表里，大便通可不致腑热上攻，以利肺气宣降，且热毒之邪亦可从大便而解。

【易错答案】回答要点不全面。

【答案分析】熟练掌握肺痈的治疗原则及注意事项。

（五）论述题

肺痈溃脓期的排脓方法有哪些？

【正确答案】肺痈溃脓期是病情顺逆的转折点，应坚持"有脓必排"的原则。脓液能否排出是治疗成败的关键。在痈脓溃破时，蓄结之脓毒尚盛，邪气仍实，只当以排脓为主。桔梗为常用的排脓主药，可与薏苡仁、冬瓜仁、浙贝母、瓜蒌皮、桃仁等合用，且用量宜大。排脓不畅者，加皂角刺、金荞麦等。溃脓期气虚而无力排脓者，加生黄芪。脓毒去则正自易复，不可早予补敛，以免留邪，延长病程。恢复期虽属邪衰正虚，阴气内伤，应以清养补肺为主，扶正以托邪，但仍需防其余毒不净，适当佐以排脓之品。若溃后脓痰一度清晰而复转臭浊，或腥臭脓血迁延日久不尽，时轻时重，为邪恋正虚，脓毒未净，虚实错杂，提示邪毒复燃或转为慢性，仍需重视解毒排脓之法。

【易错答案】回答要点不全面。

【答案分析】熟练掌握肺痈溃脓期的排脓方法。

（六）病案题

患者，女，28岁。咳嗽1月余。近1周咳吐大量脓血痰，或如米粥，腥臭异常，有时咳血，身热，面赤，烦渴喜饮，胸中烦满而痛，甚则气喘不能卧，舌质红，苔黄腻，脉滑数。

请写出：中医诊断、辨证分型、治法、代表方。

【正确答案】

中医诊断：肺痈。

辨证分型：溃脓期。

根据患者临床表现，咳吐大量脓血痰，或如米粥，腥臭异常，有时咳血，可诊断为肺痈溃脓期。痰热瘀阻，壅塞肺络，故咳血；胸中烦满而痛，甚则气喘不能卧，热邪伤津耗液，故身热，面赤，烦渴喜饮；舌红苔黄腻，脉滑数俱为佐证。

治法：排脓解毒。

代表方：加味桔梗汤。

药物组成：桔梗 30g，金银花 15g，贝母 12g，薏苡仁 18g，橘红 12g，葶苈子 9g，白及 9g，黄芩 12g，鱼腥草 18g，蒲公英 18g，甘草 6g。

【易错答案】辨证分型和选方用药不正确。

【答案分析】根据患者的临床表现、舌苔、脉象准确辨证。

第六节　肺痨

◎ 重点 ◎

肺痨的临床表现及辨证分型

◎ 难点 ◎

肺痨与虚劳的鉴别以及肺痨的预后

精选习题

扫码获取
同步习题

（一）单选题

1.最早提出杀虫补虚的著作是（　　　　）

A.《黄帝内经》　　　　　　　B.《医学入门》　　　　　　　　C.《十药神书》

D.《丹溪心法》　　　　　　　E.《医学正传》

【正确答案】E　　　　　　　【易错答案】A、B、C、D

【答案分析】《黄帝内经》描述了肺痨的主症及慢性消耗表现。《丹溪心法》强调了"痨瘵主乎阴虚"，确立了滋阴降火的治疗大法。《十药神书》是我国现存的第一部治痨专著。《医学入门》归纳了肺痨常见的咳嗽、咯血、潮热、盗汗、遗精、腹泻等六大主症。《医学正传》提出了"杀虫"和"补虚"两大治疗原则。

2.肺痨的四大主症是（　　　　）

A.咳嗽、胸痛、发热、汗出　　　　　　B.咳嗽、咯血、潮热、盗汗

C. 咳嗽、消瘦、低热、自汗　　　　　D. 咳嗽、神疲、心悸、盗汗

E. 干咳、气促、潮热、胸痛

【正确答案】B　　　　　【易错答案】C

【答案分析】咳嗽、咯血、潮热、盗汗、身体逐渐消瘦为肺痨的主要临床表现。

3. 治疗气阴耗伤型肺痨的最佳方剂是（　　　）

A. 麦门冬汤　　B. 保真汤　　　C. 百合固金汤　　D. 月华丸　　　E. 以上都不是

【正确答案】B　　　　　【易错答案】A、C、D

【答案分析】肺痨肺阴亏损型治疗宜选月华丸，虚火灼肺型治疗宜选百合固金汤合秦艽鳖甲散，气阴耗伤型治疗宜选保真汤，阴阳两虚型治疗宜选补天大造丸。

4. 下列对鉴别肺痨与虚劳最有意义的是（　　　）

A. 病情轻重　　　　　　B. 有无传染性　　　　　C. 有无五脏虚损

D. 病程长短及预后　　　E. 有无发热

【正确答案】B　　　　　【易错答案】C、D

【答案分析】肺痨系正气不足，感染痨虫所致，病位主要在肺，具有传染性，病理性质为阴虚，临床主要表现为咳嗽、咯血、潮热、盗汗、身体逐渐消瘦等症状。肺痨亦可由肺病波及他脏，发生气阴亏耗，或阴损及阳、阴阳两虚的病变。虚劳是由于脏腑亏损导致多种慢性虚损性疾病的总称，病理性质为五脏虚损，可出现五脏气、气、阴、阳亏虚表现，一般无传染性。

5. 诊断肺痨最可靠的依据是（　　　）

A.X 线摄片　　　　　　B. 血沉　　　　　　　C. 结核菌素试验

D. 痰涂片或培养　　　　E. 咳嗽、咯血、潮热、盗汗、身体明显消瘦

【正确答案】D　　　　　【易错答案】A、C

【答案分析】咳嗽、咯血、潮热、盗汗、身体明显消瘦是肺痨的主要临床表现。痰涂片或培养是诊断肺痨最可靠的依据。X 线摄片有助于了解病情的发展程度。血沉、结核菌素试验有助于诊断。

（二）多选题

1. 下列属于历代医家对肺痨以其症状特点而命名的有（　　　）

A. 急痨　　　　B. 劳嗽　　　C. 伏连　　　D. 尸注　　　E. 肺痿疾

【正确答案】ABCE　　　　【易错答案】D

【答案分析】尸注是以肺痨具有传染性而命名的。此外，还有"虫疰""鬼疰""传尸"等。

2. 肺痨的病因有（　　　）

A. 痨虫感染　　B. 营养不良　　C. 六淫致病　　D. 七情内伤　　E. 素体亏虚

【正确答案】ABDE　　　　【易错答案】C

【答案分析】肺痨是由于正气不足，感染痨虫，侵蚀肺脏，耗损肺阴，导致阴虚火旺，或导致气阴两虚，甚则阴损及阳。外因：痨虫是本病的直接致病因素；内因：正气不足，先天禀赋

下篇
各论

不足，或情志失遂，忧思过度，或劳倦伤脾，或病后失养，均可导致气血不足，正气虚弱，成为痨虫入侵引起发病的主要内因。痨虫和正气虚弱两种病因可以互为因果，痨虫是发病的原因，正虚是发病的基础，正虚而感染痨虫，"两虚相得"为发病的关键。

3.肺痨的治疗大法为（　　　）

A.滋阴益气　　　B.治痨杀虫　　　C.化痰通络　　　D.温肺止咳　　　E.补虚培元

【正确答案】BE　　　　　　　【易错答案】A、C、D

【答案分析】补虚培元和治痨杀虫是肺痨的基本治疗原则。《医学正传·劳极》说："治之之法，一则杀其虫，以绝其根本，一则补其虚，以复其真元。"

4.患者，男，28岁。1个月前出差后出现呛咳气急，吐稠黄痰、量多，时时咯血，血色鲜红，午后潮热，骨蒸，五心烦热，颧红，盗汗量多，口渴，心烦，失眠，性情急躁易怒，或胸胁掣痛，偶有遗精，形体日渐消瘦，舌红而干，苔薄黄或剥，脉细数。其治疗宜选用（　　　）

A.百合固金汤　　　　　　　B.月华丸　　　　　　　　　C.保真汤

D.补天大造丸　　　　　　　E.秦艽鳖甲散

【正确答案】AE　　　　　　　【易错答案】B、C、D

【答案分析】根据该患者的临床表现，可诊断为肺痨虚火灼肺型，治疗宜选百合固金汤合秦艽鳖甲散。肺痨肺阴亏损型治疗宜选月华丸，气阴耗伤型治疗宜选保真汤，阴阳虚损型治疗宜选补天大造丸。

5.肺痨的发展变化可累及（　　　）

A.肝　　　　　B.心　　　　　C.脾　　　　　D.肺　　　　　E.肾

【正确答案】ABCDE　　　　　【易错答案】漏选

【答案分析】肺痨的病位主要在肺，久则可传脾肾，也可涉及心、肝。若肺脏本体虚弱，卫外功能不强，或因其他脏腑病变耗伤肺气，导致肺虚，则痨虫极易犯肺，侵蚀肺体，而致发病。肺虚肾失滋生之源，可致肺肾两虚；若肺虚不能致肝，肾虚不能养肝，肝火偏旺，则上逆侮肺；脾为肺之母，肺虚子盗母气，则脾亦虚，终致肺脾同病。肺痨久延而病重者，因精血亏损，可以发展到肺、脾、肾三脏交亏，或因肺病及肾，肾虚不能助肺纳气，或因脾病及肾，由后天而损及先天。

（三）名词解释

肺痨

【正确答案】肺痨是以咳嗽、咯血、潮热、盗汗及身体逐渐消瘦为主症的传染性疾病，相当于西医学中的肺结核。

【易错答案】回答要点不全面。

【答案分析】熟练掌握肺痨的临床表现及定义。

（四）简答题

简述肺痨的辨证要点。

【正确答案】

（1）辨病变部位：病变初期在肺，阴虚火旺者常肺肾两虚，气阴耗伤者多肺脾同病，久延病重，由气及阳，阴阳两虚者属肺、脾、肾三脏皆损，并涉及心、肝。

（2）辨病情轻重：若元气未衰，胃气未伤，无大热，低热轻，无咯血，无短气不续，病情较轻，多易治；若胃气大伤，大热或低热不退，大量咯血，反复发作，大骨枯槁，大肉陷下，骨枯发焦，喘促，短气不续，动则大汗，声音低微，唇色紫，脉浮大无根，或细而数疾等，病情轻重，多难治。

【易错答案】回答要点不全面。

【答案分析】临床主要从病变部位、病情轻重两方面对肺痨进行辨证。

（五）论述题

试述肺痨的治法方药。

【正确答案】

（1）补虚培元和治痨杀虫是肺痨的基本治疗原则。补虚重在肺、脾、肾，据"主乎阴虚"的病理特点，治疗以滋阴为主，火旺者兼以降火，若合并气虚、阳虚见症者，则当同时兼顾；杀虫主要是针对病因治疗。《医学正传·劳极》曰："治之之法，一则杀其虫，以绝其根本，一则补其虚，以复其真元。"

（2）病证结合，在辨证的基础上加用抗结核杀虫药物。许多中草药有不同程度的抗痨作用，如百部、白及、黄连、大蒜、冬虫夏草、功劳叶、猫爪草等，均可在辨证的基础上适当选用，特别是对抗结核菌耐药者，更应重视中药治疗，对于提高疗效、减轻症状及减轻抗结核药副作用确有很大的帮助。

（3）重视补脾助肺，培土生金。

（4）注意虚中多夹实，标本同治。

（5）用药忌苦寒太过，以防伤阴败胃。

【易错答案】回答要点不全面。

【答案分析】熟练掌握肺痨的治疗原则及常用的抗痨中草药。

（六）病案题

患者，男，22岁。突然出现干咳1月余。咳声短促，痰中带血丝、色鲜红，胸部隐隐闷痛，午后手足心热，皮肤干灼，口干咽燥，舌边尖红，苔薄，脉细数。胸部X线片显示肺部有阴影，结核菌素试验阳性。

请写出：中医诊断和西医诊断、中医辨证分型、治法、代表方。

【正确答案】

中医诊断：肺痨；西医诊断：肺结核。

辨证分型：肺阴亏损证。

根据患者的临床表现，干咳，咳声短促，痰中带血丝、色鲜红，可诊断为肺阴亏损型。感染痨虫，肺阴受损，故胸部隐隐闷痛；午后手足心热，皮肤干灼，口干咽燥，舌边尖红，苔薄，脉细数为肺阴亏损的佐证。

治法：滋阴润肺。

代表方：月华丸。

药物组成：天冬30g，麦冬30g，生地黄30g，熟地黄15g，山药30g，百部30g，沙参30g，川贝母15g，茯苓30g，阿胶9g，三七12g，菊花24g，桑叶18g。

【易错答案】辨证分型和选方用药不正确。

【答案分析】根据患者的临床表现、舌苔、脉象准确辨证。

第七节　肺胀

◎ 重点 ◎

肺胀的定义、诊断与鉴别诊断以及辨证分型

◎ 难点 ◎

肺胀的病理因素和预后转归

扫码获取
同步习题

精选习题

（一）单选题

1.《证治汇补》强调肺胀的辨证首当区分（　　　　）

A. 阴阳　　　　　B. 气血　　　　　C. 寒热　　　　　D. 虚实　　　　　E. 表里

【正确答案】D　　　　　【易错答案】A、B、C

【答案分析】《证治汇补·咳嗽》认为肺胀"气散而胀者，宜补肺，气逆而胀者，宜降气，当参虚实而施治"，说明肺胀的辨证应分虚实两端。

2. 痰热郁肺型肺胀的治法是（　　　　）

A. 清热化痰，宣肺平喘　　　B. 清热化痰，肃肺止咳　　　　C. 清肺泄热，降逆平喘

D. 化痰降气，健脾益气　　　E. 涤痰祛瘀，泻肺平喘

【正确答案】C　　　　　【易错答案】A、B

【答案分析】清热化痰、宣肺平喘为痰热郁肺型喘证的治法；清热化痰、肃肺止咳为痰热郁肺型咳嗽的治法；化痰降气、健脾益肺为痰浊壅肺型肺胀的治法；涤痰祛瘀、泻肺平喘为痰瘀壅肺型肺胀的治法。

3. 治疗痰热郁肺型肺胀的首选方剂是（　　　　）

A. 清金化痰汤　　　　　B. 越婢加半夏汤　　　　　C. 小青龙加石膏汤

D. 麻杏石甘汤　　　　　E. 定喘汤

【正确答案】D　　　　　　【易错答案】A、C、E

【答案分析】痰热郁肺型肺胀治疗宜选用越婢加半夏汤或桑白皮汤，清金化痰汤适用于治疗痰热郁肺型咳嗽，麻杏石甘汤适用于治疗表寒肺热型喘证，定喘汤适用于治疗热哮。

4.患者，男，70岁。咳喘病史30年，症见胸部膨满，憋闷如塞，呼吸浅短难续，声低气怯，甚则张口抬肩，倚息不能平卧，咳嗽痰白如沫，心慌，形寒汗出，腰膝酸软，小便清长，舌紫暗，脉沉细数无力偶有结代。其治疗原则是（　　　　）

A.温肺散寒，化饮降逆　　B.补肺纳肾，降气平喘　　　C.温肾健脾，化饮利水

D.化痰降气，健脾益气　　E.清肺泄热，降逆平喘

【正确答案】B　　　　　　【易错答案】A、C

【答案分析】根据该患者的临床表现，可诊断为肺肾气虚型肺胀，治宜补肺纳肾、降气平喘。温肺散寒、化饮降逆为肺脾两虚证的治法。温肾健脾、化饮利水为阳虚水泛证的治法。化痰降气、健脾益气为痰浊壅肺证的治法。清肺泄热、降逆平喘为痰热郁肺证的治法。

（二）多选题

1.肺胀的病理因素有（　　　　）

A.瘀血　　　　B.水饮　　　　C.痰浊　　　　D.痰瘀　　　　E.劳欲

【正确答案】ABC　　　　　【易错答案】D、E

【答案分析】肺胀的病理因素痰浊、水饮、瘀血互为影响，兼见同病。痰的产生，初由肺气郁滞，脾失健运，津液不归正化而成，渐因肺虚不能布津，脾虚不能转输，肾虚不能蒸化，痰浊潴留益甚，喘咳持续难已。久延阳虚阴盛，气不化津，痰从阴化为水饮，饮留上焦，迫肺则咳逆上气，凌心则心悸气短；痰湿困于中焦，则纳减呕恶；痰浊阻肺，病久势深，肺虚不能治理、调节心血的运行，则血行涩滞，可见心动悸、脉结代等。

2.下列属于痰热郁肺型肺胀主症的有（　　　　）

A.咳逆，喘息气粗　　　　B.胸满烦躁，目胀睛突　　　C.痰黄或白、黏稠难咯

D.痰稀易咯出　　　　　　E.舌苔黄腻，脉滑数

【正确答案】ABCE　　　　【易错答案】D

【答案分析】痰稀易咯出为痰浊表现而无热象。

（三）名词解释

肺胀

【正确答案】肺胀是以喘息气促，咳嗽咳痰，胸部膨满，胸闷如塞，或唇甲发绀，心悸，肢体浮肿，经久难愈，严重者可出现喘脱、昏迷等为主症的疾病。相当于西医的慢性阻塞性肺疾病、慢性肺源性心脏病等。

【易错答案】回答要点不全面。

【答案分析】熟练掌握肺胀的定义及临床表现。

（四）简答题

简述肺胀的辨证分型及其代表方。

【正确答案】外寒内饮证——小青龙汤；痰浊壅肺证——三子养亲汤合苏子降气汤；痰热郁肺证——越婢加半夏汤或桑白皮汤；痰蒙神窍证——涤痰汤；痰瘀阻肺证——葶苈大枣泻肺汤合桂枝茯苓丸；阳虚水泛证——真武汤合五苓散；肺肾气虚证——平喘固本汤合补肺汤。

【易错答案】回答要点不全面。

【答案分析】肺胀以标本虚实和脏腑阴阳为辨证要点，分为7个证型，注意每个证型的临床特点，掌握治则治法及代表方。

（五）论述题

试述肺胀的辨证要点。

【正确答案】

（1）辨虚实标本：一般感邪发作时偏于邪实，平时偏于本虚。偏实者需分清痰浊、水饮、血瘀的偏盛及兼外邪之属性。早期痰浊为主，渐而痰瘀并重，并可兼见气滞、水饮错杂为患。后期痰瘀壅盛，正气虚衰，本虚与标实并重。偏虚者当区别气（阳）虚、阴虚的性质及肺、脾、肾、心病变主次。早期以气虚或气阴两虚为主，病位在肺、脾、肾，后期气虚及阳，甚则可见阴阳两虚，以肺、肾、心为主，或阴阳两虚。

（2）辨病情轻重：肺胀若无外邪侵袭肺，病情稳定，仅见喘咳上气，胸闷胀满，动则加重，证候相对较轻。凡见鼻扇气促，张口抬肩，目胀欲脱，烦躁不安，痰多难咯，提示病情加重。若见心慌动悸、面唇发绀、肢体浮肿、神昏谵语、痉厥、出血、喘脱等候，属肺胀危证，需急救处理。

【易错答案】回答要点不全面。

【答案分析】肺胀的辨证首先注重标本虚实，以分清治疗层次，便于明确诊断。其次辨病情轻重，以诊断疾病。

第八节　肺痿

◎ **重点** ◎

肺痿的临床表现、诊断及辨证论治

◎ **难点** ◎

肺痿的鉴别诊断及预后

扫码获取
同步习题

精选习题

（一）单选题

1. 肺痿的病名最早见于（　　　）

A.《黄帝内经》　　　　　　B.《难经》　　　　　　　　C.《备急千金要方》

D.《证治准绳》　　　　　　E.《金匮要略》

【正确答案】E　　　　　　【易错答案】C

【答案分析】肺痿病名首见于《金匮要略·肺痿肺痈咳嗽上气病脉证治》，该篇对肺痿的病因、病机、临床表现、辨证论治等均有较为系统的论述。《备急千金要方·肺痿门》明确提出该病分为热在上焦和肺中虚冷。

2. 肺痿的主要治则是（　　　）

A. 补肺生津　　　B. 温肺益气　　　C. 清热润肺　　　D. 宣肺化痰　　　E. 补益肺气

【正确答案】A　　　　　　【易错答案】E

【答案分析】因肺虚有热，热灼肺津，或肺有虚寒，气不化津，以致津液亏损，肺失濡养，肺叶弱而不用则痿。治疗总以补肺生津为原则。虚热者，治当清热生津，以润其枯；虚寒者，治当温肺益气而摄涎沫。

3. 肺痿的主症是（　　　）

A. 咳吐腥臭脓痰　　　　　B. 咳吐腥臭痰血　　　　　　C. 咳吐浊唾涎沫

D. 咳嗽喉间痰鸣　　　　　E. 咳吐黄绿色痰

【正确答案】C　　　　　　【易错答案】B

【答案分析】肺痿以咳吐浊唾涎沫为主要症状。肺痈成痈期会出现咳吐黄稠痰或黄绿色痰，溃脓期会出现咳吐腥臭脓血痰，或状如米粥。

4. 治疗肺痿虚热证的主方是（　　　）

A. 沙参麦冬汤　　　　　　B. 百合固金汤　　　　　　　C. 麦门冬汤

D. 麦门冬汤合清燥救肺汤　E. 月华丸

【正确答案】D　　　　　　【易错答案】C

【答案分析】肺痿虚热证治宜滋阴清热、生津润肺，方选麦门冬汤合清燥救肺汤。麦门冬汤可润肺生津、降逆下气，清燥救肺汤可养阴润燥、清金降火。

5. 贯穿肺痿发展始终的是（　　　）

A. 痰浊内阻　　　B. 肺虚有寒　　　C. 瘀血内阻　　　D. 气机阻滞　　　E. 肺津不足

【正确答案】E　　　　　　【易错答案】B

【答案分析】肺痿的基本病机有上焦虚热、肺中虚冷及邪壅阻肺，其中肺津不足贯穿疾病发展的始终。

（二）多选题

1. 虚热型肺痿的症状有（　　　）

A. 午后潮热　　　　　B. 咳吐浊唾涎沫，其质黏稠　　　C. 咳声不扬

D. 短气不足以息　　　E. 气急喘促

【正确答案】ABCE　　　　　【易错答案】D

【答案分析】短气不足以息为阳气不足，肺痿虚寒证的表现。

2. 患者，男，78岁。哮喘病史20余年。近1周咳吐涎沫，不渴，短期不足以息，头眩，神疲乏力，食少，形寒，小便数，咳嗽时尿失禁，舌质淡，脉虚弱。其治疗宜选用（　　　）

A. 麦门冬汤　　　　　B. 甘草干姜汤　　　　　C. 生姜甘草汤

D. 清燥救肺汤　　　　E. 真武汤

【正确答案】BC　　　　　【易错答案】A、D

【答案分析】根据该患者的临床表现，可诊断为虚寒型肺痿，治疗宜选用甘草干姜汤或生姜甘草汤。而麦门冬汤合清燥救肺汤适用于治疗肺痿虚热证。

3. 肺痿的病因有（　　　）

A. 久病损肺　　B. 误治津伤　　C. 外感六淫　　D. 情志失调　　E. 药食失宜

【正确答案】ABCDE　　　　　【易错答案】漏选

【答案分析】肺痿的病因主要包括久病损肺、误治津伤、外感六淫、情志失调及药食失宜等。上述多种原因致热在上焦，肺燥津伤，或肺气虚冷，气不化津，以致津气亏损，肺失濡养，肺叶痿而不用。

（三）名词解释

肺痿

【正确答案】肺痿是以咳吐浊唾涎沫为主症的疾病。西医学中的间质性肺疾病、慢性阻塞性肺疾病、支气管扩张、肺纤维化等发展到一定阶段均属本病范畴。

【易错答案】回答要点不全面。

【答案分析】熟练掌握肺痿的定义及临床表现。

（四）简答题

1. 简述肺痿与肺痈的鉴别。

【正确答案】肺痿多因久病肺虚、误治津气亏损致虚热肺燥或虚寒肺燥而成，以咳吐浊唾涎沫为主症，病性总属本虚标实而以本虚为主；而肺痈多因外感风热、痰热内盛致热壅血瘀、蕴酿成痈、血败肉腐化脓而成，以咳则胸痛，吐痰腥臭，甚则咳吐脓血为主症，病性属实。若肺痈久延不愈、误治失治，痰热蕴结上焦，熏灼肺阴，可转成肺痿。

【易错答案】回答要点不全面。

【答案分析】肺痿与肺痈在疾病发展上有一定关系，但两个疾病又有相对独立性。首辨虚

实，明确诊断、治则治法，勿犯虚虚实实之弊。

（五）病案题

患者，女，48岁。咳吐浊唾涎沫，其质较黏稠，咳声不扬，口渴咽燥，午后潮热，舌红而干，脉虚数。

请写出：中医诊断、辨证分型、治则治法、代表方。

【正确答案】

中医诊断：肺痿。

辨证分型：虚热型。

根据患者临床表现，咳吐浊唾涎沫，其质较黏稠，咳声不扬，口渴咽燥，可诊断为虚热型肺痿。上焦虚热，肺津不足，故见午后潮热；舌红而干、脉虚数皆为虚热型的佐证。

治则治法：滋阴清热，生津润肺。

代表方：麦门冬汤合清燥救肺汤。

药物组成：麦门冬30g，半夏6g，人参9g，粳米30g，桑叶15g，石膏18g，杏仁9g，阿胶6g，胡麻仁12g，枇杷叶12g，大枣6枚，甘草9g。

【易错答案】辨证分型及选方用药不正确。

【答案分析】根据患者的临床表现、舌苔、脉象准确辨证。

第五章　心系病证

第一节　心悸

◎ **重点** ◎

心悸的鉴别诊断和病因病机

◎ **难点** ◎

心悸的辨证分型及治法方药

扫码获取
同步习题

精选习题

（一）单选题

1. 下列不属于心悸临床特征的是（　　　）

A. 心胸疼痛　　　　　　　　B. 自觉心悸动　　　　　　　　C. 惊惕不安

D. 脉象节律不齐　　　　　　E. 胸闷气短

【正确答案】A　　　　　　　【易错答案】B、C、D、E

【答案分析】心悸的临床表现是重点内容。心悸是指患者自觉心中悸动，惊惕不安，甚则不能自主的一种病证，常伴胸闷、气短、失眠、健忘、眩晕、耳鸣等症。心悸患者应做心电图检查，诊脉可见数、促、结、代、涩、缓、沉、迟等脉象。心胸疼痛是胸痹的临床表现。

2. 心悸因惊恐劳累而发，时作时止，不发作时如常人者，当诊为（　　　）

A. 怔忡　　　B. 悸动　　　C. 惊悸　　　D. 奔豚　　　E. 以上都不是

【正确答案】C　　　　　　　【易错答案】A、B、D

【答案分析】心悸可分为惊悸与怔忡，二者各自的症状特点是重要知识点。惊悸发病多与情绪因素有关，多为阵发性，病来虽速，病情较轻，实证居多，可自行缓解，不发时如常人。怔忡无精神等因素亦可发生，常呈持续性，心中惕惕，不能自控，活动后加重，多为虚证，或虚中夹实，病情较重，不发时亦可兼见脏腑虚损症状。此外，心悸还需要与奔豚进行鉴别。奔豚发作时也有心胸躁动不安，乃冲气上逆，发自少腹之症。

3.《丹溪心法》认为怔忡的根本原因为（　　　）

A.心血不足　　B.血虚与痰火　C.心阳不足　　D.肝火上扰　　E.瘀血阻络

【正确答案】B　　　　　【易错答案】A、C、D、E

【答案分析】《丹溪心法》云:"惊悸者血虚,惊悸有时,以朱砂安神丸","怔忡者血虚,怔忡无时,血少者多,有思虑便动,属虚;时作时止者,痰因火动"。朱丹溪认为心悸发病应责之虚与痰。

4.患者,女,40岁。平素性格内向,善惊易恐,颏下症见心悸不宁,坐卧不安,少寐多梦而易惊醒,胆怯易惊,苔薄白,脉弦细。其治法是(　　)

A.补血养心,益气安神　　B.温补心阳,安神定惊　　　C.滋阴清火,养心安神

D.清热化痰,宁心安神　　E.镇惊定志,养心安神

【正确答案】E　　　　　【易错答案】A、B、C、D

【答案分析】本题主要考查心悸的辨证分型。从该患者平素善惊易恐、胆怯、少寐多梦且易惊醒这些症状特点来看,辨证应为心虚胆怯证,治法当镇惊定志、养心安神。

5.下列不属于心血不足型心悸主症的是(　　)

A.倦怠乏力　　　　　B.失眠健忘　　　　　C.面色无华

D.心悸而头晕　　　　E.脉结代

【正确答案】E　　　　　【易错答案】A、B、C、D

【答案分析】脉结代为瘀阻心脉证的常见脉象特征,心血不足证的典型脉象应为脉细弱。

6.下列不属于惊悸与怔忡鉴别要点的是(　　)

A.致病多由内因或外因引起　　　　　　　　B.病性属实或属虚

C.诱因常与惊恐、恼怒或劳累有关　　　　　D.病位在肝或心

E.全身情况较好或较差

【正确答案】D　　　　　【易错答案】A、B、C、E

【答案分析】心悸与怔忡本同属心悸,病位都在心。怔忡每由内因引起,并无外惊,自觉心中惕惕,稍劳即发,病来虽渐,但全身情况较差,病情较重,多属虚症,或虚实夹杂证。惊悸则相反,常因遇受外来惊恐恼怒等刺激而发病,发则心悸,时发时止,病程虽速,但全身情况较好,病势浅而短暂,实证居多。

7.治疗瘀阻心脉型心悸宜选用(　　)

A.血府逐瘀汤　　　　B.桃红四物汤　　　　C.通幽汤

D.丹参饮　　　　　　E.桃仁红花煎

【正确答案】E　　　　　【易错答案】A、B、C、D

【答案分析】治疗瘀阻心脉型心悸宜活血化瘀、理气通络,方选桃仁红花煎。

8.心悸证属心阳不振者的主症特点是(　　)

A.心悸不安,形寒肢冷　　B.心悸眩晕,面浮肢肿　　C.心悸不寐,多梦易醒

D.心悸心烦,胸闷泛恶　　E.心悸气短,头晕目眩

【正确答案】A　　　　　　　　　【易错答案】B、C、D、E

【答案分析】心悸心阳不振证的主要症状特点包括心悸不安，胸闷气短，动则尤甚，面色苍白，形寒肢冷，舌淡苔白，脉象虚弱或沉细无力。选项B多见于水饮凌心证，选项C多见于心虚胆怯证，选项E多见于心血不足证。

9. 心悸的病名最早见于（　　　）

A.《黄帝内经》　　　　　　B.《金匮要略》　　　　　　　C.《五十二病方》

D.《脾胃论》　　　　　　　E.《医宗金鉴》

【正确答案】B　　　　　　　　　【易错答案】A、C、D、E

【答案分析】心悸的病名首见于东汉张仲景的《金匮要略》和《伤寒论》。

10. 患者不寐心烦，心悸不安，头晕，耳鸣，健忘，腰酸梦遗，五心烦热，口干津少，舌红脉细数。其治法应为（　　　）

A. 疏肝泄热，镇心安神　　　B. 益气镇惊，安神定志　　　　C. 滋阴降火，交通心肾

D. 滋阴清火，养心安神　　　E. 补益心脾，养心安神

【正确答案】D　　　　　　　　　【易错答案】C

【答案分析】本题主要考查心悸的证治分类。根据该患者的临床表现，可诊断为阴虚火旺型心悸，治疗应当滋阴清火、养心安神。选项C为干扰项，错在交通心肾。

11. 治疗水饮凌心型心悸的代表方是（　　　）

A. 黄连阿胶汤　　　　　　　B. 苓桂术甘汤　　　　　　　　C. 生脉散

D. 一贯煎合酸枣仁汤　　　　E. 大补阴丸

【正确答案】B　　　　　　　　　【易错答案】A、C、D、E

【答案分析】治疗水饮凌心型心悸当振奋心阳、化气行水、宁心安神，方选苓桂术甘汤。

（二）多选题

1. 心悸的诱发因素有（　　　）

A. 惊恐　　　　B. 紧张　　　　C. 劳倦　　　　D. 饮酒　　　　E. 饱食

【正确答案】ABCDE　　　　　　【易错答案】漏选

【答案分析】心悸的诱发因素很多，发病常与情志刺激，惊恐紧张及劳倦、饮酒、饱食、服用特殊药物有关。

2. 惊悸的发病特点有（　　　）

A. 多为阵发性　　　　　　　B. 实证居多　　　　　　　　　C. 可自行缓解

D. 病情较重　　　　　　　　E. 多与情绪因素有关

【正确答案】ABCE　　　　　　　【易错答案】D

【答案分析】本题主要考查惊悸与怔忡症状的鉴别。心悸分为惊悸与怔忡，其中惊悸多与情绪有关，多阵发性，病来虽速，病情较轻，实证居多，可自行缓解，不发时如常人；怔忡多由于

久病体虚，心脏受损所致，病情较重。

3. 治疗阴虚火旺型心悸当用（　　　）

A. 天王补心丹　　　　　　B. 朱砂安神丸　　　　　　C. 养心丹

D. 天麻钩藤饮　　　　　　E. 六味地黄丸

【正确答案】AB　　　　　　【易错答案】C、D、E

【答案分析】天王补心丹可滋阴养血、补心安神；朱砂安神丸可清心降火、重镇安神。如果阴虚而火热不明显者，可单用天王补心丹治疗。

4. 心悸的病因有（　　　）

A. 饮食劳倦　　　B. 七情所伤　　　C. 感受外邪　　　D. 药食不当　　　E. 体质虚弱

【正确答案】ABCDE　　　　　　【易错答案】漏选

【答案分析】饮食劳倦、七情所伤、感受外邪、药食不当、体质虚弱等都会导致气血阴阳亏损，心神失养，心神不安，或痰、饮、火、瘀阻滞心脉，扰乱心神。

5. 患者心悸不安，胸闷气短，动则尤甚，面色苍白，形寒肢冷，舌淡苔薄白，脉虚弱。其治疗宜选用（　　　）

A. 桂枝甘草龙骨牡蛎汤　　　　　　B. 苓桂术甘汤　　　　　　C. 独参汤

D. 天王补心丹　　　　　　E. 参附汤

【正确答案】AE　　　　　　【易错答案】B、C、D

【答案分析】本题主要考查心悸心阳不振证的症状特点和常用方剂。根据该患者的临床表现，可辨证为心悸心阳不振证，治疗当温补心阳、安神定悸。

（三）名词解释

心悸

【正确答案】心悸是指患者自觉心中悸动，惊惕不安，甚则不能自主的一种病证，常伴胸闷、气短、失眠、健忘、眩晕、耳鸣等症。

【易错答案】回答要点不全面。

【答案分析】要求掌握心悸的定义。

（四）简答题

简述惊悸与怔忡的鉴别要点。

【正确答案】惊悸和怔忡的区别在于两者的病因不同，病情程度也有轻重分别。惊悸发病多与情绪因素有关，可由骤遇惊恐、忧思恼怒、悲哀过极或过度紧张而诱发，多为阵发性，病来虽速，但病情较轻，实证居多，可自行缓解，不发时如常人。怔忡多由久病体虚，心脏受损所致，无明显诱因亦可发生，常呈持续性，心中惕惕，不能自控，活动后加重，多属虚证或虚中夹实，病来虽渐，但病情较重，不发时亦可兼见脏腑虚损症状。惊悸日久不愈，亦可渐成怔忡。

【易错答案】回答要点不全面。

【答案分析】要求掌握惊悸和怔忡的鉴别，从诱发因素、起病方式、预后等方面进行鉴别。

（五）论述题

试述瘀阻心脉型心悸的主症特点及治法、方药。

【正确答案】瘀阻心脉型心悸的临床特点是心悸而痛时作，其痛如刺，或见唇甲青紫，舌质紫暗，或有瘀斑，脉涩或结或代。治宜活血化瘀，理气通络，方用桃仁红花煎治之。药味组成有丹参、赤芍、桃仁、红花、香附、延胡索、青皮、当归、川芎、生地黄。

【易错答案】回答要点不全面。

【答案分析】本题主要考查心悸的辨证分型、治法、处方。

（六）病案题

患者，男，63岁。反复心悸2年，加重5天。无心前区疼痛，平素胸闷，痞满，渴不欲饮，小便短少，下肢轻度凹陷性水肿，手足凉，时有恶心，舌淡胖，苔白滑，脉弦滑。

请写出：诊断（病名、证型）、病证分析（着重对诊断该病证、证型的依据进行分析）、治法、方药（包括方名、药物、用量、特殊煎煮法）。

【正确答案】

诊断：心悸；证型：水饮凌心。

病证分析：患者反复心悸2年，加重5天，无心前区疼痛，平素胸闷，应属中医学"心悸"范畴。脾肾阳虚，水饮内停，上凌于心，扰乱心神。肺脾肾功能失调，阳虚气化失职，以致津液不能正常输布，形成水气。当心气不足，或心阳不振时，水气可上逆凌心，使心阳阻遏，功能减退。心受水气侵凌，故心悸怔忡。渴不欲饮，小便短少，下肢轻度凹陷性水肿，手足凉，时有恶心，舌淡胖，苔白滑，脉弦滑，均为津失布化、水饮停聚之象。

治法：振奋心阳，化气行水，宁心安神。

方剂：苓桂术甘汤加减。

药物组成：茯苓12g，桂枝9g，白术9g，甘草6g。水煎服，日1剂，早、晚温服。

【易错答案】辨证错误。

【答案分析】本题主要考查心悸的辨证分型、临床特点、治法处方，注意与心阳不振鉴别。

第二节 胸痹

◎ 重点 ◎

胸痹的概念

◎ 难点 ◎

胸痹的病因病机和辨证分型

扫码获取
同步习题

精选习题

（一）单选题

1. 痰浊闭阻所致胸痹的治法是（　　　　）

A. 通阳泄浊，豁痰宣痹　　　　B. 祛痰降逆，理气宣痹　　　　C. 燥湿化痰，理气通络

D. 豁痰理气，化瘀通络　　　　E. 辛温散寒，宣通心阳

【正确答案】A　　　　　　　　【易错答案】B、C、D、E

【答案分析】治疗痰浊闭阻型胸痹当通阳泄浊、豁痰宣痹。

2. 患者胸痛反复发作 1 年余，遇冷即发，发作时心痛彻背，背痛彻心，疼痛剧烈，身寒肢冷，喘不能平卧，舌苔白，脉弦紧。其治疗宜首选（　　　　）

A. 生脉散　　　　　　　　B. 栝楼薤白半夏汤　　　　　　　　C. 参附汤

D. 丹参饮　　　　　　　　E. 枳实薤白桂枝汤合当归四逆汤

【正确答案】E　　　　　　　　【易错答案】A、B、C、D

【答案分析】患者胸痛反复发作 1 年余，应属中医学"胸痹"范畴。由遇冷即发，发作时心痛彻背，背痛彻心，疼痛剧烈，身寒肢冷，喘不能平卧，舌苔白分析可知，其辨证为寒凝心脉，治疗当辛温散寒、宣通温阳。

3. 患者，男，63 岁。近 1 个月心前区沉闷而痛，时作时止，每次发作 2~3 分钟，休息后缓解，伴困倦乏力，纳呆，便溏，恶心，口黏，苔白腻，脉滑。其证型为（　　　　）

A. 瘀血痹阻型　　　　　　　　B. 痰浊闭阻型　　　　　　　　C. 心阳亏损型

D. 气滞心胸型　　　　　　　　E. 以上都不是

【正确答案】B　　　　　　　　【易错答案】A、C、D

【答案分析】本题主要考查胸痹的辨证分型。该患者心前区沉闷而痛，时作时止，每次发作 2~3 分钟，休息后缓解，应属中医学"胸痹"范畴，结合伴随痰湿症状，可辨证为痰浊闭阻证。

4. 患者左侧胸臂部憋闷而痛，为隐痛，向左手中小手指放射，并见心悸，卧不安。其应诊断为（　　　　）

A. 心悸　　　　B. 胁痛　　　　C. 真心痛　　　　D. 心痛　　　　E. 以上都不是

【正确答案】D　　　　　　　　【易错答案】A、B、C

【答案分析】本题主要考查真心痛与心痛的鉴别。真心痛是胸痹进一步发展的严重病证，其特点为剧烈而持久的胸骨后疼痛，伴心悸、水肿、肢冷、喘促、汗出、面色苍白等症状，甚至危及生命。从题干的描述判断应为心痛，故选 D。

5. 下列不属于痰浊闭阻型胸痹临床表现的是（　　　　）

A. 心痛入夜更甚　　　　　　　　B. 胸闷如窒而痛　　　　　　　　C. 气短喘促

D. 体胖身重　　　　　　　　　　E. 舌苔白腻脉滑

【正确答案】A　　　　　　　　【易错答案】B、C、D、E

【答案分析】痰浊闭阻型胸痹的典型表现为胸闷重而心痛微，痰多气短，肢体沉重，形体肥胖，遇阴雨天易发作或者加重，伴有倦怠乏力、纳呆便溏、咳吐痰涎，舌胖大边有齿痕，舌苔腻或白滑，脉滑。心痛入夜更甚为心血瘀阻型胸痹的表现。

6. "真心痛，手足青至节，心痛甚，旦发夕死，夕发旦死" 出自（　　　）

A.《金匮要略》　　　　　B.《素问·脏气法时论》　　　　C.《灵枢·厥病》

D.《灵枢·五邪》　　　　E.《伤寒论》

【正确答案】C　　　　　　　　【易错答案】A、B、D、E

【答案分析】本题主要考查真心痛的历史沿革。《灵枢·厥病》把心痛严重并迅速造成死亡者称为 "真心痛"。

7. 下列不属于胸痹标实主要病机的是（　　　）

A. 血瘀　　　　B. 痰浊　　　　C. 寒凝　　　　D. 水湿　　　　E. 气滞

【正确答案】D　　　　　　　　【易错答案】A、B、D、E

【答案分析】胸痹的病机有虚实两方面，实为血瘀、寒凝、痰浊、气滞痹阻胸阳，阻滞心脉；虚为气虚、阴伤、阳衰，肺、脾、肝、肾亏虚，心脉失养。

8. 将胸痹的病机归纳为 "阳微阴弦" 的著作是（　　　）

A.《黄帝内经》　　　　　B.《难经》　　　　　　　　C.《中藏经》

D.《金匮要略》　　　　　E.《伤寒论》

【正确答案】D　　　　　　　　【易错答案】A、B、C、E

【答案分析】本题主要考查古代对胸痹病机的论述。《金匮要略·胸痹心痛短气病脉证治》将胸痹的病因病机归纳为 "阳微阴弦"。

9. 治疗心肾阳虚型胸痹的首选方剂是（　　　）

A. 参附汤合右归饮　　　　　B. 天王补心丹合炙甘草汤

C. 归脾汤合左归饮　　　　　D. 金匮肾气丸合桂枝汤

E. 枳实薤白桂枝汤合当归四逆汤

【正确答案】A　　　　　　　　【易错答案】B、C、D、E

【答案分析】心肾阳虚型胸痹的病机为阳气虚衰，胸阳不振，气机痹阻，血行瘀滞；治疗宜温补阳气、振奋心阳；代表方为参附汤合右归饮加减，前方重在温补心阳、大补元气，后方重在温肾助阳、补益精气。

（二）多选题

1. 下列关于胸痹的说法，正确的有（　　　）

A. 胸痹的临床表现最早见于《黄帝内经》　　　　　B. 张仲景明确提出了 "胸痹" 之病名

C.《证治准绳》用失笑散等治疗　　　　　　　　D.《时方歌括》以丹参饮治疗心腹诸痛

E.《医林改错》以血府逐瘀汤治疗胸痹心痛

【正确答案】ABCDE　　　【易错答案】漏选

【答案分析】本题主要考查胸痹的历史沿革。注意区分明确提出"胸痹"之病名和提出胸痹临床表现的著作。注意区分《证治准绳》《时方歌括》和《医林改错》提出的方剂。

2. 胸痹的临床主症有（　　　）

A. 胸部闷痛　　　　　　　B. 气短　　　　　　　　　C. 喘息不得卧

D. 胸胁胀痛，持续不解　　E. 心中悸动

【正确答案】ACD　　　【易错答案】B、E

【答案分析】胸痹是以胸部闷痛，甚则胸痛彻背，喘息不得平卧为主症的疾病，轻者仅感胸闷如窒，呼吸欠畅，重者胸痛彻背，背痛彻心。

3. 胸痹的病因有（　　　）

A. 寒邪内侵　　　　　　　B. 饮食失调　　　　　　　C. 情志失节

D. 劳倦内伤　　　　　　　E. 年迈体虚

【正确答案】ABCDE　　　【易错答案】漏选

【答案分析】胸痹的发生多与寒邪内侵、饮食失调、情志失节、劳倦内伤、年迈体虚等因素有关。

4. 寒凝心脉型胸痹的临床表现有（　　　）

A. 心痛如绞　　　　　　　B. 手足不温　　　　　　　C. 情志不遂诱发

D. 时欲太息　　　　　　　E. 胸闷气短

【正确答案】ABE　　　【易错答案】C、D

【答案分析】寒凝心脉型胸痹的辨证要点是猝然心痛如绞，常伴阳虚之象。选项 C、D 为气滞症状，多见于气滞心胸证。

5. 治疗气阴两虚型胸痹宜选用（　　　）

A. 生脉散　　　　　　　　B. 炙甘草汤　　　　　　　C. 小半夏汤

D. 人生养荣汤　　　　　　E. 天王补心丹

【正确答案】AD　　　【易错答案】B、C、E

【答案分析】治疗气阴两虚型胸痹当益气养阴、活血通脉。炙甘草汤合天王补心丹能滋阴降火、养心和络，治疗心肾阴虚型胸痹，注意鉴别。

6. 胸痹的基本病机为"本虚标实"，其中"标实"指的是（　　　）

A. 血瘀　　　　B. 寒凝　　　　C. 水湿　　　　D. 痰浊　　　　E. 气滞

【正确答案】ABDE　　　【易错答案】C

【答案分析】胸痹的病理性质为本虚标实，虚实夹杂。本虚有气虚、气阴两虚及阳气虚衰；标实有寒凝、血瘀、痰浊、气滞、热蕴。标本二者常可相兼为病，如气虚血瘀、气滞血瘀、寒

凝气滞、痰瘀交阻等。

（三）名词解释

1. 胸痹

【正确答案】胸痹是以胸部闷痛，甚则胸痛彻背，喘息不得平卧为主症的疾病，轻者仅感胸闷如窒，呼吸欠畅，重者则有胸痛，严重者心痛彻背，背痛彻心。

【易错答案】回答要点不全。

【答案分析】要求掌握胸痹的定义。

2. 真心痛

【正确答案】真心痛是胸痹进一步发展的严重病证，其特点为剧烈而持久的胸骨后疼痛，伴心悸、水肿、肢冷、喘促、汗出、面色苍白等危重症状，甚至危及生命。

【易错答案】回答要点不全。

【答案分析】要求掌握真心痛的定义。真心痛是胸痹进一步发展的严重病证，注意与胸痹鉴别。

（四）简答题

1. 简述胸痹与悬饮的鉴别。

【正确答案】胸痹是以胸部闷痛，甚则胸痛彻背，喘息不得平卧为主症的疾病，轻者仅感胸闷如窒，呼吸欠畅，重者则有胸痛，严重者心痛彻背，背痛彻心。悬饮为胸胁胀痛，持续不解，多伴有咳唾、转侧、呼吸时疼痛加重，肋间饱满，并有咳嗽、咳痰等肺系证候。

【易错答案】回答要点不全面。

【答案分析】掌握胸痹的鉴别诊断。

2. 简述真心痛的特点。

【正确答案】真心痛是胸痹进一步发展的严重病证，特点为剧烈而持久的胸肌后疼痛，伴心悸、水肿、肢冷、喘促、汗出、面色苍白等症状，可危及生命。

【易错答案】回答要点不全。

【答案分析】掌握真心痛的特点。

3. 简述胸痹的诊断依据。

【正确答案】①胸痹以胸部憋闷疼痛为主症，甚则痛彻左肩背、咽喉、胃脘部、左上肩内侧等部位，一般持续几秒到几十分钟，休息或用药后可缓解，患者多见膻中或心前区憋闷疼痛，呈反复发作性，伴有心悸、气短、自汗，甚则喘息不得卧。②突然发病，时作时止，反复发作。严重者可见胸痛剧烈，持续不解，汗出肢冷，面色苍白，唇甲青紫，脉散乱或微细欲绝等危候，可发生猝死。③多见于中年以上，常因操劳过度、抑郁恼怒、多饮暴食或气候变化而诱发，亦有无明显诱因或安静时发病者。

【易错答案】回答要点不全。

【答案分析】掌握胸痹的诊断依据。

4. 简述胸痹的病因病机。

【正确答案】胸痹的发生多与寒邪内侵、饮食失调、情志失节、劳倦内伤、年迈体虚等因素有关。其病机有虚实两方面，实为寒凝、血瘀、气滞、痰浊，痹阻胸阳，阻滞心脉；虚为气虚、阴伤、阳衰，肺、脾、肝、肾亏虚，心脉失养。①寒邪内侵：素体阳虚，胸阳不足，阴寒之邪乘虚而入，寒凝气滞，闭阻胸阳而成胸痹。②饮食失调：过食肥甘厚味，嗜好烟酒，损伤脾胃，运化失健，聚湿生痰，上犯心胸，阻遏胸阳，胸阳失展，心脉痹阻而成胸痹。③情志失节：忧思伤脾，脾失健运，津液不布，遂聚为痰；郁怒伤肝，肝失疏泄，肝郁气滞，甚则气郁化火，灼津成痰。气滞或痰阻，均可使血行失畅，脉络不利，而致气血瘀滞，或痰瘀交阻，胸阳不运，心脉痹阻，不通则痛，而发胸痹。④劳倦内伤：劳倦伤脾，脾虚转输失能，气血生化乏源，无以濡养心脉，拘急而痛。积劳伤阳，心肾阳微，鼓动无力，胸阳失展，阴寒内侵，血行涩滞，而发胸痹。⑤年老体虚：本病多发于中老年人，年过半百，脏气渐亏，精血渐衰。肾阳虚衰，引起心气不足或心阳不振，血脉失于温运，痹阻不畅，发为胸痹；若肾阴亏虚，水不涵木，又不能上济于心，因而心肝火旺，心阴耗伤，心脉失于濡养，而致胸痹。

【易错答案】回答要点不全。

【答案分析】胸痹的发生多与寒邪内侵、饮食失调、情志失节、劳倦内伤、年迈体虚等因素有关。掌握胸痹的病因病机。

（五）论述题

胸痹在临床应与哪些疾病加以鉴别？

【正确答案】胸痹在临床上应与悬饮、胃脘痛加以鉴别。悬饮之胸痛与本病相似，但胸痹为当胸闷痛，并引及左肩背或左臂内侧，常与劳累、饱餐、受寒、情志波动有关，历时短暂，休息或用药后即可缓解。而悬饮胸胁胀痛持续不解，多因咳唾、转侧、呼吸而疼痛加重，并见胁间饱满、咳嗽、咯痰等肺系证候。胸痹不典型者，其痛或病起可在胃脘而易与胃脘痛混淆，然胃痛与饮食相关，以胀痛为主，局部有压痛，持续时间较长，常伴有泛酸、嘈杂、嗳气、呃逆等胃部症状，可资鉴别。

【易错答案】回答要点不全。

【答案分析】掌握胸痹与相似疾病的鉴别要点。

（六）病案题

患者，男，57岁。与家人争吵生气后出现心前区疼痛，无大汗淋漓，无濒死感，近期每于情绪波动发生，伴有胸部满闷，时欲太息，舌红苔薄白，脉弦细。

请写出：诊断（病名、证型）、病证分析（着重对诊断该病证、证型的依据进行分析）、治法、方药（包括方名、药物、用量、特殊煎煮法）。

【正确答案】

诊断：胸痹；证型：气滞心胸。

病证分析：患者以心前区疼痛为特征，应属中医学"胸痹"范畴。郁怒伤肝，肝失疏泄，肝郁气滞，血行失畅，脉络不利，而致气血瘀滞，心脉痹阻，不通则痛，而发胸痹。患者伴有胸部满闷、时欲太息等气滞症状，舌红苔薄白，脉弦细，为气滞心胸证。

治法：疏肝理气，活血通络。

方药：柴胡疏肝散加减。

药物组成：柴胡6g，陈皮6g，川芎4.5g，香附4.5g，枳壳4.5g，芍药4.5g，炙甘草1.5g。水煎服，日1剂，早、晚温服。

【易错答案】辨证不准确。

【答案分析】掌握胸痹的辨证分型及其临床特点、治法、方药。

第三节　心衰

◎ **重点** ◎

心衰的概念

◎ **难点** ◎

心衰的辨证分型、证候特点及治法方药

精选习题

扫码获取
同步习题

（一）单选题

1. 心衰最早见于（　　　）

A.《黄帝内经》　　　　　　　B.《伤寒论》　　　　　　　　C.《金匮要略》

D.《脉经》　　　　　　　　　E.《诸病源候论》

【正确答案】D　　　　　　　【易错答案】A、B、C、E

【答案分析】心衰一词最早见于王叔和所著的《脉经》，其曰："心衰则伏，肝微则沉，故令脉伏而沉。"

2. 下列不属于心衰气虚血瘀证临床表现的是（　　　）

A. 胸闷气短　　　　　　　　B. 神疲乏力，自汗　　　　　　C. 面色㿠白

D. 喘息不得卧　　　　　　　E. 舌红少津

【正确答案】E　　　　　　　【易错答案】A、B、C、D

【答案分析】心衰气虚血瘀证的主要表现为胸闷气短，心悸，活动后诱发或加剧，神疲乏力，自汗，面色㿠白，口唇发绀，或胸部闷痛，或肢肿时作，喘息不得卧。舌红少津为气阴两虚型心衰的表现。

3.患者胸闷气短，心悸，动则加剧，神疲乏力，口干，五心烦热，两颧潮红，伴腰膝酸软，舌红少苔，脉细数无力。其治法为（　　）

A. 益气养阴，活血通脉　　B. 补益心肺，活血化瘀　　　C. 益气温阳，化瘀利水

D. 回阳固脱　　　　　　　E. 振奋心阳，化痰利水

【正确答案】A　　　　　　【易错答案】B、C、D、E

【答案分析】该患者伴有神疲乏力的气虚症状及五心烦热、两颧潮红、腰膝酸软等阴虚症状，舌红少苔，脉细数无力，故可辨证为心衰气阴两虚证，治宜益气养阴、活血通脉。

4.治疗心衰喘脱危证宜选用（　　）

A. 苏合香丸　　　　　　　B. 四逆加人参汤　　　　　　C. 生脉散

D. 独参汤　　　　　　　　E. 炙甘草汤

【正确答案】B　　　　　　【易错答案】A、C、D、E

【答案分析】治疗心衰喘脱危证当益气回阳固脱，选用四逆加人参汤。苏合香丸能芳香开窍，行气止痛，用于治疗痰迷心窍所致的痰厥昏迷、中风偏瘫、肢体不利，以及中暑、心胃气痛。生脉散能益气生津、敛阴止汗，主治温热、暑热、耗气伤阴证。独参汤能大补元气。炙甘草汤能益气滋阴、通阳复脉，主治心动悸、脉结代。

5.提出"其肿，有短气，不得卧，为心水"的医家是（　　）

A. 朱丹溪　　　B. 李东垣　　　C. 张子和　　　D. 张介宾　　　E. 刘完素

【正确答案】E　　　　　　【易错答案】A、B、C、D

【答案分析】"其肿，有短气，不得卧，为心水"出自刘完素的《河间六书》。

6.慢性心衰的病机是（　　）

A. "水火痰"　　B. "瘀虚"　　　C. "虚瘀痰水"　　D. "气火痰"　　　E. "气瘀虚"

【正确答案】C　　　　　　【易错答案】A、B、D、E

【答案分析】慢性心衰病机可用"虚瘀痰水"四者概括。

（二）多选题

心衰的病因有（　　）

A. 久病耗伤　　　　　　　B. 感受外邪　　　　　　　　C. 七情所伤

D. 劳倦内伤　　　　　　　E. 跌打损伤

【正确答案】ABCD　　　　【易错答案】E

【答案分析】心衰的发生，多因久患心痹、真心痛或先天性心脏疾患，日久不复，引起心气内虚，而因复感外邪，情志刺激或劳倦过度更伤心体，心之阳气亏虚，血行无力，瘀滞在心，血脉不通，内而气血郁阻，迫使血津外泄，抑制水津回流。

（三）名词解释

心衰

【正确答案】心衰是以乏力、心悸、喘息、肢体水肿为主症的一种病证。为多种慢性心系疾

病反复发展，迁延不愈，日渐加重的终末期阶段。

【易错答案】要点回答不全。

【答案分析】要求掌握心衰的定义。

（四）简答题

简述心衰与喘证的鉴别。

【正确答案】心衰常见喘促气短之症，需与喘证鉴别。心衰一般存在心系基础疾病，发作时除了喘促外，尚可伴有心悸、浮肿、尿少等水饮内停表现；而喘证多是由外感诱发或加重的肺系疾病，实者起病急，多有表证，虚者常反复发作，遇劳尤甚，平素可见气怯声低、脉弱等肺肾气虚之证，多伴有不同程度的呼吸困难。

【易错答案】要点回答不全。

【答案分析】熟悉和掌握心衰的鉴别诊断。

（五）病案题

患者，女，68岁。因喘憋伴心悸5年，加重3天入院。刻下症见喘息不能平卧，下肢轻度凹陷性水肿，小便量少，大便稀溏，平素神疲乏力，畏寒肢冷，腹胀，口唇发绀，胸部刺痛，舌淡胖有齿痕，有瘀斑，脉沉细。

请写出：诊断（病名、证型）、病证分析（着重对诊断该病证、证型的依据进行分析）、治法、方药（包括方名、药物、用量、特殊煎煮法）。

【正确答案】

诊断：心衰；证型：阳虚水泛。

病证分析：患者以喘憋伴心悸5年，喘息不得平卧，下肢轻度凹陷性水肿为特征，应属中医学"心衰"范畴。肾居下焦，阳虚气化不行，水湿趋下，故腰以下肿甚，按之没指，小便短少；水气犯脾，脾失健运，则腹部胀满；水气凌心，抑遏心阳，则心悸；阳虚温煦失职，故畏冷肢凉，腰膝酸软；舌淡胖有齿痕，有瘀斑，脉沉细，均为阳虚水泛之征。

治法：益气温阳，活血利水。

方药：真武汤合葶苈大枣泻肺汤。

药物组成：茯苓9g，芍药9g，白术6g，生姜（切）9g，附子（炮，去皮）9g，葶苈子10 g，大枣12枚。水煎服，日1剂，早、晚两次温服。

【易错答案】辨证错误。

【答案分析】掌握心衰的辨证分型及治法处方。

第四节　不寐（附：多寐）

◎ 重点 ◎

不寐的临床表现、病因病机

◎ **难点** ◎

不寐的辨证分型、证候特点及治法方药

精选习题

扫码获取
同步习题

（一）单选题

1. 不寐的病位主要在（　　　　）

A. 心　　　　　　B. 肝　　　　　　C. 脾　　　　　　D. 肺　　　　　　E. 肾

【正确答案】A　　　　　　【易错答案】B、C、E

【答案分析】不寐的病位主要在心，与肝、脾、肾关系密切。因心主神明，神安则寐，神不安则不寐。

2. 患者不寐，性情急躁易怒，不思饮食，口渴喜饮，目赤口苦，小便黄赤，大便秘结，舌红苔黄，脉弦而数。其治法是（　　　　）

A. 清肝泻火，宁心安神　　　B. 清肝泻火，镇惊安神　　　　　C. 疏肝泄热，镇心安神

D. 清肝利胆，安神定志　　　E. 益气镇惊，安神定志

【正确答案】C　　　　　　【易错答案】A、B、D、E

【答案分析】患者以不寐为特征，应属中医学"不寐"范畴。患者性情急躁易怒，伴有目赤口苦、小便黄赤、大便秘结等症状，舌红苔黄，脉弦而数，故可辨证为肝火扰心证，治当疏肝泄热，镇心安神。

3. 不寐的概念不包括（　　　　）

A. 整夜不能入睡　　　　　B. 易醒，醒后难再入睡　　　　　C. 入睡困难

D. 多梦　　　　　　　　　E. 时睡时醒

【正确答案】D　　　　　　【易错答案】A、B、C、E

【答案分析】不寐是以经常不能获得正常睡眠为特征的一类病证，主要表现为睡眠时间、深度的不足。轻者入睡困难，或寐而不酣，时寐时醒，或醒后不再寐；重者彻夜不寐。

4. 患者虚烦不寐，胆怯心悸，易惊，气短自汗，倦怠乏力，舌淡，脉弦细。其治疗宜选用（　　　　）

A. 黄连阿胶汤　　　　　　B. 天王补心丹　　　　　　C. 滋水清肝饮

D. 六味地黄丸　　　　　　E. 安神定志丸合酸枣仁汤

【正确答案】E　　　　　　【易错答案】A、B、C、D

【答案分析】该患者以虚烦不寐为特征，应属中医学"不寐"范畴。胆怯心悸，易惊，故可辨证为不寐心胆气虚证，治当益气镇惊，安神定志。

5. 不寐的病位在心，可累及（　　　　）

A.脾、肝、肾   B.肝、脾、肾、胃   C.肝、胆、脾、肾

D.肺、脾、肾   E.肺、胃、肾

【正确答案】A   【易错答案】B、C、D、E

【答案分析】不寐的病位主要在心，与肝、脾、肾关系密切。

6.老年人夜寐早醒而无虚烦之证，多属气血不足，治疗宜选用（   ）

A.交泰丸   B.酸枣仁汤   C.安神定志丸

D.归脾汤   E.养心汤

【正确答案】D   【易错答案】A、B、C、E

【答案分析】治疗心脾两虚型不寐当补益心脾、养血安神，方选归脾汤。交泰丸用于治疗心肾不交证。酸枣仁汤具有养血安神、清热除烦之功效，主治肝血不足、虚热内扰证。安神定志丸主治惊恐而失眠、夜寐不宁、梦中惊跳怵惕。养心汤具有补益气血、养心安神的功效。

7.患者不寐，伴腰酸、心烦、心悸、头晕，健忘。其辨证属（   ）

A.心脾两虚   B.心肾不交   C.心胆气虚   D.痰热扰心   E.肝火扰心

【正确答案】B   【易错答案】A、C、D、E

【答案分析】不寐辨受病脏腑，伴腰酸、心烦、心悸、头晕，健忘者多为心肾不交。

8.患者心烦不寐，胸闷脘痞，泛恶嗳气，头重目眩，舌红苔黄腻，脉滑数。其治疗宜选用（   ）

A.交泰丸   B.酸枣仁汤   C.安神定志丸

D.归脾汤   E.黄连温胆汤

【正确答案】E   【易错答案】ABCD

【答案分析】该患者以心烦不寐为特征，应属中医学"不寐"范畴。胸闷脘痞，泛恶嗳气，头重目眩，舌红苔黄腻，脉滑数，故可辨证为痰热扰心证，治当清化痰热、和中安神，方选黄连温胆汤。

（二）多选题

1.治疗心肾不交型不寐可选用（   ）

A.六味地黄丸   B.济生肾气丸   C.交泰丸

D.知柏地黄丸   E.归脾汤

【正确答案】AC   【易错答案】B、D、E

【答案分析】治疗心肾不交型不寐当滋阴降火、交通心肾，方选六味地黄丸合交泰丸。济生肾气丸能温肾化气、利水消肿，主治肾阳不足、水湿内停证。知柏地黄丸能滋阴清热，用于治疗阴虚火旺证。归脾汤能益气补血、健脾养心，主治心脾气血两虚证。

2.不寐的主要病机有（   ）

A.阳盛阴衰   B.阴盛阳衰   C.心肾不交   D.阴阳失交   E.阳不入阴

【正确答案】ACDE　　　　【易错答案】B

【答案分析】不寐的病理变化，总属阳盛阴衰，阴阳失交。一为阴虚不能纳阳，一为阳盛不得入于阴。肝郁化火，或痰热扰心多属实证。心脾两虚，或心胆气虚，或心肾不交，多属虚证。阳气虚衰多导致多寐。

3. 痰热扰心型不寐的症状有（　　　　）

A. 心烦不寐　　　B. 胸闷泛恶　　　C. 舌红苔黄腻　　D. 口苦　　　　E. 脉滑数

【正确答案】ABCE　　　　【易错答案】D

【答案分析】痰热扰心型不寐的表现为心烦不寐，胸闷脘痞，泛恶嗳气，头重目眩，舌红苔黄腻，脉滑数。口苦多为肝火扰心证的表现。

4. 治疗心胆气虚型不寐宜选用（　　　　）

A. 安神定志丸　　B. 酸枣仁汤　　　C. 六味地黄丸　　D. 养心汤　　　　E. 天王补心丹

【正确答案】AB　　　　　【易错答案】C、D、E

【答案分析】治疗心胆气虚型不寐当益气镇惊、安神定志，方选安神定志丸合酸枣仁汤治疗。六味地黄丸具有滋阴补肾之效。养心汤具有补益气血、养心安神的功效。天王补心丹具有滋阴清热、养血安神之功效，主治阴虚血少、神志不安证。

（三）名词解释

不寐

【正确答案】不寐是以经常不能获得正常睡眠为特征的一类病证，主要表现为睡眠时间、深度的不足。轻者入睡困难，或寐而不酣，时寐时醒，或醒后不再寐；重者彻夜不寐。

【易错答案】要点回答不全。

【答案分析】不寐主要指睡眠时间和深度的不足，注意掌握不寐的定义。

（四）简答题

简述不寐与一过性失眠及生理性少寐的鉴别。

【正确答案】不寐是以经常不能获得正常睡眠为特征的一类病证，主要表现为睡眠时间、深度的不足。轻者入睡困难，或寐而不酣，时寐时醒，或醒后不再寐；重者彻夜不寐。一过性失眠在日常生活中常见，可因一时情志不舒、生活环境改变，或因饮用浓茶、咖啡和服用药物等引起，一般有明显的诱因，且病程不长。一过性失眠不属于病态，也不需要任何治疗，可通过身体自然调节而复常。生理性少寐多见于老年人，虽少寐早醒，而无明显痛苦，属生理现象。

【易错答案】要点回答不全。

【答案分析】掌握不寐的鉴别诊断。

（五）论述题

对"胃不和则卧不安"应如何理解？

【正确答案】胃气以下行为顺，而寐亦从阴而主下。若饮食不节，肠胃受伤，宿食停滞，或肠中有燥屎，致使气机升降失常，阳不得从其阴降，故不得寐。此即《素问·逆调论》所云："阳明者胃脉也，胃者六腑之海，其气亦下行，阳明逆不得从其道，故不得卧也。"饮食不节，肠胃受伤，宿食停滞，酿为痰热，壅遏于中，痰热上扰，胃气不和，以致不得安寐。如《张氏医通·不得卧》所论："脉数滑有力不眠者，中有宿食痰火，此为胃不和则卧不安也。"

【易错答案】要点回答不全。

【答案分析】掌握不寐与脾胃功能之间的关系。

（六）病案题

患者，男，48岁。近5个月难以入寐，梦多，常被噩梦惊醒，后难以再入寐，胆怯心悸，触事易惊，终日惕惕，气短自汗，倦怠乏力，舌淡，脉弦细。

请写出：诊断（病名、证型）、病证分析（着重对诊断该病证、证型的依据进行分析）、治法、方药（包括方名、药物、用量、特殊煎煮法）。

【正确答案】

诊断：不寐；证型：心胆气虚。

病证分析：患者以入寐困难，多梦易醒，醒后难以再寐，不能获得正常睡眠为特征，持续时间超过3周，应属中医学"不寐"范畴。心主神明，心气虚则神明失养，不安其宅；胆者，中正之官，决断出焉，心胆气虚，则入寐困难，梦多，常被噩梦惊醒，醒后难以再寐；气虚推动固摄温煦无力，故气短自汗，倦怠乏力。舌质淡、脉弦细为心胆气虚之象。

治法：益气镇惊，安神定志。

方药：安神定志丸合酸枣仁汤加减。

药物组成：人参（包）12g，茯苓15g，茯神30g，远志12g，石菖蒲12g，龙齿15g，酸枣仁30g，知母15g，川芎20g，甘草6g。人参单煎，余药水煎服，日1剂。

第六章　脑系病证

第一节　头痛

◎ **重点** ◎

头痛的病因病机、辨证论治

◎ **难点** ◎

内伤头痛和外感头痛的辨证论治

扫码获取
同步习题

精选习题

（一）单选题

1. 患者因恼怒致头痛而眩，心烦易怒，夜眠不宁，两胁胀痛，面红口苦，苔薄黄，脉弦有力。其治法宜（　　　）

A. 疏散风热　　　B. 平肝潜阳　　　　C. 养阴补肾　　　　D. 化痰降逆　　　E. 祛风胜湿

【正确答案】B　　　　　　【易错答案】A、C、D、E

【答案分析】该患者头痛有情绪因素，伴有两胁胀痛，结合舌脉可辨证为肝阳头痛，故治宜平肝潜阳。

2. 治疗经久不愈、固定不移的瘀血头痛宜选（　　　）

A. 麻黄汤　　　　　　　　B. 桂枝汤　　　　　　　　　C. 荆防败毒散

D. 通窍活血汤　　　　　　E. 川芎茶调散

【正确答案】D　　　　　　【易错答案】A、B、C、E

【答案分析】瘀血头痛，治当活血化瘀，方选通窍活血汤。

3. 下列六经头痛的对应部位错误的是（　　　）

A. 太阳经：痛引项背　　　B. 少阴经：后枕或连于目系　　　C. 阳明经：前额部及眉棱处

D. 少阳经：头之两侧，并连及耳部　　　　　　　　　　　　E. 以上都不是

【正确答案】B　　　　　　【易错答案】A、C、D

【答案分析】厥阴头痛，多在颠顶部位，或连目系。太阴、少阴经头痛多为全头疼痛。

4. 患者，男，66 岁。平素纳呆胸闷，刻下症见头痛，昏蒙，胸脘满闷，呕吐痰涎，舌苔白腻，脉滑。其治法宜（   ）

    A. 化痰降逆   B. 平肝潜阳   C. 养阴补肾   D. 疏散风热   E. 清热化痰

    【正确答案】A   【易错答案】B、C、D、E

    【答案分析】该患者以头痛为特征，应属中医学"头痛"范畴。平素纳呆胸闷，昏蒙，胸脘满闷，呕吐痰涎，舌苔白腻，脉滑，故可辨证为内伤头痛之痰浊头痛，治疗应化痰降逆。

5. 患者，女，60 岁。时感到头痛，头痛隐隐，时时昏晕，心悸失眠，面色少华，神疲乏力，遇劳加重，舌质淡，苔薄白，脉细弱。其诊断是（   ）

    A. 瘀血头痛   B. 血虚头痛   C. 肾虚头痛   D. 肝阳头痛   E. 痰浊头痛

    【正确答案】B   【易错答案】A、C、D、E

    【答案分析】该患者头痛隐隐、面色少华、神疲乏力，遇劳加重，结合舌脉可辨证为血虚头痛。

6. 患者头痛起病较急，痛剧或拘紧，痛连项背，遇风尤剧，恶风畏寒，口不渴，舌苔薄白，脉浮紧。其辨证为（   ）

    A. 风热头痛   B. 风寒头痛   C. 风湿头痛   D. 暑湿头痛   E. 痰湿头痛

    【正确答案】B   【易错答案】A、C、D、E

    【答案分析】该患者起病急、恶风，结合疼痛性质、痛连项背及舌脉，可辨证为外感头痛之风寒头痛。

7. 患者头痛而晕，心悸不宁，神疲乏力，面色无华，舌淡苔薄白，脉细弱。其治疗应首选（   ）

    A. 半夏白术天麻汤   B. 加味四物汤   C. 大定风珠

    D. 大补元煎   E. 六君子汤

    【正确答案】B   【易错答案】A、C、D、E

    【答案分析】该患者以头痛为特征，神疲乏力，面色无华，结合舌苔、脉象可辨证为血虚头痛，治当滋阴养血，方选加味四物汤。半夏白术天麻汤具有燥湿化痰、平肝息风之效。大定风珠具有滋阴养液、柔肝息风之效。大补元煎具有补肾填精之效。六君子汤具有益气健脾、燥湿化痰的功效。

8. 患者因外感风寒而出现头痛，以颠顶部胀痛或刺痛为主，伴干呕，吐涎沫，苔白，脉弦。其治疗宜选用（   ）

    A. 川芎茶调散   B. 葛根汤   C. 荆防败毒散

    D. 半夏白术天麻汤   E. 吴茱萸汤

    【正确答案】E   【易错答案】A、B、C、D

    【答案分析】该患者以颠顶头痛为主要特征，吴茱萸汤主治少阴吐利，手足逆冷，烦躁欲死，厥阴头痛，吐涎沫。其虽因外感风寒而出现头痛，但并未表现头痛痛连项背、时有拘急收紧感等风寒头痛的特征及外感风寒的症状。

9. 下列不属于外感头痛特征的是（　　　）

A. 病程较短　　　　　　　B. 其痛如破　　　　　　　C. 以空痛、隐痛为主

D. 突然发作　　　　　　　E. 痛无休止

【正确答案】C　　　　　　【易错答案】A、B、D、E

【答案分析】本题主要考查外感头痛与内伤头痛的鉴别。外感头痛多因外邪致病，起病较急，一般疼痛较剧，病程较短，多表现为掣痛、跳痛、灼痛、重痛，痛无休止，多伴有外感表证，以实证为多。内伤头痛多起病缓慢，反复发作，病程较长，多表现为胀痛、刺痛、隐痛、空痛、昏痛，病势缠绵，遇劳加重，时作时止，以虚证为多。选项 C 为内伤头痛的特征。

10. 下列不属于风湿头痛临床表现的是（　　　）

A. 头痛如裹　　　B. 肢体困重　　　C. 脉濡　　　D. 舌淡苔白腻　　　E. 头痛而胀

【正确答案】E　　　　　　【易错答案】A、B、C、D

【答案分析】风湿头痛的主要表现为头痛如裹，肢体困重，胸闷纳呆，小便不利，大便或溏，舌淡苔白腻，脉濡。选项 E 为风热头痛的表现。

11. 患者，女，46 岁。近日洗头后渐出现头痛如裹，肢体困重，纳呆胸闷，小便不利，大便溏泄，苔白腻，脉濡。其治则宜（　　　）

A. 疏散风寒　　　B. 疏风清热　　　C. 祛风胜湿　　　D. 化痰降逆　　　E. 平肝潜阳

【正确答案】C　　　　　　【易错答案】D

【答案分析】该患者以头痛如裹为特征，伴有肢体困重，纳呆胸闷，小便不利，大便溏泄，苔白腻，脉濡，故可辨证为风湿头痛，治宜应祛风胜湿通窍。化痰降逆主治痰浊头痛，以头痛昏蒙沉重为特征。疏散风寒主治风寒头痛，以头痛连及项背、掣痛、恶风畏寒为特征。疏散风热主治风热头痛，以头痛而胀、发热或恶风为特征。平肝潜阳主治肝阳头痛，以头胀痛而眩为特征。

12. 患者头痛而胀，甚则头胀如裂，发热恶风，面红目赤，口渴喜饮，大便不畅，或便秘，小便黄赤，舌边尖红，苔薄黄，脉浮数。其治疗宜选用（　　　）

A. 芎芷石膏汤　　　　　　B. 半夏白术天麻汤　　　　　　C. 大补元煎

D. 普济消毒饮　　　　　　E. 川芎茶调散

【正确答案】A　　　　　　【易错答案】E

【答案分析】该患者以头痛而胀为特征，发热恶风，结合舌脉可辨证为风热头痛，治当疏风清热和络，方选芎芷石膏汤。川芎茶调散能疏风散寒止痛，用于治疗风寒头痛。

13. 患者，女，69 岁。头痛昏蒙，胸脘痞闷，呕恶痰涎，舌苔白腻，脉弦滑。其治疗宜选用（　　　）

A. 温胆汤　　　　　　　　B. 苓桂术甘汤　　　　　　　C. 顺气导痰汤

D. 半夏白术天麻汤　　　　E. 二陈汤

【正确答案】D　　　　　　【易错答案】A、B、C、E

【答案分析】该患者以头痛昏蒙为特征，伴有胸脘痞闷、呕恶痰涎，可辨证为痰浊头痛，治

当化痰降逆，方选半夏白术天麻汤。温胆汤具有理气化痰、和胃利胆之功效，主治胆郁痰扰证。苓桂术甘汤具有温阳化饮、健脾利湿的作用，主治中阳不足之痰饮。顺气导痰汤主要用于治疗痰结胸满、喘咳上气。二陈汤具有燥湿化痰、理气和中之功效，主治湿痰证。

14. 厥阴经头痛的部位是（　　　　）

A. 头后部及两侧 　　　　　　B. 枕部及项部

C. 前额部及眉棱处 　　　　　D. 头之两侧并连及耳部

E. 颠部或连于目系

【正确答案】E　　　　　　【易错答案】A、B、C、D

【答案分析】太阳头痛，痛在脑后，下连于项；阳明头痛，痛在前额部及眉棱骨处；少阳头痛，痛在头之两侧，并连及于耳；厥阴头痛，多在颠顶部位，或连目系；太阴、少阴头痛，多以全头疼痛为主。偏头痛，也称"偏头风"，常以一侧头痛暴作为特点，痛势剧烈，可连及眼、齿，痛止则如常人，反复发作，经久不愈，多系肝经风火上扰所致。

（二）多选题

1. 与内伤头痛有关的脏腑有（　　　　）

A. 心　　　　B. 肝　　　　C. 脾　　　　D. 肺　　　　E. 肾

【正确答案】BCE　　　　　　【易错答案】A、D

【答案分析】脑为髓海，依赖于肝肾精血和脾胃精微物质的充养。头痛因于肝者，或因肝失疏泄，气郁化火，阳亢火升，上扰头窍而致，或因肝肾阴虚，肝阳偏亢而致。肾主骨生髓，脑为髓海。头痛因于肾者，多因房劳过度，或禀赋不足，使肾精久亏，无以生髓，髓海空虚，发为头痛。脾为后天之本，气血生化之源，头窍有赖于精微物质的滋养。头痛因于脾者，或因脾虚化源不足，气血亏虚，清阳不升，头窍失养而致头痛，或因脾失健运，痰浊内生，阻塞气机，浊阴不降，清窍被蒙而致头痛。故内伤头痛的发生，与肝、脾、肾密切相关。

2. 治疗太阳头痛可选用（　　　　）

A. 羌活　　　　B. 蔓荆子　　　　C. 川芎　　　　D. 白芷　　　　E. 柴胡

【正确答案】ABC　　　　　　【易错答案】D、E

【答案分析】治疗太阳头痛可选用羌活、蔓荆子、川芎。白芷为阳明头痛的引经药，柴胡为少阳头痛的引经药。

3. 治疗厥阴头痛可选用（　　　　）

A. 吴茱萸　　　　B. 藁本　　　　C. 细辛　　　　D. 苍术　　　　E. 葛根

【正确答案】AB　　　　　　【易错答案】C、D、E

【答案分析】治疗厥阴头痛可选用吴茱萸、藁本。细辛为少阴头痛的引经药，苍术为太阴头痛的引经药，葛根为阳明头痛的引经药。

4. 下列关于头痛性质的描述，正确的有（　　　　）

A. 风寒所致多头痛剧烈　　　B. 风热所致头胀而痛　　　C. 风湿所致头痛如裹

D. 痰湿所致头痛而重　　　E. 肝阳所致头痛而胀

【正确答案】ABCDE　　　【易错答案】漏选

【答案分析】因于风寒，多头痛剧烈；因于风热，多头胀而痛；因于风湿，多头痛如裹；因于痰湿，多头痛而重；因于肝阳，多头痛而胀。

5. 内伤头痛的病因包括（　　　）

A. 情志不遂　　　B. 肝肾阴虚　　　C. 风寒上扰

D. 禀赋不足　　　E. 外伤久病

【正确答案】ABDE　　　【易错答案】C

【答案分析】内伤头痛的病因包括情志不遂、肝肾阴虚、饮食劳倦、禀赋不足及外伤久病。禀赋不足为外感头痛的病因。

6. 与外感头痛有关的六淫之邪有（　　　）

A. 风　　　B. 寒　　　C. 燥　　　D. 湿　　　E. 热

【正确答案】ABDE　　　【易错答案】C

【答案分析】外感头痛，多因起居不慎，坐卧当风，感受风、寒、湿、热等外邪，尤以风邪为主。风为百病之长，易兼夹时气而致病。若风寒袭表，寒凝血涩，则头痛且恶寒战栗；若风热上炎，侵扰清空，则头痛且身热心烦；若风湿袭表，湿蒙清窍，则头痛且沉重胀闷。

7. 下列辨证对应的治疗代表方正确的有（　　　）

A. 风寒头痛——川芎茶调散　　　B. 风热头痛——天麻钩藤饮

C. 血虚头痛——逍遥散　　　D. 肾虚头痛——大补元煎

E. 瘀血头痛——桃红四物汤

【正确答案】AD　　　【易错答案】B、C、E

【答案分析】治疗风热头痛宜选芎芷石膏汤；治疗血虚头痛宜选加味四物汤；治疗瘀血头痛宜选通窍活血汤。

8. 瘀血头痛的特点有（　　　）

A. 头痛经久不愈　　　B. 痛处固定　　　C. 刺痛

D. 舌紫暗　　　E. 脉细涩

【正确答案】ABCDE　　　【易错答案】漏选

【答案分析】瘀血头痛的临床特点是头痛经久不愈，痛处固定，痛如锥刺，或有头部外伤史，舌紫暗可见瘀斑，苔薄白，脉细或细涩。

9. 治疗少阳头痛可选用的引经药物有（　　　）

A. 柴胡　　　B. 黄芩　　　C. 藁本　　　D. 川芎　　　E. 吴茱萸

【正确答案】ABD　　　【易错答案】C、E

【答案分析】一般治疗太阳头痛选用羌活、蔓荆子、川芎；治疗阳明头痛选用葛根、白芷、知母；治疗少阳头痛选用柴胡、黄芩、川芎；治疗厥阴头痛选用吴茱萸、藁本；治疗少阴头痛选用细辛；治疗太阴头痛选用苍术。

（三）名词解释

头痛

【正确答案】头痛，亦称头风，是以自觉头部疼痛为特征的一种常见病证。

【易错答案】要点回答不全。

【答案分析】头痛的定义较简单，注意牢记。

（四）简答题

1. 简述头痛引经药的应用。

【正确答案】治疗头痛应重视引经药的应用。如治疗太阳头痛选用羌活、蔓荆子、川芎；治疗阳明头痛选用葛根、白芷、知母；治疗少阳头痛选用柴胡、黄芩、川芎；治疗厥阴头痛选用吴茱萸、藁本；治疗少阴头痛选用细辛；太阴头痛选用苍术。

【易错答案】易张冠李戴，要点回答不全。

【答案分析】掌握不同经络头痛的特殊用药。

2. 如何辨别外感头痛和内伤头痛？

【正确答案】外感头痛是因为外邪致病，起病较急，一般疼痛较剧，病程较短，多表现为掣痛、跳痛、灼痛、重痛，痛无休止，多伴有外感表证，以实证为主。内伤头痛多起病缓慢，反复发作，病程较长，多表现为胀痛、刺痛、隐痛、空痛、昏痛，痛势绵绵，遇劳加重，时作时止，以虚证多见。如因肝阳、痰浊、瘀血等以邪实为主的内伤头痛，多表现为胀痛、重痛或刺痛，且常伴有相应脏腑损伤症状。临床亦见本虚标实，虚实夹杂者。

【易错答案】要点回答不全。

【答案分析】外感与内伤头痛的鉴别，应从起病方式、疼痛性质等方面加以鉴别。

3. 简述头痛的治法。

【正确答案】头痛的发生，实者多属"不通则痛"，虚者多属"不荣则痛"。外感头痛属实证，以风邪为主，治疗当以祛风为主，兼以散寒、清热、祛湿。内伤头痛多属虚证或虚实夹杂，虚证以补养气血或填精益肾为主，实证以平肝、化痰、行瘀为主，虚实夹杂证，宜标本兼顾，补虚泻实。

【易错答案】头痛的治疗原则概括不全。

【答案分析】掌握头痛的治疗原则、治疗大法。

（五）论述题

风湿头痛与痰浊头痛有什么不同？

【正确答案】风湿头痛与痰浊头痛都可出现胸闷纳呆、苔腻等湿浊中阻的症状，但两者的病理、症状、治法、方药均有区别。风湿头痛是风湿外邪自表侵袭经络，上犯颠顶，阻遏清阳，故头痛如裹、脉濡，治宜祛风湿，方选羌活胜湿汤。痰浊头痛属于内伤头痛，因脾失健运，生湿聚痰，痰浊中阻，上蒙清窍，清阳不展，故头痛昏蒙、脉滑或弦滑，治宜化痰降逆，方选半夏白术天麻汤。

【易错答案】两种头痛证型鉴别要点概括不全。

【答案分析】掌握两种头痛的鉴别要点及其治法方药。

（六）病案题

患者，男，56 岁。体型偏胖，平素嗜食肥甘厚腻，反复头痛 2 年余，伴有头昏蒙沉重，胸脘痞闷，纳呆，舌淡苔白腻，脉滑。

请写出：诊断（病名、证型）、病证分析（着重对诊断该病证、证型的依据进行分析）、治法、方药（包括方名、药物、用量、特殊煎煮法）。

【正确答案】

诊断：头痛；证型：痰浊头痛。

病证分析：患者以头痛为特征，应属中医学"头痛"范畴。素体偏胖且又嗜食肥甘厚腻，湿浊中阻，脾失健运，聚湿生痰，蒙闭清窍，故发为头痛昏蒙沉重；脾失健运，痰湿内生，故胸脘痞闷，纳呆；结合舌苔、脉象，可辨证为痰浊之证。

治法：健脾燥湿，化痰降逆。

方药：半夏白术天麻汤。

药物组成：半夏 9g，天麻 9g，白术 9g，茯苓 9g，橘红 6g，甘草 6g，生姜 6g，大枣 3 枚。水煎服，日 1 剂，早、晚温服。

【易错答案】若辨证错误，则治法、组方均错。

【答案分析】根据该患者平常的饮食习惯、头痛的性质及舌脉，可辨证为痰浊头痛。

第二节　眩晕

◎ **重点** ◎

眩晕的概念、历史沿革和病因病机

◎ **难点** ◎

眩晕的诊断、鉴别诊断和辨证论治

精选习题

扫码获取
同步习题

（一）单选题

1.患者头晕目眩，如坐舟车，旋转不定，不能站立，伴恶心、呕吐、汗出、面白。其诊断

下篇
各论

为（　　　）

    A. 中风　　　　　B. 眩晕　　　　　C. 痫病　　　　　D. 厥证　　　　　E. 以上都不是

【正确答案】B　　　　　　【易错答案】A、C、D

【答案分析】本题主要考查不同病的定义、临床表现的区别，不难出错。

2. 治疗气血亏虚型眩晕的代表方为（　　　）

    A. 四物汤　　　　　　　　B. 归脾汤　　　　　　　　C. 十全大补汤

    D. 补中益气汤　　　　　　E. 以上都不是

【正确答案】B　　　　　　【易错答案】A、C、D

【答案分析】本题主要考查不同证型对应的方剂。气血亏虚证治宜补益气血。调养心脾用归脾汤；四物汤为补血的基础方；十全大补汤温补气血，治诸虚不足；补中益气汤具有补中益气、升阳举陷之功效。

3. 治疗痰湿中阻型眩晕的代表方为（　　　）

    A. 苓桂术甘汤　　　　　　B. 陈夏六君子汤　　　　　C. 二陈汤

    D. 半夏白术天麻汤　　　　E. 以上都不是

【正确答案】D　　　　　　【易错答案】A、B、C

【答案分析】本题主要考查眩晕不同证型对应的方剂。治疗痰湿中阻当化痰祛湿、健脾和胃，方选半夏白术天麻汤。苓桂术甘汤具有温阳化饮、健脾利湿之效。陈夏六君子汤具有补益阳气、和胃化湿之效。二陈汤具有燥湿化痰、理气和中之效。

4. 痰湿中阻型眩晕若出现头痛头胀、心烦口苦、渴不欲饮，治疗可用（　　　）

    A. 二陈汤　　　　　　　　B. 五苓散　　　　　　　　C. 麦味地黄汤

    D. 龙胆泻肝汤　　　　　　E. 黄连温胆汤

【正确答案】E　　　　　　【易错答案】A、B、C、D

【答案分析】痰湿中阻出现痰湿郁久化热表现，治当清热化痰，方选黄连温胆汤。

5. 下列不属于眩晕肝阳上亢证主症的是（　　　）

    A. 头晕而痛　　　　　　　B. 心烦少寐　　　　　　　C. 面色潮红

    D. 口苦便秘　　　　　　　E. 肢软乏力

【正确答案】E　　　　　　【易错答案】A、B、C、D

【答案分析】本题主要考查眩晕不同证型的临床表现。眩晕肝阳上亢证的主要表现为眩晕，耳鸣，头目胀痛，急躁易怒，口苦，失眠多梦，遇烦劳郁怒而加重，甚则仆倒，颜面潮红，肢麻震颤。肢软乏力多见于气血亏虚型眩晕。

6. 患者，女，62岁。眩晕，头重如蒙，胸闷恶心，食少寐多，舌苔白腻，脉滑。其治疗应首选（　　　）

    A. 苓桂术甘汤　　　　　　B. 半夏白术天麻汤　　　　C. 黄连温胆汤

    D. 半夏厚朴汤　　　　　　E. 半夏秫米汤

【正确答案】B　　　　　　【易错答案】A、C、D、E

【答案分析】该患者眩晕，头重如蒙，胸闷恶心，食少寐多，结合舌脉可辨证为痰湿中阻，治当化痰祛湿、健脾和胃，方选半夏白术天麻汤。苓桂术甘汤具有温阳化饮、健脾利湿之效。黄连温胆汤具有清热化痰、和胃利胆之效。半夏厚朴汤具有行气散结、降逆化痰之效。半夏秫米汤具有化痰和胃之效。

7.患者，男，76岁。5年来时感眼前发黑，周围景物旋转，甚至无法站立，精神萎靡，腰酸膝软，两目干涩，耳鸣如蝉，舌红少苔，脉细数。其诊断是（　　　　）

A.眩晕气血亏虚证　　　B.眩晕肾精不足证　　　　　　C.中风中经络之阴虚风动证

D.中风肝肾亏虚证　　　E.眩晕清阳不升证

【正确答案】B　　　　　　【易错答案】A、C、D、E

【答案分析】该患者为老年人，黑蒙、视物旋转，故可诊断为眩晕，伴有腰膝酸软、双目干涩、耳鸣，结合舌脉可辨证为肾精不足。

8.患者眩晕，动则加剧，劳则即发，面色㿠白，唇甲不华，心悸少寐，神疲懒言，饮食减少，舌质淡，脉细弱。其治法是（　　　　）

A.健脾益气，益肾温中　　　B.温补脾肾，通络宁心　　　　　C.健脾益肾，活血化瘀

D.补益肝肾，化瘀通络　　　E.补益气血，调养心脾

【正确答案】E　　　　　　【易错答案】A、B、C、D

【答案分析】该患者以眩晕为主症，动则加剧，劳则即发，面色㿠白，唇甲不华，神疲懒言，结合舌苔、脉象可辨证为眩晕气血亏虚证，治当补益气血、调养心脾。

（二）多选题

1.眩晕的病因病机有（　　　　）

A.情志不遂　　B.年老体虚　　C.饮食不节　　D.久病劳倦　　E.跌仆坠伤

【正确答案】ABCDE　　　【易错答案】漏选

【答案分析】眩晕的发生主要与情志不遂、年老体虚、饮食不节、久病劳倦、跌仆坠伤以及感受外邪因素有关。

2.与眩晕密切相关的脏腑有（　　　　）

A.心　　　　B.肝　　　　C.脾　　　　D.肺　　　　E.肾

【正确答案】BCE　　　　【易错答案】A、D

【答案分析】眩晕的病位在脑，病变与肝、脾、肾相关，但与肝关系尤为密切。

3.眩晕的转化包括（　　　　）

A.阴阳俱虚　　B.气血亏虚　　C.中风　　　D.厥证　　　E.脱证

【正确答案】ABC　　　　【易错答案】D、E

【答案分析】眩晕反复发作，若阴损及阳，可转为肾阳不足或阴阳俱虚；痰湿中阻，日久痰瘀化火，可火盛伤阴；失血过多，气随血脱可气血俱亏；眩晕频作的老年人有罹患中风的可能。

4.肝阳上亢型眩晕的临床表现有（　　　　）

A.耳鸣　　　　B.口苦　　　　C.急躁　　　　D.脉弦　　　　E.头重如蒙

【正确答案】ABCD　　　　【易错答案】E

【答案分析】眩晕肝阳上亢证的主要表现为眩晕，耳鸣，头目胀痛，急躁易怒，口苦，失眠多梦，遇烦劳郁怒而加重，甚则仆倒，颜面潮红，肢麻震颤，舌红苔黄，脉弦或数。头重如蒙为痰湿中阻头痛的表现。

5.眩晕因虚而发的特点有（　　　　）

A.病势绵绵　　　　　　B.症状较重　　　　　　C多见于老人、体虚人

D.病势急骤　　　　　　E.多见于壮年

【正确答案】AC　　　　【易错答案】B、D、E

【答案分析】眩晕因虚而发，病势绵绵，症状较轻，多见于久病、老人及体虚之人；因实而发病势急骤，症状较重，多见于初病及壮年、肥人。

6.眩晕实证的治则是（　　　　）

A.滋养肝肾　　　　B.填精益髓　　　　C.潜阳息风　　　　D.清肝泻火　　　　E.化痰祛瘀

【正确答案】CDE　　　　【易错答案】A、B

【答案分析】眩晕的治疗原则为补虚泻实、调整阴阳。虚者当补益气血、滋养肝肾、填精益髓；实者当潜阳息风、清肝泻火、化痰祛瘀。

7.眩晕虚证多关乎（　　　　）

A.精　　　　B.气　　　　C.血　　　　D.津　　　　E.液

【正确答案】ABC　　　　【易错答案】D、E

【答案分析】眩晕虚证多关乎气、血、精，实证关乎风、痰、瘀。

8.眩晕的病机概括有（　　　　）

A.风　　　　B.火　　　　C.痰　　　　D.瘀　　　　E.虚

【正确答案】ABCDE　　　　【易错答案】漏选

【答案分析】眩晕的病理因素主要有风、火、痰、瘀、虚。病理性质为本虚标实，在临床上以虚证居多，如气血两虚、肝肾阴虚、肾精亏虚、髓海不足、清窍失养。实证多由肝阳上亢，风阳升动，或痰浊阻遏，升降失常，或痰火气逆，或瘀血阻窍，气血运行不畅所致。

9.眩晕者可见（　　　　）

A.自身或者外界景物旋转　　　B.眼前发黑　　　　　　C.恶心

D.如坐舟船　　　　　　E.口眼歪斜

【正确答案】ABCD　　　　【易错答案】E

【答案分析】眩晕是以目眩与头晕为主要表现的病证。目眩是指眼花或眼前发黑，头晕是指感觉自身或外界景物旋转。二者常同时并见，故统称为眩晕。轻者闭目即止，重者如坐车船，旋转不定，不能站立，或伴有恶心、呕吐、汗出，甚则仆倒等症状。恶心为眩晕常见的伴随症

状，容易漏选。口眼歪斜为中风的常见症状。

10. 下列关于眩晕的表述，正确的有（　　　　）

A. 关于眩晕的论述最早见于《黄帝内经》，称"眩冒""眩"

B.《金匮要略》用泽泻汤治疗眩晕

C. 朱丹溪提出"无痰不作眩"

D. 张子和提出"无虚不作眩"

E. 张介宾指出"眩运者，中风之渐"

【正确答案】ABCE　　　　　【易错答案】D

【答案分析】《金匮要略》云："心下有支饮，其人苦冒眩，泽泻汤主之"。选项 D 应为张介宾提出的"无虚不能作眩"。

（三）名词解释

眩晕

【正确答案】眩晕是以头晕、目眩为主症的疾病。头晕是指感觉自身或外界景物旋转，目眩是指眼花或眼前发黑，二者常同时并见，故统称为眩晕。轻者闭目即止，重者如坐车船，旋转不定，不能站立，或伴有恶心、呕吐、汗出，甚则仆倒等症状。

【易错答案】要点回答不全。

【答案分析】注意掌握眩晕的定义。

（四）简答题

1. 简述眩晕与厥证的鉴别诊断。

【正确答案】厥证是以突然昏仆，不省人事，或伴见四肢厥冷为特征，一般可在短时间内苏醒，严重者亦可一厥不复甚至死亡。眩晕发作严重者也有头眩欲仆或晕眩仆倒的表现，虽然与厥证相似，但无昏迷、不省人事等症，也无四肢厥冷的表现。

【易错答案】要点回答不全。

【答案分析】掌握眩晕与厥证的鉴别诊断。

2. 简述眩晕与中风的鉴别。

【正确答案】中风以猝然昏仆、不省人事，伴口舌歪斜、半身不遂、失语，或不经昏仆，仅以喎僻不遂为特征。眩晕仅以头晕、目眩为主症，虽眩晕之甚者亦可见仆倒，与中风昏仆相似，但患者神志清楚或瞬间即清，且无半身不遂、口舌歪斜、言语謇涩等症。部分中风患者以眩晕、头痛为先兆表现，应注意二者的区别及联系。

【易错答案】从临床表现区别。

【答案分析】掌握眩晕与中风的定义和临床表现。

3. 如何辨眩晕的相关脏腑？

【正确答案】眩晕的病位在脑窍，但与肝、脾、肾三脏功能失调密切相关。肝阳上亢之眩晕，兼见头胀痛、面色潮红、急躁易怒、口苦脉弦等症状。脾胃虚弱、气血不足之眩晕，兼有纳呆、乏力、面色苍白等症状。脾失健运、痰湿中阻之眩晕，兼见纳呆呕恶、头痛、苔腻诸症。肾精不足之眩晕，多兼有腰酸腿软、耳鸣如蝉等症。

【易错答案】要点回答不全面。

【答案分析】本题主要考查眩晕辨证的辨脏腑，与肝、脾、肾密切相关。

4.眩晕的病因病机如何相互转化?

【正确答案】眩晕的病因病机较为复杂，多彼此影响，互相转化，兼夹复合为患，临证往往难以截然分开。如脾胃虚弱，气血亏虚而生眩晕，而脾虚又可聚湿生痰，二者相互影响，临床上可表现为气血亏虚兼有痰湿中阻的证候。又如痰湿中阻，郁久化热，形成痰火为患，甚至火盛伤阴，形成阴亏于下，痰火上蒙的复杂局面。肾精亏虚本属阴虚，若因阴损及阳，或精不化气，可转为肾阳不足或阴阳俱虚之证，或失血过多，每致气随血脱，可出现气血俱亏之眩晕。此外，风阳每夹有痰火，肾虚可导致肝旺，久病入络致瘀，使临床常形成虚实夹杂之证候。因此，眩晕频作的中老年患者多有罹患中风的可能，常称之为"中风先兆"，应慎防其病机传变。

【易错答案】病因病机回答不全面。

【答案分析】掌握眩晕的病因病机及相互转化。

(五)论述题

试述"无痰不作眩"和"无虚不作眩"的含义。

【正确答案】"无痰不作眩"出自《丹溪心法》，是由于过食肥甘，劳倦太过，伤于脾胃，脾失健运，以致水谷不化精微，聚湿生痰，痰湿中阻，则清阳不升，浊阴不降，蒙蔽清窍所致。症以眩晕而头重如蒙为特征，属本虚标实之证，并提出以治痰为先的方法。"无虚不作眩"出自《景岳全书》，多由于年高体弱，肾精亏虚，髓海空虚，或久病劳倦，饮食衰少，气血生化乏源所致。治疗当以治虚为主。

【易错答案】"无痰不作眩"和"无虚不作眩"出处记混。

【答案分析】掌握眩晕的历史沿革。

(六)病案题

患者，女，30岁。产后出现头晕，伴有黑矇，视物旋转，闭目后减轻，动则加剧，面色㿠白，常自汗，少气懒言，唇甲不华，发色不泽，心悸少寐，纳少腹胀，舌淡苔薄白，脉细弱。

请写出:诊断(病名、证型)、病证分析(着重对诊断该病证、证型的依据进行分析)、治法、方药(包括方名、药物、用量、特殊煎煮法)。

【正确答案】

诊断:眩晕;证型:气血亏虚。

病证分析:患者以产后出现头晕，伴有黑矇，视物旋转，闭目后减轻，动则加剧为特征，应属中医学"眩晕"范畴。脾胃为后天之本，气血生化之源。气虚则清阳不升，血虚则清窍失养，发为眩晕。气虚则神疲乏力，少气懒言，自汗;血虚则面色㿠白。结合舌苔、脉象，可辨证为气血亏虚型眩晕。

　　治法：补益气血，调养心脾。

　　代表方：归脾汤。

　　药物组成：白术 3g，当归 3g，白茯苓 3g，黄芪（炒）3g，远志 3g，龙眼肉 3g，酸枣仁（炒）3g，人参 6g，木香 1.5g，炙甘草 1g。水煎服，日 1 剂，早、晚温服。

　　【易错答案】辨证错误。

　　【答案分析】患者产后气虚不足，通过临床表现，结合舌脉可辨证为气虚亏虚。

第三节　中风

　　◎ **重点** ◎

　　中风的概念、历史沿革、病因病机和辨证论治

　　◎ **难点** ◎

　　1. 中风的鉴别诊断

　　2. 中经络与中脏腑的区别

精选习题

扫码获取
同步习题

（一）单选题

1. 中风的基本病机为（　　　）

A. 阴阳失调，气血逆乱　　　B. 气血不足，清窍失养　　　　　C. 痰浊瘀血，闭阻清窍

D. 风火相煽，气血逆乱　　　E. 肝肾不足，筋脉失养

【正确答案】A　　　　　【易错答案】B、C、D、E

【答案分析】本题主要考查中风的基本病机。中风的基本病机为阴阳失调，气血逆乱。

2. 认为"中风非风"，中风乃由"内伤积损"所致的医家是（　　　）

A. 叶天士　　　B. 王清任　　　C. 李中梓　　　D. 张景岳　　　E. 薛生白

【正确答案】D　　　　　【易错答案】A、B、C、E

【答案分析】张景岳在《景岳全书》中提出了"中风非风"，认为中风乃由"内伤积损"所致。

3. 将中风重证分为闭证和脱证的医家是（　　　）

A. 叶天士　　　B. 李中梓　　　C. 张景岳　　　D. 刘河间　　　E. 张仲景

【正确答案】B　　　　　【易错答案】A、C、D、E

【答案分析】李中梓在《医宗必读》中将中风重证分为闭证和脱证。

4. 患者，女，61 岁。半身不遂，一侧手足麻木，口舌歪斜，言语謇涩，平素头晕头痛，耳

鸣目眩,双目干涩,腰膝酸软,急躁易怒,失眠多梦,舌质红绛少苔,脉细弦。其治疗宜选用
( )

  A. 左归丸   B. 右归丸   C. 镇肝熄风汤 D. 地黄饮子 E. 六味地黄丸

  【正确答案】C   【易错答案】A、B、D、E

  【答案分析】通过该患者的临床表现,可明确诊断为中风(中经络)之阴虚风动证,治当滋养肝肾、潜阳息风,选用镇肝熄风汤。

  5. 下列不属于中风脱证临床表现的是( )

  A. 突然昏仆,不省人事 B. 目合口开,汗多不止   C. 手撒肢冷,二便自遗

  D. 肢体强痉   E. 舌痿,脉微欲绝

  【正确答案】D   【易错答案】A、B、C、E

  【答案分析】中风脱证可见突然昏仆,不省人事,目合口张,肢体软瘫,鼻鼾息微,肢冷汗多,大小便自遗,舌痿,脉细弱或脉微欲绝。选项D为闭证的临床表现。

  6. 下列不属于中风主症的是( )

  A. 猝然昏仆,不省人事 B. 口眼歪斜   C. 语言不利

  D. 半身不遂   E. 醒后如常人

  【正确答案】E   【易错答案】A、B、C、D

  【答案分析】中风是以半身不遂、肌肤不仁、口舌歪斜、言语不利,甚则突然昏仆,不省人事为主要表现的病证。选项E为痫证的主症。

  7. 患者突然昏仆,不省人事,肢体软瘫,目合口张,鼻鼾息微,手撒肢冷,汗多,二便自遗,舌痿,脉微欲绝。其辨证属( )

  A. 中经络 B. 阳闭证   C. 阴闭证   D. 脱证   E. 后遗症

  【正确答案】D   【易错答案】A、B、C、E

  【答案分析】中风脱证可见突然昏仆,不省人事,目合口张,肢体软瘫,鼻鼾息微,肢冷汗多,大小便自遗,舌痿,脉细弱或脉微欲绝。注意鉴别中经络与中脏腑、脱证与闭证。

  8. 中风之中经络与中脏腑的区别在于( )

  A. 有无神志不清   B. 有无后遗症   C. 外风与内风

  D. 夹痰与夹瘀   E. 邪浅与邪深

  【正确答案】A   【易错答案】B、C、D、E

  【答案分析】中风之中经络与中脏腑的区别在于有无神志不清、病变部位的深浅及病情轻重。

  9. 患者突然昏仆,不省人事,半身不遂,牙关紧闭,面白唇暗,静卧不烦,四肢不温,痰涎壅盛,舌苔白腻,脉沉滑缓。其诊断为( )

  A. 厥证 B. 痉证   C. 中风   D. 口僻   E. 痿证

  【正确答案】C   【易错答案】A、B、D、E

  【答案分析】本题主要考查厥证、痉证、中风、口僻、痿证的概念。中风是以半身不遂、肌

肤不仁、口舌歪斜、言语不利，甚则突然昏仆，不省人事为主要表现的病证。

10. 治疗中风脱证首选（　　　）

A. 六味地黄丸　　　　　　B. 补阳还五汤　　　　　　C. 补中益气汤

D. 参附汤　　　　　　　　E. 以上均不是

【正确答案】D　　　　　　【易错答案】A、B、C

【答案分析】治疗中风（中脏腑）脱证急以回阳固脱为治法，方选参附汤。

11. 中风与口僻的鉴别要点是（　　　）

A. 有无口眼歪斜　　　　　B. 有无言语不清　　　　　C. 有无口角流涎

D. 有无半身不遂　　　　　E. 有无脉弦滑数

【正确答案】D　　　　　　【易错答案】A、B、C、E

【答案分析】口僻以口眼歪斜、口角流涎、言语不清为主症，常伴外感表证或耳背疼痛，并无半身不遂口舌歪斜等症，不同年龄均可罹患。

（二）多选题

1. 患者猝然昏仆，不省人事，牙关紧闭，口噤不开，两手握固，大小便闭，肢体强痉，面赤身热，气粗口臭，躁扰不宁，苔黄腻，脉弦滑而数。其证属中风之（　　　）

A. 闭证　　　　　　　　　B. 中脏腑　　　　　　　　C. 中经络

D. 阳闭　　　　　　　　　E. 阴闭

【正确答案】ABD　　　　　【易错答案】C、E

【答案分析】患者猝然昏仆、不省人事、牙关紧闭、口噤不开、两手握固、大小便闭、肢体强痉，可诊断为中风中脏腑之闭证；面赤身热、气粗口臭，可辨证为阳闭。

2. 中风的病因病机有（　　　）

A. 内伤积损　　B. 情志过极　　C. 饮食不节　　D. 体态肥盛　　E. 禀赋不足

【正确答案】ABCD　　　　【易错答案】E

【答案分析】中风的主要病因病机为内伤积损、情志过极、饮食不节、体态肥盛等。

3. 中风的临床表现有（　　　）

A. 缓慢起病　　　　　　　B. 突发半身不遂　　　　　C. 口舌歪斜

D. 言语謇涩　　　　　　　E. 神志昏蒙

【正确答案】BCDE　　　　【易错答案】A

【答案分析】中风是以半身不遂、肌肤不仁、口舌歪斜、言语不利，甚则突然昏仆，不省人事为主要表现的病证。中风急性起病，发展迅速，具有"风善行而数变"的特点。

4. 中风的主要病机有（　　　）

A. 风　　　　B. 火　　　　C. 痰　　　　D. 瘀　　　　E. 虚

【正确答案】ABCDE　　　【易错答案】漏选

【答案分析】中风的主要病机概而论之，有风、火、痰、瘀、虚五端，在一定条件下相互转化。

5. 下列治疗中风代表方对应正确的有（ ）

A. 风阳上扰——天麻钩藤饮 B. 风痰入络——半夏白术天麻汤

C. 痰热腑实——桃仁承气汤 D. 气虚络瘀——补阳还五汤

E. 阴虚风动——镇肝熄风汤

【正确答案】ABCDE 【易错答案】漏选

【答案分析】本题主要考查中风之中经络的证型及代表方。

6. 中脏腑的临床表现有（ ）

A. 半身不遂 B. 口眼歪斜 C. 神志昏蒙 D. 病位较浅 E. 病情较轻

【正确答案】ABC 【易错答案】D、E

【答案分析】中经络与中脏腑都可见半身不遂、肌肤不仁、口眼歪斜。但中经络不伴神志昏蒙或神志恍惚，病位较浅，病情较轻；中脏腑伴有神志昏蒙或神志恍惚，病位较深，病情较重。

7. 阳闭的临床表现有（ ）

A. 面赤身热 B. 口臭气粗 C. 躁扰不宁 D. 舌红苔黄腻 E. 脉弦滑数

【正确答案】ABCDE 【易错答案】漏选

【答案分析】闭证表现为神志昏蒙，牙关紧闭，肢体强痉；阳闭可兼见面赤身热，口臭气粗，躁扰不宁，舌红苔黄腻，脉弦滑数。阴闭可兼见面白唇暗，四肢不温，静卧不烦，痰涎壅盛，舌淡苔黄腻，脉沉滑。

8. 下列关于中风的说法，正确的有（ ）

A. 春秋战国时，称为"偏枯""仆击""薄厥""大厥" B. 张仲景始称"中风"

C. 李东垣认为"痰湿生热"所致 D. 朱丹溪提出"类中风"

E. 李中梓将中风重证分闭证和脱证

【正确答案】ABE 【易错答案】C、D

【答案分析】李东垣认为"正气自虚"，朱丹溪认为"痰湿生热"，王履提出"类中风"。

9. 阴虚风动型中风的临床表现有（ ）

A. 平素有耳鸣 B. 双目干涩 C. 腰酸腿软 D. 气粗口臭 E. 舌红少苔

【正确答案】ABCE 【易错答案】D

【答案分析】阴虚风动型中风的临床表现为半身不遂，一侧手足沉重麻木，口舌歪斜，舌强语謇，平素头晕头痛，耳鸣目眩，双目干涩，腰酸腿软，急躁易怒，少眠多梦，舌质红绛，少苔或无苔，脉细或细弦数。

（三）名词解释

中风

【正确答案】中风是以半身不遂、肌肤不仁、口舌歪斜、言语不利，甚则突然昏仆，不省人事为主要表现的病证。

【易错答案】要点回答不全。

【答案分析】注意掌握中风的定义及主症。

（四）简答题

1. 简述中经络和中脏腑的区别。

【正确答案】中经络与中脏腑都可见半身不遂，肌肤不仁，口眼歪斜。但中经络不伴神志昏蒙或神志恍惚，病位较浅，病情较轻；中脏腑伴有神志昏蒙或神志恍惚，病位较深，病情较重。

【易错答案】鉴别不清。

【答案分析】掌握中经络和中脏腑临床表现的区别。

2. 简述闭证与脱证的辨别。

【正确答案】闭证的病性为邪闭于内，多为实证。阳脱于外多为虚证。闭证的表现为神志昏蒙，牙关紧闭，肢体强痉。阳闭可兼见面赤身热，口臭气粗，躁扰不宁，舌红苔黄腻，脉弦滑数。阴闭可兼见面白唇暗，四肢不温，静卧不烦，痰涎壅盛，舌淡苔黄腻，脉沉滑。脱证表现为昏聩不语，目合口张，肢体松懈，手撒遗尿，鼻鼾息微，汗多肢冷，舌痿，脉微欲绝。

【易错答案】要点回答不全，分析不明确。

【答案分析】闭证和脱证的病机、临床表现应分条答。

3. 如何辨中风的顺逆？

【正确答案】中风急性期中脏腑者有顺势和逆势。若中经络渐进加重，出现神志障碍，可发展为中脏腑，属病势逆转，预后较差；起病即中脏腑，或突然神昏、四肢抽搐不已，或背腹骤然灼热而四肢发凉，甚至手足厥逆，或见戴阳及呕血，均属逆象，病情危重，预后不良。若神志转清，病情由中脏腑向中经络转化，病势为顺，预后多好。

【易错答案】要点回答不全。

【答案分析】掌握好中风顺势和逆势的临床表现及预后。

（五）论述题

试述中风的诊断要点。

【正确答案】①以猝然昏仆、不省人事、半身不遂、口舌歪斜为主症，病轻者可无昏仆而仅见口舌歪斜及半身不遂等症。②一般急性起病，渐进加重。发病前多有情志失调、饮食不节或劳累等诱因。③发病前常有先兆症状，如眩晕、头痛、耳鸣，或一过性言语不利或肢体麻木、视物昏花，一日内发作数次，或几日内多次发作。④发病年龄多在40岁以上。

【易错答案】要点回答不全。

【答案分析】掌握中风的诊断要点。

（六）病案题

患者，男，65岁。因神志不清，伴左侧肢体活动不利1天入院。昨日晨起出现头晕，卧床休息后略有缓解，如厕出现站立不稳，左上肢力量下降，并逐渐加重。急性颅脑 CT、MRI 示：脑内多发缺血灶，部分急性－亚急性期。患者平素嗜好烟酒，体型偏胖，痰多黏腻，便秘 3 日一行，舌质暗红，苔黄腻，口臭，脉弦滑数。

请写出：诊断（病名、证型）、病证分析（着重对诊断该病证、证型的依据进行分析）、治法、方药（包括方名、药物、用量、特殊煎煮法）。

【正确答案】

诊断：中风（中脏腑）；证型：痰热腑实证。

病证分析：患者以神志不清，伴左侧肢体活动不利为特征，无神昏现象，应属中医学"中风－中脏腑"范畴。患者因嗜食肥甘厚腻致脾失健运，内生痰浊，痰浊郁则化火，灼津为痰，致痰火互结，化生痰热，痰热上犯清窍，故口舌歪斜、言语謇涩；痰热阻滞中焦，气机升降失常，肢体失养，故见左侧肢体乏力；腑气不通，故大便干结；舌质暗红，苔黄腻，脉弦滑或偏瘫侧弦滑，大便干结，故辨为痰热腑实证。

治法：通腑泄热，息风化痰。

方药：桃仁承气汤。

药物组成：桃仁 9g，当归 9g，芍药 9g，牡丹皮 9g，大黄 15g，芒硝 6g。水煎服，日 1 剂，早、晚温服。

【易错答案】辨证错误。

【答案分析】掌握中风之中经络和中脏腑的区别、临床表现和辨证论治。

第四节　痴呆

◎ **重点** ◎

痴呆的历史沿革、病因病机和辨证论治

◎ **难点** ◎

痴呆的病机演变、治法和鉴别诊断

扫码获取
同步习题

精选习题

（一）单选题

1. 患者，女，56 岁。表情呆滞，智力衰退，或哭笑无常，喃喃自语，或终日无语，呆若木鸡，伴脘腹胀痛，痞满不适，头重如裹，口多涎沫，不思饮食，舌质淡，苔白腻，脉滑。其治法是（　　）

A. 化痰开窍，醒神益智　　　B. 清热泻火，化痰开窍　　　　C. 豁痰化瘀，调畅气机

D. 活血化瘀，开窍醒神　　　E. 以上均不是

【正确答案】A 【易错答案】B、C、D

【答案分析】该患者以表情呆滞、智力衰退为特征，或哭笑无常，喃喃自语，或终日无语，呆若木鸡，应属中医学"痴呆波动期"范畴。其伴有脘腹胀痛、痞满不适、头重如裹、口多涎沫、不思饮食，结合舌苔、脉象可辨证为痰浊蒙窍，治当化痰开窍、醒神益智。

2. 痴呆的病机是（　　）

A. 阳盛阴衰，阴阳失交　　　B. 阴阳两虚，神机失养　　　C. 气虚下陷，清阳不升

D. 髓减脑消，神机失用　　　E. 气机逆乱，阴阳失调

【正确答案】D 【易错答案】A、B、C、E

【答案分析】痴呆的发病多因先天不足，或后天失养，或年迈体虚，或久病不复，导致肾虚精少，髓海不足，元神失养，而渐致痴呆，或因久郁不解，或中风外伤，或外感热毒等，导致损伤脑络，脑气不通，神明不清，而突发痴呆。

3. 治疗痴呆脾肾亏虚证宜选用（　　）

A. 七福饮　　　B. 还少丹　　　C. 归脾汤　　　D. 洗心汤　　　E. 参苓白术散

【正确答案】B 【易错答案】A、C、D、E

【答案分析】治疗痴呆脾肾亏虚证应温补脾肾、养元安神，选用还少丹。七福饮能滋补肝肾、生精养髓，治疗髓海不足所致的痴呆。归脾汤能益气健脾、养血安神，治疗气血不足所致的痴呆。洗心汤能化痰开窍、醒神益智，治疗痰浊蒙窍所致痴呆。参苓白术散具有补脾胃、益肺气之效。

4. 治疗痴呆热毒内盛证应（　　）

A. 清热解毒，通络达邪　　　B. 化痰开窍，醒神益智　　　C. 活血化瘀，通窍醒神

D. 清心平肝，安神定志　　　E. 益气健脾，养血安神

【正确答案】A 【易错答案】B、C、D、E

【答案分析】治疗痴呆热毒内盛证应选用黄连解毒汤清热解毒、通络达邪。

5. 治疗痴呆痰浊蒙窍证应使用（　　）

A. 洗心汤　　　　　　　B. 天麻钩藤饮　　　　　　　C. 苓桂术甘汤

D. 半夏白术天麻汤　　　E. 归脾汤

【正确答案】A 【易错答案】B、C、D、E

【答案分析】治疗痴呆痰浊蒙窍证应化痰开窍、醒神益智，选用洗心汤。天麻钩藤饮能清心平肝、安神定志，治疗心肝火旺所致的痴呆。苓桂术甘汤具有温阳化饮、健脾利湿之效。半夏白术天麻汤具有化痰息风、健脾祛湿之效。归脾汤能益气健脾、养血安神，治疗气血不足所致的痴呆。

6. 患者迷惑善忘，兴趣缺失，反应迟钝，善惊易恐，食少纳呆，四肢不温，夜尿频多，舌淡胖大有齿痕，舌苔白，脉沉弱、两尺尤甚。其治疗宜选用（　　）

　　A. 还少丹　　　　　　　B. 天麻钩藤饮　　　　　　　C. 苓桂术甘汤

　　D. 半夏白术天麻汤　　　E. 归脾汤

【正确答案】A　　　　　　　　【易错答案】B、C、D、E

【答案分析】患者以迷惑善忘、兴趣缺失、反应迟钝为特征，应属中医学"痴呆"范畴。伴有善惊易恐、食少纳呆、四肢不温、夜尿频多，结合舌苔、脉象可辨证为脾肾亏虚，应温补脾肾、养元安神，选用还少丹。天麻钩藤饮能清心平肝、安神定志，治疗心肝火旺所致的痴呆。苓桂术甘汤具有温阳化饮、健脾利湿之效。半夏白术天麻汤具有化痰息风、健脾祛湿之效。归脾汤能益气健脾、养血安神，治疗气血不足所致的痴呆。

（二）多选题

痴呆的病因病机有（　　　）

A. 先天不足　　　B. 后天失养　　　C. 年老肾虚　　　D. 久郁不解　　　E. 中风外伤

【正确答案】ABCDE　　　【易错答案】漏选

【答案分析】痴呆的发病多因先天不足，或后天失养，或年迈体虚，或久病不复，导致肾虚精少，髓海不足，元神失养，而渐致痴呆，或因久郁不解，或中风外伤，或外感热毒等，导致损伤脑络，脑气不通，神明不清，而突发痴呆。

（三）名词解释

痴呆

【正确答案】痴呆是以获得性智能缺损为特征，以善忘、失语、失认、失用、执行不能或生活能力下降等为主症的疾病，又称呆病。

【易错答案】要点回答不全。

【答案分析】掌握痴呆的定义。

（四）简答题

1. 简述痴呆3个时期的临床特征。

【正确答案】

（1）平台期以智能缺损为主，多无行为症状，日常生活尚可自理，可有善忘、迷路、找词或命名困难或言语不清、反应迟钝等。

（2）波动期智能缺损较重，常见行为症状，但躯体性日常生活能力相对保留，除有平台期症状外，还可见急躁易怒、烦躁不安、攻击行为、行为异常、妄闻妄见、妄思离奇等。

（3）下滑期为智能丧失殆尽，且具神愈如寐、知动失司、行为失控、虚极生风等症，但躯体性日常生活能力相对保留。多见迷蒙昏睡、无欲无语、不识人物，或神呆遗尿、二便失禁、不从指令，或躁扰不宁甚至狂越、谵语妄言，或体僵硬或蜷缩，或颤动或痫痉。

【易错答案】3个时期分析不清。

【答案分析】牢记痴呆3个时期的典型行为症状以区分。

2. 简述痴呆与癫狂的鉴别。

【正确答案】癫狂早期即以沉默寡言、情感淡漠、语无伦次，或喃喃自语、静而少动等情志失调为主；或以喧扰不宁、烦躁不安、妄见妄闻、妄思妄行，甚至狂越等形神失控症状为主；

迁延至后期，也会发生智能缺损。但痴呆早期即以善忘、智能缺损、生活失能等症状为主，中后期会有烦躁不安、急躁易怒、妄见妄闻、妄思离奇等形神失常症状，少见喧扰不宁、妄行狂越等严重的形神失控症状。

【易错答案】二者都有情绪异常，容易混淆。

【答案分析】痴呆与癫狂早期症状有相似的地方，应学会鉴别。

3. 简述痴呆的诊断。

【正确答案】①善忘，包括短期记忆和长期记忆减退。②智能缺损，包括失语（如找词困难、语言不连贯、错语）、失认（如不能辨认熟人或者物体）、失用（如动作笨拙、系错纽扣）、执行不能（如反应迟钝或完成任务困难等）等1项或者1项以上的损害。③生活能力下降，即生活或工作能力部分或完全丧失。④除外引起智能缺损的其他原因，如郁证、癫狂、谵妄等。

【易错答案】回答不全面。

【答案分析】痴呆的诊断应从临床表现、伴随症状、诱因等方面回答。

（五）论述题

试述痴呆与郁证的鉴别。

【正确答案】郁证以抑郁症状为主，如心境不佳、表情淡漠、少言寡语，也常主诉记忆减退、注意力不集中等类似痴呆的症状，但无智能缺损和生活失能情况，抗抑郁治疗有明显效果。痴呆以智能症状为主，如善忘、智能缺损、生活失能，抑郁情绪或有或无，抗抑郁治疗无明显效果。

【易错答案】二者都有善忘、注意力不集中等症状，容易混淆。

【答案分析】痴呆与抑郁症状有相似的地方，应学会鉴别。

（六）病案题

患者，男，78岁。既往脑梗死病史10年余。2年前突然出现记忆力下降，渐渐出现反应迟钝，偶尔不能辨认家中的人，1年前患者生活能力下降，说话不连贯，动作笨拙，腰膝酸软，头晕耳鸣，舌瘦小色淡，脉沉细。

请写出：诊断（病名、证型）、病证分析（着重对诊断该病证、证型的依据进行分析）、治法、方药（包括方名、药物、用量、特殊煎煮法）。

【正确答案】

诊断：痴呆；证型：髓海不足。

病证分析：患者以突然记忆力下降、渐渐出现反应迟钝为特征，应属中医学"痴呆"范畴。脑梗死后瘀阻脑络，脑气不通，使脑气与脏气不相连接，神明不清，人至老年，肾气日衰，精气欲竭，脑髓失充，元神失养，故发痴呆。肾气亏虚，则腰膝酸软，头晕耳鸣，结合舌苔、脉象可辨证为髓海不足证。

治法：滋补肝肾。

方药：七福饮。

药物组成：人参6g，熟地黄9g，当归9g，白术（炒）5g，炙甘草3g，枣仁6g，远志5g。

水煎服，日 1 剂，早、晚温服。

【易错答案】辨证错误，导致证型、治法、方药错误。

【答案分析】明确痴呆的辨证分型，不同证型的临床表现、治法方药。

第五节 癫狂

◎ **重点** ◎

癫狂的病因病机、诊断及鉴别诊断、辨证论治

◎ **难点** ◎

癫狂的鉴别诊断

扫码获取
同步习题

精选习题

（一）单选题

1.癫证与狂证总的治疗原则是（   ）

A. 调整阴阳   B. 调理气血   C. 调理肝气

D. 平肝降气   E. 以上都不对

【正确答案】A   【易错答案】B、C、D

【答案分析】癫狂的主要病机为阴阳失调，癫证与狂证总以调整阴阳为主要原则，以平为期。

2.狂证之痰火扰神的代表方为（   ）

A. 癫狂梦醒汤   B. 生铁落饮   C. 逍遥散

D. 涤痰汤   E. 以上都不对

【正确答案】B   【易错答案】A、C、D

【答案分析】本题主要考查癫狂不同辨证分型的治疗。痰热扰神证治宜镇心涤痰、清肝泻火，方选生铁落饮。癫狂梦醒汤能豁痰化瘀、调畅气血，用于治疗痰热瘀结所致的狂证。逍遥散合涤痰汤能疏肝解郁、化痰醒神，用于治疗痰气郁结所致的癫证。

3."重阳者狂，重阴者癫"出自（   ）

A.《黄帝内经》   B.《难经》   C.《金匮要略》

D.《诸病源候论》   E.《伤寒论》

【正确答案】B   【易错答案】A、C、D、E

【答案分析】《难经》提出了"重阳者狂，重阴者癫"，重阳乃为火热亢盛所致狂证，重阴者乃痰气瘀结或心肝脾虚所致癫证。

4. 首创狂病"气血凝滞说"的医家是（ ）

A. 王肯堂　　　　　　　B. 张景岳　　　　　　　C. 王清任

D. 张锡纯　　　　　　　E. 吴鞠通

【正确答案】C　　　　　【易错答案】A、B、D、E

【答案分析】清代王清任的《医林改错》认为，"癫狂……乃气血凝滞脑气"，认识到癫狂与脑有密切联系，并开创了以活血化瘀法治疗癫狂的先河。

5. 癫证患者，常有精神抑郁，表情淡漠，沉默痴呆，时时太息，言语无序，喜怒无常，舌红苔腻而白，脉弦滑。其辨证属（ ）

A. 气虚痰结　　B. 心脾两虚　　C. 痰热瘀结　　D. 痰火扰神　　E. 痰气郁结

【正确答案】E　　　　　【易错答案】A、B、C、D

【答案分析】该患者以精神抑郁、表情淡漠、沉默痴呆、言语无序为特征，应属中医学"癫证"范畴。结合患者伴随症状、舌苔、脉象，可辨证为癫证之痰气郁结证。

6. 癫狂患者，日久不愈，面色晦暗，情绪烦躁，恼怒不休，甚至登高而歌，弃衣而走，妄见妄闻，头痛，心悸而烦，舌质紫暗，有瘀斑，苔少，脉弦细。其治法为（ ）

A. 豁痰化瘀，调畅气血　　　　B. 滋阴降火，安神定志　　　　C. 清肝泻火

D. 疏肝解郁　　　　　　　　　E. 健脾养心

【正确答案】A　　　　　【易错答案】B、C、D、E

【答案分析】该患者以登高而歌，弃衣而走，甚则骂人为特征，应属中医学"狂证"范畴。结合患者的伴随症状、舌苔、脉象，可辨证为痰热郁结证，治当豁痰化瘀、调畅气血。

7. 下列不属于癫狂病因病机的是（ ）

A. 先天不足　　B. 七情内伤　　C. 饮食不节　　D. 劳倦所伤　　E. 禀赋异常

【正确答案】D　　　　　【易错答案】A、B、C、E

【答案分析】癫狂的发生与七情内伤、饮食失节、先天不足或禀赋异常有关，损及脏腑功能，导致阴阳失衡，"重阳者狂，重阴者癫"。

8. 癫狂的病位在（ ）

A. 心　　　　　B. 肝　　　　　C. 脾　　　　　D. 肾　　　　　E. 脑

【正确答案】E　　　　　【易错答案】D

【答案分析】癫狂的病位在脑，累及肝、心、胆、脾，久而伤肾。

9. 癫证多见于（ ）

A. 壮年女性　　B. 青年男性　　C. 青少年男性　　D. 老年男性　　E. 青壮年女性

【正确答案】E　　　　　【易错答案】A、B、C、D

【答案分析】癫狂患者常有癫狂家族史，或暴受惊恐，或突遭变故，或脑外伤史，或久郁、久思、易怒病史。不同年龄性别均可发病，但青壮年女性多见。

10. 癫证痰气郁而化火，可转化为（　　　）

A. 痫证　　　　B. 狂证　　　　C. 厥证　　　　D. 郁证　　　　E. 痴呆

【正确答案】B　　　　　　【易错答案】A、C、D、E

【答案分析】癫证和狂证可以互相转化，癫证痰气郁而化火，可转化为狂证，狂证日久，郁火宣泄，或痰热伤阴而致气阴两伤，又往往转化为癫证。

11. 下列不属于癫狂主症的是（　　　）

A. 喜怒无常　　　　　　B. 神智痴呆　　　　　　　C. 流涎抽搐

D. 躁狂打骂　　　　　　E. 语无伦次

【正确答案】C　　　　　　【易错答案】A、B、D、E

【答案分析】癫狂是以精神失常为主症的疾病，分为癫证和狂证。癫证以精神抑郁、表情淡漠、沉默呆钝、语无伦次、静而少动为特征；狂证以精神亢奋、狂躁刚暴、喧扰不宁、毁物打骂、动而多怒为特征。流涎抽搐为痫证的临床表现。

（二）多选题

1. 癫证的临床表现有（　　　）

A. 神情抑郁　　B. 表情淡漠　　C. 语无伦次　　D. 沉默呆钝　　E. 静而少动

【正确答案】ABCDE　　　　【易错答案】漏选

【答案分析】癫证与狂证的临床表现需注意区分。癫证以精神抑郁、表情淡漠、沉默痴呆、语无伦次、静而少动为特征。狂证以精神亢奋、狂躁刚暴、喧扰不宁、毁物打骂、动而多怒为特征。

2. 狂证的临床表现有（　　　）

A. 神情亢奋　　B. 静而不语　　C. 喧扰不宁　　D. 毁物打骂　　E. 动而多怒

【正确答案】ACDE　　　　　【易错答案】B

【答案分析】注意区分癫证与狂证的临床表现。癫证以精神抑郁、表情淡漠、沉默痴呆、语无伦次、静而少动为特征。狂证以精神亢奋、狂躁刚暴、喧扰不宁、毁物打骂、动而多怒为特征。

3. 癫证常见的临床分型有（　　　）

A. 痰热瘀结　　B. 痰火扰神　　C. 痰气郁结　　D. 气虚痰结　　E. 心脾两虚

【正确答案】CE　　　　　　【易错答案】A、B、D

【答案分析】癫证主要证型有痰气郁结、心脾两虚两种。

4. 痰火扰神所致狂证的治法有（　　　）

A. 调畅气血　　B. 滋阴降火　　C. 镇心涤痰　　D. 清肝泻火　　E. 安神定志

【正确答案】CD　　　　　　【易错答案】A、B、E

【答案分析】本题主要考查狂证的治法，注意区别，切勿混淆。痰火扰神所致狂证的治法为镇心涤痰、清肝泻火。火盛伤阴所致狂证的治法为滋阴降火、安神定志。痰热瘀结所致狂证的治法为豁痰化瘀、通畅气血。

（三）名词解释

癫狂

【正确答案】癫狂是以精神失常为主症的疾病，分为癫证和狂证。癫证以精神抑郁、表情淡漠、沉默呆钝、语无伦次、静而少动为特征；狂证以精神亢奋、狂躁刚暴、喧扰不宁、毁物打骂、动而多怒为特征。二者在临床上症状并存，相互转化，不能截然分开，故以癫狂并称。

【易错答案】要点回答不全。

【答案分析】注意区别癫证与狂证临床表现的不同，掌握癫狂的定义。

（四）简答题

1. 简述癫狂的治法。

【正确答案】癫证与狂证的治疗总以调整阴阳为主要原则，以平为期。本病初期多以实邪为主，治当理气解郁、泻火豁痰、化瘀通窍；后期以正虚为主，治当补益心脾、滋阴养血、调整阴阳。具体而言，癫证初期痰气郁结，治疗以化痰理气解郁为主；同时，移情易性、加强护理既是治病的需要，也是防止发生意外的必要措施；若心脾两虚，治疗以气血双补为主。狂证初期痰火上扰，治疗以泻火涤痰镇心为主；后期火盛伤阴，治疗以滋阴降火为主，兼以化痰安神，若兼有血瘀，则需行气化瘀。

【易错答案】要点回答不全。

【答案分析】癫证与狂证的病机不同，治疗方法也不同，需分条回答。

2. 简述癫证与狂证的辨证要点。

【正确答案】癫证以精神抑郁、表情淡漠、沉默呆钝、语无伦次，或喃喃自语、静而少动为主要症状。若病情进一步发展，可出现思维障碍、情绪低下、沉默寡言，逐渐丧失学习、生活和工作能力。病情更甚者，可出现淡漠不知、终日闭户、不知饥饱。狂证以精神亢奋、狂躁刚暴、喧扰不宁、毁物打骂、动而多怒为主要症状，病情进一步发展可出现气力逾常、登高而歌、弃衣而走等症。

【易错答案】要点回答不全。

【答案分析】分清癫证与狂证的临床症状。

3. 简述癫狂与谵语、郑声的鉴别诊断。

【正确答案】谵语是以神志不清、胡言乱语为特征的急性重症，郑声是疾病晚期出现的神志不清、不能自主、语声低怯、断续重复而语不成句的垂危征象，与癫狂之神志错乱、喃喃自语、出言无序或躁狂骂詈自有不同。

【易错答案】要点回答不全。

【答案分析】癫狂与谵语、郑声的鉴别主要从神志、语言方面进行分析。

4. 简述癫证的证治分型。

【正确答案】癫证属于精神失常的一种疾患，以精神抑郁、表情淡漠、沉默痴呆、语无伦次、静而多喜为主要临床表现的病证。其证治分型主要为痰气郁结证和心脾两虚证。痰气郁结证治宜疏肝解郁、化痰醒神，方用逍遥散合涤痰汤。心脾两虚证治宜健脾养心、解郁安神，方用养心汤合越鞠丸。

【易错答案】要点回答不全。

【答案分析】主要鉴别癫证和狂证，掌握癫证的证治分型、治法和方药。

（五）论述题

治疗癫狂可以用吐法和下法吗？为什么？在什么情况下应用？代表方剂有哪些？

【正确答案】可以。因为吐法可通过引起呕吐而排出积留在胸膈、胃脘的痰涎、宿食、毒物等实邪；下法可以通便下积，泻实及痰饮。癫狂的基本病理因素为痰，或痰凝气滞，或痰郁化火。故初病体实，饮食不衰者，可予吐下劫夺，荡涤痰浊，如大黄、礞石、芒硝、芫花之类。痰浊壅盛，胸膈瞀闷，口多痰涎，脉滑大有力，形体壮实者，可先用三圣散取吐，劫夺痰涎，以吐为度，不必尽剂，以免中毒。倘吐后形神俱乏，宜及时饮食调养，亦可用人参扶正。必要时可用验方龙虎丸（牛黄、巴豆霜、辰砂、白矾、米粉），使痰涎吐下而出，临床有经吐下而神清志定者。无论涌吐或攻下，皆应中病即止，以免伤正。

【易错答案】答案不全面。

【答案分析】掌握癫证的病因病机及吐法、下法的适应证。

（六）病案题

患者，女，50岁。反复情绪不稳定10年余。平素情绪烦躁，恼怒不休，时有登高而歌、弃衣而走，甚至骂人，妄见妄闻，头痛，心悸而烦，舌质紫暗，有瘀斑，苔少，脉弦细。

请写出：诊断（病名、证型）、病证分析（着重对诊断该病证、证型的依据进行分析）、治法、方药（包括方名、药物、用量、特殊煎煮法）。

【正确答案】

诊断：癫狂之狂证；证型：痰热瘀结。

病证分析：患者以登高而歌、弃衣而走，甚则骂人为特征，应属中医学"狂证"范畴。狂证痰火壅盛，火盛伤阴，阴液耗损，炼液成痰，日久痰瘀互结。结合患者平素情绪烦躁及舌苔、脉象，可辨证为痰热瘀结证。

治法：豁痰化瘀，调畅气血。

方药：癫狂梦醒汤。

药物组成：桃仁24g，柴胡9g，香附6g，木通9g，赤芍9g，半夏6g，大腹皮9g，青皮6g，陈皮9g，桑白皮9g，苏子12g，甘草15g。水煎服，日1剂，早、晚温服。

【易错答案】辨证错误。

【答案分析】掌握癫狂的辨证分型和治法方药。

第六节　痫证

◎ **重点** ◎

痫证的概念及历史沿革、病因病机、诊断及鉴别诊断、辨证论治

◎ **难点** ◎

痫证的病机转化及辨证论治

精选习题

扫码获取
同步习题

（一）单选题

1. 首次提出"癫痫"或"痫"病名的是（　　　）

A.《黄帝内经》　　　　　　B.《诸病源候论》　　　　　　C.《备急千金要方》

D.《济生方》　　　　　　E.《丹溪心法》

【正确答案】B　　　　　　【易错答案】A、C、D、E

【答案分析】隋唐时期，《诸病源候论》首次提出"癫痫"或"痫"之病名，对痫证的病名及症状有更明确的记载。《素问》中将其称为"颠疾"或"癫疾"。宋金元时期，对本病的病因病机有了较为深刻的认识。严用和的《济生方》对痫证按照五脏进行分类。本题要求掌握痫证的历史沿革，并对古籍中痫证的相关记载有所掌握。

2. 痫证的病位在（　　　）

A. 脑　　　　　B. 心　　　　　C. 肝　　　　　D. 脾　　　　　E. 肾

【正确答案】A　　　　　　【易错答案】B、C、D、E

【答案分析】本题主要考查痫证的病位及相关脏腑。痫证的病位在脑，与心、肝、脾、肾密切相关，基本病机为气机逆乱，元神失控。病理因素涉及风、火、痰、瘀等，尤以痰邪作祟最为重要。

3. 痫证休止期肝火痰热证的治法是（　　　）

A. 平肝息风，定惊安神　　　B. 清肝泻火，化痰宁心　　　　　　C. 清热泻火，顺气豁痰

D. 疏肝和胃，健脾化痰　　　E. 涤痰息风，开窍定痫

【正确答案】B　　　　　　【易错答案】A、C、D、E

【答案分析】痫证休止期肝火痰热证，治法为清肝泻火、化痰宁心。本题要求掌握痫证不同时期、不同证型对应的治疗原则。

4. 患者突然昏仆，不省人事，面色潮红、紫红，继之转为青紫或苍白，口唇青紫，牙关紧闭，两目上视，项背强直，四肢抽搐，口吐涎沫，口中怪叫，二便自遗，平素情绪急躁，心烦失眠，口苦咽干，便秘尿黄，舌质红，苔白腻，脉弦滑。其治疗宜用（　　　）

A. 黄连解毒汤合定痫丸　　B. 龙胆泻肝汤　　　　　　　　C. 六君子汤

D. 大补元煎　　　　　　　E. 涤痰汤

【正确答案】A　　　　　【易错答案】B、C、D、E

【答案分析】突然昏仆，不省人事，面色潮红、紫红，继之转为青紫或苍白，口唇青紫，牙关紧闭，两目上视，项背强直，四肢抽搐，口吐涎沫，口中怪叫，二便自遗为痫证的临床表现。患者平素情绪急躁，心烦失眠，口苦咽干，便秘尿黄，舌质红，苔白腻，脉弦滑，可辨证为发作期之阳痫，治当急以开窍醒神，继以泄热涤痰息风。

5. 中风、昏迷、痫证、厥病共同的主要症状为（　　　　）

A. 语言不利　　B. 口眼㖞斜　　C. 突然仆倒　　D. 四肢抽搐　　E. 昏不知人

【正确答案】E　　　　　【易错答案】A、B、C、D

【答案分析】本题主要考查中风、昏迷、痫证、厥病的临床特点。昏迷不会出现四肢抽搐、口眼㖞斜、言语不利。痫证、厥证没有语言不利、口眼㖞斜，可表现为不经昏仆，仅以㖞僻不遂为特征。

6. 患者痫证发作日久，神疲乏力，少气懒言，面色不华，纳呆便溏，舌淡脉弱。其治疗宜选用（　　　　）

A. 六君子汤　　　　　　　B. 涤痰汤　　　　　　　　　　C. 参苓白术散

D. 二陈汤　　　　　　　　E. 以上都不是

【正确答案】A　　　　　【易错答案】B、C、D

【答案分析】该患者痫证发作日久，神疲乏力，少气懒言，面色不华，纳呆便溏，舌淡脉弱，可诊断为痫证休止期之脾虚痰盛证，治宜健脾化痰，方选六君子汤。涤痰汤具有豁痰开窍之效。参苓白术散具有补脾胃、益肺气之效。二陈汤具有燥湿化痰、理气和中之功效。

7. 痫证发作时，在治疗上必用的方法是（　　　　）

A. 开窍醒神　　B. 豁痰顺气　　C. 平肝息风　　D. 理气降逆　　E. 活血化瘀

【正确答案】A　　　　　【易错答案】B、C、D、E

【答案分析】痫证不论阳痫还是阴痫，发作时都急以开窍醒神为要。急则治标，缓则治本，痫证的治疗首先分清标本虚实，轻重缓急。发作期开窍醒神定痫以治其标。

8. 痫证七情失调主要责之于（　　　　）

A. 喜　　　　　B. 怒　　　　　C. 忧思　　　　D. 惊恐　　　　E. 悲伤

【正确答案】D　　　　　【易错答案】A、B、C、E

【答案分析】痫证情志失调病因中，主要责之惊恐。由于突然受到惊恐，导致气机逆乱，痰浊随气上逆，蒙蔽清窍。

（二）多选题

1. 痫证的病因有（　　　　）

A. 禀赋异常　　　B. 情志失调　　　C. 饮食不节　　　D. 脑窍损伤　　　E. 久病体虚

【正确答案】ABCD　　　　　【易错答案】E

【答案分析】痫证的病因可分为先天因素和后天因素。先天因素主要为先天禀赋不足或禀赋异常，后天因素包括情志失调、饮食不节、跌仆外伤或患他病致脑窍损伤等。

2. 痫证未发作时调理宜用（　　　）

A. 清肝泻火　　　B. 健脾化痰　　　C. 滋养肝肾　　　D. 活血化瘀　　　E. 开窍醒神

【正确答案】ABCD　　　　　【易错答案】E

【答案分析】痫证未发作时证型分肝火痰热、脾虚痰盛、肝肾阴虚、瘀阻脑络，治法分别对应选项 A、B、C、D。选项 E 为发作期的调治方法。

3. 痫证休止期患者，平时急躁易怒，面红目赤，心烦失眠，咳痰不爽，口苦咽干，便秘溲黄，发作时抽搐昏仆，吐涎，或有吼叫，舌红，苔黄腻，脉弦滑而数。其治疗宜选用（　　　）

A. 龙胆泻肝汤　　　B. 六君子汤　　　C. 涤痰汤　　　D. 定痫丸　　　E. 二陈汤

【正确答案】AC　　　　　【易错答案】B、D、E

【答案分析】该患者处于痫证休止期，平时情绪急躁易怒，面色红，伴有心烦失眠，咳痰不爽，口苦咽干，便秘溲黄，为火热之象；发作时抽搐昏仆，吐涎，或有吼叫，舌红，苔黄腻，脉弦滑而数，为痰热之象。故可辨证为痫证休止期之肝火痰热证，治法为清肝泻火、化痰宁心，方选龙胆泻肝汤合涤痰汤。

4. 痫证休止期可分为（　　　）

A. 肝火痰热　　　B. 肝阳上亢　　　C. 脾虚痰盛　　　D. 肝肾阴虚　　　E. 瘀阻脑络

【正确答案】ACDE　　　　　【易错答案】B

【答案分析】本题主要考查痫证休止期的分型。通常痫证休止期有肝火痰热、脾虚痰盛、肝肾阴虚、瘀阻脑络 4 种证型。

5. 痫证的临床表现有（　　　）

A. 突然昏倒　　　B. 昏不知人　　　C. 两目上视　　　D. 肢体抽搐　　　E. 口中怪叫

【正确答案】ABCDE　　　　　【易错答案】漏选

【答案分析】本题主要考查痫证的定义和诊断要点。痫证的临床表现是发作时精神恍惚，甚则突然仆倒，昏不知人，口吐涎沫，两目上视，肢体抽搐，或口中怪叫，移时苏醒，一如常人。

（三）名词解释

痫证

【正确答案】痫证，又称为"癫痫"，是以发作性精神恍惚，甚则突然仆倒，昏不知人，口吐涎沫，两目上视，肢体抽搐，或口中怪叫，移时苏醒，醒后一如常人为主要临床表现的一种病证。

【易错答案】要点回答不全。

【答案分析】注意痫证的主要临床表现，掌握痫证的定义。

（四）简答题

1. 简述痫证与厥证、中风的鉴别诊断。

【正确答案】厥证除见突然仆倒、昏不知人等症状外，还有面色苍白、四肢厥冷，而无痫证之口吐涎沫、两目上视、四肢抽搐、口中怪叫等症状，临床不难鉴别。

痫证典型大发作与中风均有突然仆倒、昏不知人等症状，但痫证有慢性、反复发作史，发时口吐涎沫，两目上视，四肢抽搐，口中怪叫，可自行苏醒，醒后无半身不遂、口舌㖞斜等症状，而中风无口吐涎沫、两目上视、四肢抽搐、口中怪叫等症状，醒后常有半身不遂等后遗症。

【易错答案】要点回答不全。

【答案分析】掌握痫证、厥证、中风的临床表现是鉴别诊断的重点。

2. 如何理解治疗痫证"间者并行，甚者独行"？

【正确答案】痫证治疗遵循"间者并行，甚者独行"原则。发作时应"急则治其标""甚者独行"，采用豁痰顺气法，顽痰胶固需要辛温开导，痰热胶着需清化降火，治疗着重在风、痰、火、虚4个字上。当控制病情后，一般不应该随意更改方药，否则容易导致大发作。痫证发作缓解后，应该"缓则治本""间者并行"，坚持标本并治，守法守方，坚持服药，服药3～5年后再逐步减量，方能避免或者减少发作。

【易错答案】要点回答不全。

【答案分析】"间者并行，甚者独行"语出《素问·标本病传论》。原文为："病发而不足，标而本之，先治其标，后治其本；谨察间甚，以意调之，间者并行，甚者独行。""间五脏之殊，并行，甚者独行"说的是疾病在缓解期间和发作病重期间应采用不同的治疗原则和方法。张景岳认为："间者，言病之浅；甚者，言病之重也。病浅者可以兼治，故曰并行。病甚者（用药）难容杂乱，故曰独行。"此说甚为有理。"间者并行"意指病势轻缓者，可采用标本同治、主药佐药参用并行的方法治疗。"甚者独行"意即指病势危急严重者，须尊"急则治其标"的原则而用效宏力专之药予以急救，临床如突然出血不止、面色苍白、气短脉微、阳气欲脱者，常急用独参汤、参附汤等回阳救逆，以极力挽救患者生命。

3. 痫证瘀阻脑络证的临床表现、治法、代表方各是什么？

【正确答案】临床表现：平素头晕，头痛，痛有定处，常伴单侧肢体抽搐，或一侧面部抽动，颜面口唇青紫，舌质暗红或有瘀斑，舌苔薄白，脉涩或弦。多继发于中风、颅脑外伤、产伤、颅内感染性疾患后。治法：活血化瘀，息风通络。代表方：通窍活血汤。

【易错答案】要点回答不全。

【答案分析】本题主要考查痫证的辨证分型、临床表现和治法方药。痫证之瘀阻脑络证是指瘀血内阻脑络，以猝然昏仆，瘛疭抽搐，或单以口角、眼角、肢体抽搐，颜面口唇青紫，舌紫暗或有瘀点，脉弦或涩等为常见症的阴痫证候。

（五）论述题

为什么说痫证的形成以"痰"邪作祟最为重要？

【正确答案】痫证是以神志失常为主症的一种发作性疾病。神智失常的主要原因是痰邪蒙蔽心神清窍。痫证初病多表现为痰热迷塞心窍的实证，久病主要表现为痰湿扰乱神明的虚证。无论初病还是久病，均离不开痰邪作祟的症状，所以说痰与痫证的发生密切相关，积痰内扰是痫证发病的主要原因，故有"无痰不作痫"之说。如《丹溪心法·痫》指出："痫证有五……无非痰涎壅塞，迷闭孔窍。"清代程国彭也指出："痫证，则痰涎聚于经络也。"又说："痫者……虽有五脏之殊，而为痰涎则一。"

【易错答案】要点回答不全。

【答案分析】本题主要考查痫证的病因病机与痰的关系。

（六）病案题

患者，女，40岁。平素情绪急躁，心烦，失眠，口苦咽干，便秘。某天工作时出现眩晕，头胀痛，胸闷乏力，继而现昏倒在地，不省人事，面色潮红，两目上视，口唇青紫，牙关紧闭，项背强直，四肢抽搐，口吐涎沫，伴有喉中痰鸣，口中发出怪叫，舌红，苔薄黄，脉弦数。

请写出：诊断（病名、证型）、病证分析（着重对诊断该病证、证型的依据进行分析）、治法、方药（包括方名、药物、用量、特殊煎煮法）。

【正确答案】

诊断：痫证；证型：发作期之阳痫。

病症分析：患者以昏倒在地，不省人事，面色潮红，两目上视，口唇青紫，牙关紧闭，项背强直，四肢抽搐，口吐涎沫，应属中医学"痫证"范畴。患者平素情绪急躁，伴有喉中痰鸣，口中发出怪叫，舌红，苔薄黄，脉弦数，故辨证为阳痫。

治法：开窍醒神，继以泄热涤痰息风。

方药：黄连解毒汤合定痫丸。

药物组成：黄连9g，黄芩6g，黄柏6g，栀子9g，天麻30g，川贝母30g，半夏30g，茯苓30g，茯神30g，胆南星15g，石菖蒲15g，全蝎15g，僵蚕15g，琥珀15g，陈皮21g，远志21g，丹参60g，麦门冬60g，朱砂9g。水煎服，日1剂。

【易错答案】看到情绪急躁心烦，容易错误辨证为肝火痰热证。

【答案分析】本题主要考查痫证的辨证分型及不同证型的临床表现。注意鉴别厥证与中风、痫证，三者均有突然昏倒、不省人事。但中风的昏厥，醒后多有后遗症，表现为半身不遂、口眼㖞斜、语言不利等。而痫证在昏厥的当时有牛羊似的吼叫声，并口吐涎沫，醒后无后遗症。厥证发作时既无叫声，又无口吐涎沫，醒后无后遗症。

第七章　脾胃系病证

第一节　胃痛（附：吐酸、嘈杂）

◎ **重点** ◎

胃痛的病因病机、辨证要点、治疗原则及证治分类

◎ **难点** ◎

胃痛的辨证要点以及证治分类

扫码获取
同步习题

精选习题

（一）单选题

1. 最常引起胃脘痛的外邪是（　　　　）

A. 风　　　　　B. 寒　　　　　C. 湿　　　　　D. 燥　　　　　E. 火

【正确答案】B　　　　　　　【易错答案】E

【答案分析】外感寒、热、湿诸邪，内客于胃，皆可致胃脘气机阻滞，不通则痛，其中尤以寒邪为多。

2. 胃痛的病因病机、临床表现及治疗最早记载于（　　　　）

A.《外台秘要》　　　　　　B.《伤寒论》　　　　　　　　C.《黄帝内经》

D.《兰室秘藏》　　　　　　E.《证治准绳》

【正确答案】C　　　　　　　【易错答案】D

【答案分析】胃痛的病因病机、临床表现及治疗最早记载于《黄帝内经》，李东垣的《兰室秘藏》首立"胃脘痛"一门，使胃痛成为独立的病证。

3. 患者胃脘灼痛，痛势急迫，遇热痛甚，得寒减轻。其可辨为（　　　　）

A. 实证　　　　B. 虚证　　　　C. 寒证　　　　D. 热证　　　　E. 气滞

【正确答案】D　　　　　　　【易错答案】A

【答案分析】胃痛遇寒则痛甚，得温则痛减，为寒证；胃脘灼痛，痛势急迫，遇热痛甚，得寒减轻，为热证。而实证包括寒证、热证、气滞等，范围宽泛，根据该患者的症状，辨为热证

更为合适。

4. 与胃痛密切相关的两个脏腑为（　　　）

A.脾、肾　　　　　B.肺、肾　　　　　C.肝、脾　　　　　D.肝、胆　　　　　E.肝、肾

【正确答案】C　　　　　　　　【易错答案】A

【答案分析】胃痛的病位在胃，与肝、脾密切相关。

5. 治疗胃痛胃阴不足证的首选方剂是（　　　）

A. 益胃汤　　　　　　　B. 麦门冬汤　　　　　　　C. 益胃汤合橘皮竹茹汤

D. 化肝煎　　　　　　　E. 柴胡疏肝散

【正确答案】A　　　　　　　　【易错答案】C、E

【答案分析】治疗胃痛、胃痞胃阴不足证宜选益胃汤，治疗呕吐胃阴亏虚证宜选麦门冬汤，而治疗呃逆胃阴不足证首选益胃汤合橘皮竹茹汤，治疗胃痛肝胃郁热证宜选化肝煎，治疗胃痛肝气犯胃证宜选柴胡疏肝散。

6. 治疗肝气犯胃型胃痛的首选方剂是（　　　）

A. 柴胡疏肝散　　　　　　B. 保和丸　　　　　　　C. 半夏厚朴汤合左金丸

D. 越鞠丸合枳术丸　　　　E. 正气天香散

【正确答案】A　　　　　　　　【易错答案】C、D、E

【答案分析】正气天香散可治疗寒邪内阻型腹痛，半夏厚朴汤合左金丸可治疗肝气犯胃型呕吐，越鞠丸合枳术丸可治疗肝胃不和型实痞证，保和丸可治疗饮食内停型实痞证，治疗肝气犯胃型胃痛首选柴胡疏肝散。

7. 胃痛瘀血停滞证的治法是（　　　）

A. 破结行瘀，滋阴养血　　　B. 活血化瘀，和络止痛　　　C.化瘀通络，理气和胃

D. 疏肝解郁，理气止痛　　　E. 温中健脾，和胃止痛

【正确答案】C　　　　　　　　【易错答案】A、B

【答案分析】破结行瘀、滋阴养血为噎膈瘀血内结证的治法，活血化瘀、和络止痛为腹痛瘀血内停证的治法。

8. 治疗瘀血停滞型胃痛，痛甚者常加用（　　　）

A. 木香、陈皮　　　　　　B. 桃仁、红花　　　　　　C. 川楝子、延胡索

D. 三棱、莪术　　　　　　E. 延胡索、木香、郁金

【正确答案】E　　　　　　　　【易错答案】C、D

【答案分析】治疗瘀血停滞型胃痛首选失笑散合丹参饮。若胃痛甚者，加延胡索、木香、郁金、枳壳。川楝子归肝、小肠、膀胱经，可行气止痛，主治肝郁化火之痛。三棱、莪术入血分，主破血消积。治疗瘀血停滞型胃痛在代表方化瘀通络的基础上加行气止痛药可起到"气行则血行"之功，且瘀血日久可阻碍气机，故临床应用时适当地活血加行气可能比一味地活血效果更佳。

9. 治疗湿热中阻型胃痛，伴恶心呕吐者常加用（　　　）

A. 陈皮、半夏   B. 吴茱萸、干姜   C. 竹茹、苏叶

D. 生姜、丁香   E. 以上都不对

【正确答案】C   【易错答案】A、B

【答案分析】治疗湿热中阻型胃痛，法应清化湿热，理气和胃，首选清中汤。若湿偏重者，加苍术、藿香；若热偏重者，加蒲公英、黄芩；若恶心呕吐者，加竹茹、苏叶。陈皮、半夏健脾化痰止呕，多用于痰湿引起的呕吐；吴茱萸、干姜温胃降逆止呕，多用于胃寒之呕吐。

（二）多选题

1. 胃脘痛发作的常见病因有（   ）

A. 外邪侵袭   B. 饮食不节   C. 情志失调

D. 久病体虚   E. 胃气上逆

【正确答案】ABCD   【易错答案】E

【答案分析】胃痛的发生，主要由外邪侵袭、饮食不节、情志失调和久病体虚等，导致胃气郁滞，胃失和降而致。而胃气上逆为多种病因导致的病理变化。

2. 用"通则不痛"的原则治疗胃脘痛可用于（   ）

A. 疏肝   B. 活血   C. 消导   D. 温阳   E. 泄热

【正确答案】ABCDE   【易错答案】漏选

【答案分析】要从辨证理解和运用"通则不痛"之法。"夫通者不痛，理也。但通之之法，各有不同。调气以和血，调血以和气，通也；下逆者使之上行，中结者使之旁达，亦通也；虚者助之使通，寒者温之使通，无非通之之法也"。故针对各种病理因素采取正确的治疗方法治疗胃痛，均属于"通则不通"。

3. 胃痛的基本病机有（   ）

A. 胃气失和   B. 虚实夹杂   C. 气机不利

D. 胃失濡养   E. 痰湿阻滞

【正确答案】ACD   【易错答案】B、E

【答案分析】本病病位在胃，与肝、脾密切相关，基本病机为胃气郁滞，失于和降，不通则痛。若素体脾胃虚弱，运化失职，气机不畅，或中阳不足，中焦虚寒，失其温养而发生疼痛。而虚实夹杂为胃痛的病性，痰湿阻滞为其中的一项病理因素，均不属于基本病机范畴。

4. 胃痛在辨别时应注意（   ）

A. 表里   B. 寒热   C. 虚实   D. 气血   E. 阴阳

【正确答案】BCD   【易错答案】A、E

【答案分析】胃痛的辨证要点为辨虚实、辨寒热、辨在气在血。

5. 柴胡疏肝散主要用于（   ）

A. 肝气犯胃型胃痛   B. 肝郁气滞型胁痛   C. 肝气犯胃型呕吐

D. 气机郁滞型呃逆　　　　　E. 气滞心胸型胸痹

【正确答案】ABE　　　　　【易错答案】C、D

【答案分析】肝气犯胃型呕吐首选半夏厚朴汤合左金丸治疗，气机郁滞型呃逆首选五磨饮子治疗。

6. 应与胃痛相鉴别的有（　　　）

A. 胃痞　　　　B. 真心痛　　　　C. 胁痛　　　　D. 腹痛　　　　E. 呕吐

【正确答案】BC　　　　　【易错答案】A、D、E

【答案分析】真心痛不典型者可出现胃脘痛之症；肝气犯胃型胃痛有时亦可攻痛连胁，应与胁痛相鉴别；腹痛是以胃脘部以下，耻骨毛际以上整个位置疼痛为主症。胃痛是以上腹胃脘部近心窝处疼痛为主症，两者仅就疼痛部位来说，是有明显区别的。但胃处腹中，与肠相连，因而胃痛可以影响及腹，而腹痛亦可牵连于胃，需予以鉴别。

7. 胃脘痛实证的常见证型有（　　　）

A. 寒邪客胃　　　　B. 饮食伤胃　　　　C. 肝气犯胃　　　　D. 湿热中阻　　　　E. 瘀血内停

【正确答案】ABCDE　　　　　【易错答案】漏选

【答案分析】胃痛常见的实证证型包括寒邪客胃、饮食伤胃、肝胃郁热、肝气犯胃、湿热中阻、瘀血停滞。

（三）名词解释

胃痛

【正确答案】胃痛，又称胃脘痛，是以胃脘部近心窝处疼痛为主症的疾病。

【易错答案】主要特征描述不全面或不准确。

【答案分析】注意描述胃痛的疼痛部位。

（四）简答题

1. 简述胃痛的病理演变。

【正确答案】胃痛的病理因素以气滞为主，并见食积、寒凝、热郁、湿阻、血瘀等。其病机演变主要是虚实、寒热、气血之间的演变和转化。胃痛初发由外邪、饮食、情志所伤者，常表现为实证；久痛不愈，或反复发作，可由实证转为虚证，多呈虚实夹杂之候。若因寒而痛者，寒邪伤阳，脾阳不足，可成脾胃虚寒证；若因热而痛，邪热伤阴，胃阴不足，则致阴虚胃痛。虚证胃痛又易受邪，如脾胃虚寒者易兼寒邪、食滞或湿浊等，出现虚实夹杂证。从寒热来看，寒痛日久，过用辛热，可以郁而化热；热痛日久，过用苦寒或饮食生冷过度，亦可寒化形成寒证，都可致寒热错杂、寒热互结等。气滞日久，气病及血，必见血瘀；瘀血阻滞，常使气滞加重。胃痛日久，或病情加重，可有诸多变证。如胃热炽盛，迫血妄行，或瘀血阻滞，血不循经，或脾气虚弱，不能统血，而致便血、呕血。大量出血，可致气随血脱，危及生命。若失治误治，邪热壅盛，水热互结，腑气不通，可致结胸，甚或引发厥脱危证，或日久脾胃衰败，或瘀结成毒，气机壅塞，胃失和降，胃气上逆，可致反胃顽症。

【易错答案】病机演变容易表述不全面。

【答案分析】胃痛的病机变化比较复杂，可以衍生多种变证，应分别加以分析。

2. 寒邪客胃证与脾胃虚寒证的主要证候是什么？其证候机制有何不同？

【正确答案】二者主要根据疼痛的性质、诱发因素、伴随症状，并结合舌脉进行辨别。胃痛暴作，拘急冷痛，恶寒喜暖，得温痛减，遇寒加重，口不渴，有感寒或食冷病史，喜热饮，舌苔薄白，脉弦紧者，为寒邪客胃证。胃脘隐痛，绵绵不休，空腹痛甚，得食则缓，喜温喜按，劳累或受凉后发作或加重，泛吐清水，食少纳呆，神疲倦怠，四肢不温，大便溏薄，舌质淡，苔白，脉虚缓无力者，属脾胃虚寒证。

寒邪客胃证的证候机制是寒邪客胃，暴遏阳气，气机阻滞，不通则痛。脾胃虚寒证的证候机制是中焦虚寒，胃失温养，不荣则痛。

【易错答案】两者证候表述不全面或表述混淆。

【答案分析】不同的发病机制导致不同的疾病证候，应加以分析理解。

3. 胃痛如何辨别在气在血？

【正确答案】一般初病在气，久病在血。气滞者，多见胀痛，痛无定处，或攻窜两胁，疼痛与情志因素密切相关；血瘀者，疼痛部位固定不移，持续疼痛，入夜加重，舌质紫暗或有瘀斑，或兼见呕血、便血。

【易错答案】要点表述不全面。

【答案分析】在气者，注意疼痛的性质、部位及与情志的关系。在血者，要根据疼痛部位、疼痛性质，并结合舌脉加以分析。

4. 胃痛与真心痛如何鉴别？

【正确答案】真心痛是胸痹心痛的严重证候，多见于老年人，常有胸痹病史，典型症状为胸膺部闷痛、刺痛或绞痛，疼痛剧烈，痛引肩背，常伴心悸气短、汗出肢冷、唇甲发绀等症状，病情危急。正如《灵枢·厥论》曰："真心痛，手足青至节，心痛甚，旦发夕死，夕发旦死。"提示真心痛病情危急，预后险恶。

【易错答案】疼痛部位、程度及性质表述混淆。

【答案分析】应注意在疼痛部位、程度及性质等方面展开分析。

5. 简述胃痛胃阴不足证的证治方药。

【正确答案】胃痛胃阴不足证的症状主要有胃脘隐隐灼痛，有时嘈杂似饥，或饥而不欲食，口干咽燥，大便干结，舌质红，少津或光剥无苔，脉弦细无力。治法宜养阴益胃，和中止痛。方用益胃汤。药用北沙参、麦冬、生地黄、玉竹、石斛、佛手、绿萼梅等。

【易错答案】症状表述不全面，方剂易与其他疾病的胃阴不足证相混淆。

【答案分析】症状表述要全面，应掌握其治法、方剂及药物组成。

（五）论述题

胃痛的治疗方法是什么？如何理解？

【正确答案】胃痛早期由外邪、饮食、情志所伤者，多为实证，治疗以温胃散寒、消食导滞、疏肝理气、活血化瘀、清解郁热、清热化湿为主；后期常为脾胃虚寒，治以温阳散寒，胃阴不足者宜滋阴养胃。治疗当补虚泻实，重视调畅中焦气机，固护胃气。胃痛的治疗以理气和胃止痛为大法，疏通气机，"通则不痛"。运用"通"法，不能局限于狭义的"通"之一法，应根据不同证候，采取相应治法。如实证者，应区别寒凝、食积、气滞、胃热、血瘀，分别给予散寒止痛、消食和胃、疏肝解郁、清泻肝胃、通络化瘀治法；虚证者当辨虚寒与阴虚，分别给予温胃健中或滋阴养胃等法。对于胃脘拘急而痛者，可用缓急止痛法。

【易错答案】未分别描述胃痛的辨证施治。

【答案分析】注意分别论述不同病机处以的不同治法，并加以分析理解。

（六）病案题

患者，女，37岁。自述6天前因与他人生气后，自觉胃脘胀痛，不欲饮食，痛连两胁，攻撑走窜，遇烦恼则痛作或痛甚，喜太息，胸闷嗳气，大便不爽，舌淡红，苔薄白，脉弦。

请写出：诊断（病名、证型）、病证分析（着重对诊断该病证、证型的依据进行分析）、治法、方药（包括方名、药物、用量、特殊煎煮法）。

【正确答案】

诊断：胃痛；证型：肝气犯胃证。

病证分析：肝主疏泄而喜条达，若情志不舒，则肝气郁结，不得疏泄，横逆犯胃而作痛。肝居胁下，而气窜游移，故痛连两胁，攻撑走窜；气机不利，肝胃气逆，故胸闷嗳气、喜太息；气滞肠道传导失常，故大便不爽；若情志不和，则肝郁更甚，气结复加，故每遇烦恼则痛作或痛甚。舌苔薄白，脉弦为肝郁气滞之象。

治法：疏肝解郁，理气止痛。

方药：柴胡疏肝散。

药物组成：柴胡12g，醋香附15g，陈皮12g，炒枳壳15g，白芍15g，甘草6g，川芎12g。水煎服，日1剂。

【易错答案】证型分析不准确。

【答案分析】根据该患者的病史及主要临床表现可辨为胃痛肝气犯胃证，并予以辨证分析，治法方药应描述准确。

第二节　胃痞

◎ **重点** ◎

胃痞的病因病机、辨证要点、治疗原则及证治分类

◎ **难点** ◎

胃痞的证候特征、辨证要点及证治分类

扫码获取
同步习题

精选习题

（一）单选题

1. 胃痞的基本病位在（　　）

A. 脾　　　　B. 肝　　　　　C. 胃　　　　　D. 胆　　　　　E. 大肠

【正确答案】C　　　　【易错答案】A

【答案分析】本病的发病部位在胃，与肝、脾关系密切。

2. 胃痞的主症是（　　）

A. 胃脘疼痛　　B. 胃脘满闷　　C. 胸脘痞闷　　D. 满闷不舒　　E. 胸脘闷痛

【正确答案】B　　　　【易错答案】A、C、D

【答案分析】胃痞是指以自觉心下痞塞胀满不舒为主症的疾病。心下即胃脘部，故胸脘痞闷不属胃痞主症特点，而满闷不舒虽为胃痞特点，但并未说明部位，不能作为主症，胃脘疼痛为胃痛的主症，注意鉴别。

3. 提出用诸泻心汤治疗痞满的医书是（　　）

A.《伤寒论》　　　　　B.《金匮要略》　　　　　　　C.《兰室秘藏》

D.《丹溪心法》　　　　E.《医林改错》

【正确答案】A　　　　【易错答案】B、D

【答案分析】《伤寒论·辨太阳病脉证并治下》云："若心下……但满而不痛者，此为痞，柴胡不中与之，宜半夏泻心汤。"在本条中，张仲景创制半夏泻心汤治疗误下所导致的邪热内陷，脾胃受伤，湿浊壅聚之胃痞，并通过硬痛与否把胃痞与结胸进行鉴别，同时创诸泻心汤治疗不同类型的胃痞，一直为后世医家所效法。

4. 下列不属于《景岳全书》关于痞满认识的是（　　）

A. 有邪有滞而痞者，实痞也　　　　B. 无物无滞而痞者，虚痞也

C. 有胀有痛而满者，实满也　　　　D. 满而不痛者，此为痞

E. 实痞实满者，可消可散

【正确答案】D　　　　【易错答案】C、E

【答案分析】张介宾在《景岳全书·痞满》中明确指出："痞者，痞塞不开之谓；满者，胀满不行之谓。盖满则近胀，而痞则不必胀也。"其通过辨证虚实提出不同的治法："凡有邪有滞而痞者，实痞也；无物无滞而痞者，虚痞也。有胀有痛而满者，实满也；无胀无痛而满者，虚满也。实痞实满者，可消可散；虚痞虚满者，非大加温补不可。"这对后世痞满诊治颇有指导意义。"但满而不痛者，此为痞，柴胡不中与之，宜半夏泻心汤"，此乃《伤寒论》之论述。

5. 胃痞发生的病机关键是（　　）

A. 肝、脾、肾三脏失调，痰气瘀交结　　　　　　　　B. 胃气阻滞，胃失和降

C. 胃失和降，膈间气机不利，胃气上逆动膈　　　　　D. 中焦气机不利，脾胃升降失职

E. 胃失和降，胃气上逆

【正确答案】D　　　　　【易错答案】B、C、E

【答案分析】饮食不节、情志失调、体虚久病或药毒误治等病因均可影响胃，并涉及脾、肝，使中焦气机不利，脾胃升降失职，而发痞满，此为胃痞的基本病机。故选项B、C、E中的胃失和降及胃气上逆不能概括为胃痞的病机关键，而与呕吐、呃逆关系密切。

6.患者，男，38岁。反复脘腹痞塞不舒，胸膈满闷，头晕目眩，身重困倦，呕恶纳呆，口淡不渴，小便不利，舌苔白厚腻，脉沉滑。其治疗应首选（　　　）

A. 柴胡疏肝散　　　　　B. 平胃散合二陈汤　　　　　C. 旋覆代赭汤

D. 金铃子散　　　　　E. 香砂六君子丸

【正确答案】B　　　　　【易错答案】A、C、E

【答案分析】由"反复脘腹痞塞不舒，胸膈满闷，身重困倦，呕恶纳呆，口淡不渴，舌苔白厚腻，脉沉滑"，可辨证为胃痞痰湿中阻证，治以除湿化痰，理气和中，代表方为平胃散合二陈汤。

7.治疗胃痞痰湿中阻证，若郁久化热，而口苦、舌苔黄者，应改用（　　　）

A. 清胃散　　　　　B. 黄连温胆汤　　　　　C. 二陈平胃汤

D. 益胃汤　　　　　E. 香砂六君子汤

【正确答案】B　　　　　【易错答案】A、C、E

【答案分析】治疗痰湿中阻证的代表方为平胃散合二陈汤。若痰湿盛而满闷者，加枳实、紫苏梗、桔梗；气逆不降、嗳气不止者，加旋覆花、代赭石、枳实、沉香；痰湿郁久化热而口苦、舌苔黄者，改用黄连温胆汤；渴不欲饮、水入即吐者，合五苓散。

（二）多选题

1.下列关于痞满主症的叙述，正确的有（　　　）

A. 胃脘痞塞，满闷不舒　　　　B. 胸闷气短　　　　　C. 望无胀形

D. 触之无形　　　　　E. 按之柔软

【正确答案】ACDE　　　　　【易错答案】B

【答案分析】胃痞是以自觉心下痞塞胀满不舒为主症的疾病，又称痞满。临床主要表现为上腹胀满不舒，如延及中下腹部则称为脘腹胀满。

2.胃痞在辨证时应注意辨别（　　　）

A. 虚实　　　B. 寒热　　　C. 缓急　　　D. 久暂　　　E. 在气与在血

【正确答案】AB　　　　　【易错答案】C、D、E

【答案分析】胃痞的辨证要点包括辨实痞与虚痞、辨热痞与寒痞。辨在气与在血为胃痛的辨证要点。

3. 胃痞肝胃不和证的临床特征有（　　　）

A. 脘腹痞满不舒　　　　B. 胸胁胀满　　　　　　　　C. 呕恶嗳气

D. 嗳腐吞酸　　　　　　E. 矢气频作

【正确答案】ABC　　　　【易错答案】D、E

【答案分析】胃痞肝郁气滞证的临床表现为脘腹痞闷，胸胁胀满，心烦易怒，善太息，呕恶嗳气，或吐苦水，大便不爽，舌淡红，苔薄白，脉弦。

（三）名词解释

胃痞

【正确答案】胃痞是以自觉心下痞塞胀满不舒为主症的疾病，又称痞满。一般以自觉脘腹痞塞胀满、触之无形、按之柔软、压之无痛为特点。

【易错答案】分析不全面。

【答案分析】胃痞的主要临床特征包括部位及其特点，注意描述全面。

（四）简答题

1. 简述胃痞的诊断依据。

【正确答案】①临床以脘腹满闷不舒为主症，并有按之柔软、压之不痛、望无胀形的特点。②起病可急可缓，病程可长可短，时轻时重，反复发作。③多由外感、饮食、情志等因素诱发，或继发于体虚久病者。

【易错答案】诊断要点表述不全面。

【答案分析】注意分别从临床症状、发病情况、诱因等方面分析。

2. 简述胃痞脾胃虚弱证的证治方药。

【正确答案】胃痞脾胃虚弱证的临床表现主要有脘腹满闷，时轻时重，喜温喜按，纳呆便溏，神疲乏力，少气懒言，语声低微，舌质淡，苔薄白，脉细弱。治法宜补气健脾、升清降浊，代表方为补中益气汤，药用黄芪、党参、白术、炙甘草、升麻、柴胡、当归、陈皮等。

【易错答案】临床表现表述不全面或不准确，代表方易混淆。

【答案分析】需要回答脾胃虚弱的证候特征及治法方药，注意勿与其他证候甚至其他疾病的相似证候混淆，同时需要回答代表方的主要药物组成。

3. 怎样理解治疗久痞需要温清并用、补泻同施?

【正确答案】一般而言，实痞宜通，虚痞宜补，热痞宜清，寒痞宜温。但胃痞每易缠绵，多为虚实夹杂，寒热并见者，治宜温清并用，补泻同施。临床可效法仲景诸泻心汤法，辛开苦降，温清并用。或如李东垣之枳实消痞丸、枳实导滞丸等方药，消补兼施，苦降辛开。此外，部分胃痞病情迁延日久，久病入络，留痰留瘀，瘀结成毒，可产生诸多复杂变证，使病归难治。治疗应重视化痰散结、祛瘀解毒诸法。

【易错答案】分析不准确或不全面。

【答案分析】理解久痞的治疗方法一定要从胃痞的病因病机等方面出发。胃痞日久易出现虚实夹杂、寒热错杂之证，注意温清并用，补虚泻实，并重视脾胃为气机升降之枢纽，辛开苦降，时时顾护胃气。

4.简述实痞与虚痞的鉴别要点。

【正确答案】实痞多见于体壮者，自觉脘腹痞满，按之加重，食后为甚，舌苔厚腻，脉实有力。虚痞多见于体虚者，脘腹痞满，反复发作，喜揉喜按，食少纳呆，舌象可见少苔，脉虚无力。

【易错答案】鉴别要点表述不全面或不准确。

【答案分析】注意从二者的临床表现、易发人群、病情特点等方面描述鉴别要点。

（五）论述题

如何理解胃痞的治疗应重视调畅气机？

【正确答案】胃痞的基本病机为中焦气机不利，脾胃升降失宜，故治疗总以调理脾胃升降，行气除痞消满为基本法则。其应从两方面理解：一是要重视脾升胃降，二是要使肝气条达。胃痞虽病在胃，但与脾、肝密切相关。脾胃同居中焦，虽可各自患病，但更易互相影响。胃病日久，可累及脾脏。脾虚失运，清气不升，浊气不降，也易发胃痞；肝主疏泄，对脾胃升降有调节作用，尤其是因情志不遂，或忧思、恼怒所致肝脾不调，而见脘腹痞满者良多。因此，治疗胃痞之行气包括脾胃升降之气和肝主疏泄之气两端，并各有虚实之别。至于行气之药的选用，一般提倡轻灵为宜。此外，临床胃痞常兼夹其他病证，有"因病致痞"和"因痞致病"之不同，应从整体观思路灵活辨治胃痞，未必见痞治痞。

【易错答案】分析不全面。

【答案分析】分析时应注意从胃痞的病机及如何进行调畅气机着手，注意表述全面。

（六）病案题

患者，女，50岁。平素常有脘腹不舒，痞塞满闷，心烦易怒，喜长叹息，恶心嗳气，大便不爽，常因情志因素而加重，苔薄白，脉弦。

请写出：诊断（病名、证型）、病证分析（着重对诊断该病证、证型的依据进行分析）、治法、方药（包括方名、药物、用量、特殊煎煮法）。

【正确答案】

诊断：胃痞；证型：肝胃不和证。

病证分析：情志不舒，肝气郁结，横逆犯胃，中焦气机失畅，故脘腹不舒，痞塞满闷，喜长叹息，恶心嗳气，大便不爽；肝喜条达而恶抑郁，故痞满常因情志因素而加重；心烦易怒，苔薄白，脉弦，皆为肝胃不和之象。

治法：疏肝解郁，和胃消痞。

方药：越鞠丸合枳术丸加减。

药物组成：炒苍术24g，香附15g，川芎12g，炒神曲15g，栀子12g，炒枳实12g，炒白术24g。水煎服，日1剂。

【易错答案】诊断、辨证错误。

【答案分析】由"脘腹不舒，痞塞满闷，心烦易怒，喜长叹息，恶心嗳气，大便不爽，常因情志因素而加重，苔薄白，脉弦"，可辨证为胃痞肝郁气滞证，治法宜疏肝解郁，和胃消痞。方选越鞠丸合枳术丸加减。

第三节　呕吐

◎ **重点** ◎

1. 呕吐的病因病机、辨证要点、治疗原则及证治分类
2. 呕吐与反胃的鉴别要点

◎ **难点** ◎

呕吐的治疗原则及证治分类

精选习题

扫码获取
同步习题

（一）单选题

1. 患者呕吐反复发作，时作干呕，口干咽燥，舌红少津，脉细数。其病机是（　　　）

A. 胃阴不足，失于濡润　　　B. 气逆痰阻，胃气上逆　　　　C. 脾胃阳虚，膈间不利

D. 肝气上乘，胃气上冲　　　E. 气不化津，食滞内阻

【正确答案】A　　　　　　　【易错答案】C

【答案分析】胃热不清，耗伤胃阴，以致胃失濡养，气失和降，故呕吐反复发作，时作干呕，似饥而不欲食；津液不能上承，故口干咽燥；舌红少津、脉细数为津液耗伤、虚中有热之象。故辨证为胃阴不足。注意阴虚与阳虚的特征性表现不要混淆。

2. 呕吐的基本病机是（　　　）

A. 肝气犯胃，升降失调　　　B. 胃失和降，胃气上逆　　　　C. 脾胃亏虚，运化失常

D. 饮食不节，食滞不化　　　E. 胃阴不足，胃失润降

【正确答案】B　　　　　　　【易错答案】C

【答案分析】呕吐病位在胃，与肝脾关系密切，其基本病机为胃失和降，胃气上逆。其余4个选项也可引起呕吐，但均不能概括为基本病机。

3. 患者突发呕吐，伴有发热恶寒，头身疼痛，胸脘满闷，苔白，脉濡。其治疗宜选用（　　　）

A. 荆防败毒散　　　　B. 新加香薷饮　　　　　C. 藿香正气散

D. 半夏厚朴汤　　　　E. 保和丸

【正确答案】C　　　　　　　【易错答案】B

【答案分析】外受风寒之邪，或夏令暑湿秽浊之气，内扰胃腑，浊气上逆，故突然呕吐；邪束肌表，营卫失和，故发热恶寒，头身疼痛，湿浊中阻，气机不利，故胸脘满闷；苔白腻、脉濡缓皆为湿浊蕴阻之象。治疗当用藿香正气散疏邪解表、化浊和中、降逆止呕。新加香薷饮用于暑温初起、复感风寒之证。

4. 呕吐物为痰浊涎沫者多属（　　　）

A. 胃阴不足　　　　　　　B. 饮食停滞　　　　　　　C. 脾胃气虚

D. 痰饮内阻　　　　　　　E. 肝气犯胃

【正确答案】D　　　　　　　【易错答案】B

【答案分析】痰饮内阻型呕吐的临床表现为呕吐物多为清水痰涎，或胃部如囊裹水，胸脘痞闷，纳食不佳，头眩，心悸，或逐渐消瘦，或呕而肠鸣，舌苔白滑而腻，脉沉弦滑。饮食停滞型呕吐多见呕吐物酸腐，多为胃内未消化的食物。

5. 下列不属于实证呕吐特点的是（　　　）

A. 发病较急　　　　　　　B. 病程较短　　　　　　　C. 多由外邪及饮食所伤而发

D. 有邪实之象　　　　　　E. 时发时止

【正确答案】E　　　　　　　【易错答案】B

【答案分析】呕吐一证，当详辨虚实：实证多由外邪、饮食所伤，发病较急，病程较短；虚证多为脾胃运化功能减退，发病缓慢，病程较长，易反复发作，时发时止。

6. 下列不属于胃阴不足型呕吐主症的是（　　　）

A. 呕吐反复或时作干呕　　B. 似饥而不欲食　　　　　C. 嗳气吞酸

D. 口燥咽干　　　　　　　E. 舌红少津

【正确答案】C　　　　　　　【易错答案】A

【答案分析】胃阴不足型呕吐的临床表现为呕吐反复发作，或时作干呕，恶心，胃中嘈杂，似饥而不欲食，口燥咽干，舌红少津，苔少，脉细数。嗳气吞酸为肝气犯胃型呕吐的临床表现。

7. 治疗胃阴不足型呕吐的主方为（　　　）

A. 麦门冬汤　　　　　　　B. 益胃汤　　　　　　　　C. 一贯煎

D. 玉女煎　　　　　　　　E. 沙参麦冬汤

【正确答案】A　　　　　　　【易错答案】B

【答案分析】麦门冬汤可治疗胃阴不足型呕吐，益胃汤可治疗胃阴不足型胃痞，一贯煎可治疗肝络失养型胁痛，玉女煎可治疗胃热炽盛型鼻衄，沙参麦冬汤可治疗肺阴虚型虚劳，应予以鉴别。

（二）多选题

1. 引起呕吐的原因有（　　　）

A. 外邪犯胃　　　B. 饮食不节　　　C. 情志失调　　　D. 脾胃虚弱　　　E. 命门火衰

【正确答案】ABCD　　　　　　【易错答案】E

【答案分析】外邪犯胃、饮食不节、情志失调、素体脾胃虚弱等病因，扰动胃腑或胃虚失和，气逆于上则出现呕吐。

2. 饮食停滞型呕吐的主症有（　　　）

A. 嗳气厌食　　　　　　　B. 呕吐酸腐　　　　　　　C. 脘腹胀满

D. 大便秽臭而溏　　　　　E. 苔厚腻

【正确答案】ABCDE　　　　【易错答案】漏选

【答案分析】饮食停滞型呕吐的临床表现为呕吐酸腐量多，或吐出未消化的食物，嗳气厌食，脘腹胀满，得食更甚，吐后反快，大便秘结或溏泄，气味臭秽，舌苔厚腻，脉滑实有力。

3. 实证呕吐的证候类型有（　　　）

A. 外邪犯胃　　B. 饮食停滞　　C. 肝气犯胃　　D. 痰饮内阻　　E. 脾胃虚寒

【正确答案】ABCD　　　　【易错答案】E

【答案分析】脾胃虚寒证为虚证呕吐。

4. 脾胃虚寒型呕吐的主症有（　　　）

A. 时发时止　　　　　　　B. 面色㿠白　　　　　　　C. 倦怠乏力，四肢不温

D. 口干不欲饮或喜热饮　　E. 舌淡苔薄

【正确答案】ABCDE　　　　【易错答案】漏选

【答案分析】脾胃虚寒型呕吐的临床表现为饮食稍多即欲呕吐，时发时止，食入难化，胸脘痞闷，不思饮食，面色㿠白，倦怠乏力，四肢不温，口干不欲饮或喜热饮，大便稀溏，舌质淡，苔薄白，脉濡弱或沉。

（三）名词解释

呕吐

【正确答案】呕吐是以胃内容物从口中吐出为主症的疾病。其中，有物有声谓之呕，有物无声谓之吐，无物有声谓之干呕。临床呕与吐常同时发生，很难截然分开，故合称为"呕吐"。

【易错答案】只描述呕吐是由口中吐出的胃内容物。

【答案分析】分析呕吐的病因病机及临床特征，并指出呕与吐之区别。

（四）简答题

1. 在呕吐的证治中如何辨别虚实？

【正确答案】呕吐的辨证以虚实为纲。实证多由饮食所伤，病程短，来势急，吐出物较多，多有酸臭味，应进一步辨别外感、食滞、痰饮及气火的不同。若发病较急，伴有表证者，属于外邪犯胃；呕吐酸腐量多，气味难闻者，为宿食留胃；呕吐清水痰涎，胃脘如囊裹水者，属痰饮内停；呕吐泛酸，抑郁善怒者，多属肝气郁结；呕吐苦水者，多因胆热犯胃。虚证多为脾胃运化功能减退，病程较长，来势徐缓。虚者又有脾胃虚寒和胃阴不足之区别。呕吐物较少，或伴有倦怠乏力等症，反复发作，纳多即吐者，属脾胃虚寒；干呕嘈杂，或伴有口干、似饥而不欲食者，为胃阴不足。

【易错答案】分析不全面。

【答案分析】呕吐辨虚实主要从病程、发病、病因、呕吐物特点及伴随症状等方面鉴别，注意分析要符合要点，全面分析。

2. 简述肝气犯胃型呕吐的主症、治法、代表方。

【正确答案】肝气犯胃型呕吐的主症为呕吐吞酸，或干呕泛恶，脘胁胀满，烦闷不舒，嗳气频频，每因情志不遂而发作或加重，舌边红，苔薄腻或微黄，脉弦。治法宜疏肝和胃，降逆止呕。代表方为半夏厚朴汤合左金丸加减。

【易错答案】分析不全面。

【答案分析】肝气犯胃型呕吐的特点需描述全面，治法及代表方要记忆准确。

3. 呕吐与反胃如何鉴别？

【正确答案】反胃是指食物入胃，不能纳化而复吐出的病证，以朝食暮吐，暮食朝吐，宿食不化为主要临床表现。呕吐多为食已则吐，或不食亦吐，吐无定时，吐出食物或痰涎清水。

【易错答案】分析不全面。

【答案分析】二者的鉴别需从病因、病机、主症特点全面分析。

（五）论述题

试述呕吐的基本病机及治法。

【正确答案】呕吐的基本病机为胃失和降，胃气上逆。以和胃降逆为基本治法，但尚需结合标本虚实进行辨治。属实者，重在祛邪，分别施以解表、消食、化痰、理气之法，以求邪去胃安呕止之效。虚者重在扶正，分别以健脾益气、温中散寒、养阴和胃之法，以求正复胃和呕止之功。属虚实夹杂者，应适当兼顾治之，审其标本缓急之主次治之。在辨证的基础上，合理使用和胃降逆药物，以止呕治标，可提高疗效。

【易错答案】分析不准确。

【答案分析】呕吐的基本病机决定了其治法，故病机分析准确即可确定其治疗大法，但仍需结合标本虚实进行辨证施治。

（六）病案题

患者，女，45岁。呕吐时作时止已1年余。饮食稍有不慎即易呕吐，时作时止，纳呆，面色㿠白，倦怠乏力，畏寒喜暖，四肢不温，口干而不欲饮，大便溏薄，日2行，舌质淡，苔薄白，脉濡弱。

请写出：诊断（病名、证型）、病证分析（着重对诊断该病证、证型的依据进行分析）、治法、方药（包括方名、药物、用量、特殊煎煮法）。

【正确答案】

诊断：呕吐；证型：脾胃虚寒证。

病证分析：脾胃虚寒，中阳不振，水谷腐熟运化不及，故饮食稍有不慎即易呕吐，时作时止，纳呆；阳虚失于温煦，则面色㿠白，四肢不温，倦怠乏力，喜暖畏寒；中焦虚寒，气不化津，故口干而不欲饮；脾虚则运化失职，故大便溏薄；舌质淡，苔薄白，脉濡弱为脾胃阳虚之象。

治法：温中健脾，和胃降逆。

方药：理中汤。

药物组成：党参15g，炒白术24g，干姜9g，砂仁（后下）9g，清半夏9g，炙甘草6g。水煎服，日1剂。

【易错答案】诊断、辨证错误。

【答案分析】根据该患者的病史及主要临床表现，可辨为呕吐脾胃虚寒证，并予以辨证分析，治法方药要描述准确。

第四节　噎膈（附：反胃）

◎ **重点** ◎

1.噎膈的病因病机、辨证要点、治疗原则及证治分类

2.噎膈与梅核气的鉴别要点

◎ **难点** ◎

噎膈的证候特征、辨证要点及证治分类

扫码获取
同步习题

精选习题

（一）单选题

1.“脘管窄隘”见于（　　　）

A.《景岳全书·噎膈》　　　B.《医学心悟·噎膈》　　　C.《素问·通评虚实论》

D.《素问·阴阳别论》　　　E.《临证指南医案·噎膈反胃》

【正确答案】E　　　【易错答案】A、B、C、D

【答案分析】清代叶天士在《临证指南医案·噎膈反胃》中指出“脘管窄隘”为本病的主要病机，这一观点对现在的临床治疗仍具有重要意义。

2.噎膈的病位在食道，与其有关的脏腑主要是（　　　）

A.胃、肝、脾、肾　　　B.脾、肺、肾　　　C.心、胃、脾、肾

D.脾、胃、肝、胆　　　E.心、肺、脾、胃

【正确答案】A　　　【易错答案】B、C、D、E

【答案分析】本病病位在食道，属胃所主，与肝、脾、肾密切相关，基本病机为气、痰、瘀交结，阻隔于食道、贲门所致。恼怒伤肝，肝失条达，或忧思过度，脾伤气结；饮食不节，损伤

脾胃，年老肾虚或他病日久耗伤精血，均可致气、痰、瘀交阻，津气耗伤，胃失通降而成噎膈，故主要与胃、肝、脾、肾相关。

3.噎膈与反胃在临床表现上最重要的相似之处为（　　　）

A.食入复出　　　　　　B.吞咽哽噎不顺　　　　　C.细嚼慢咽，即无噎塞

D.食物不能入胃　　　　E.饮食入胃，宿食不化

【正确答案】A　　　　　【易错答案】B、D

【答案分析】噎膈是以吞咽食物哽噎不顺，饮食难下，或食而复出为主症的疾病。反胃是指饮食入胃，宿食不化，经过良久，由胃反出之病。故二者共同之处为食入复出。

4.患者吞咽梗涩而痛，食入即复出，心烦口干，胃脘灼热，五心烦热，形体消瘦，皮肤干燥，小便短赤，大便干结如羊粪，舌质光红，干燥少津，脉细数。其治疗宜选用（　　　）

A.沙参麦冬汤　　　B.竹茹汤　　　C.清骨散　　　D.六味地黄丸　　　E.枳术丸

【正确答案】A　　　　　【易错答案】B、C、D、E

【答案分析】根据"心烦口干，胃脘灼热，五心烦热，小便短赤，大便干结如羊粪，舌质光红，干燥少津"，可诊断为噎膈津亏热结证，治宜滋阴清热、润燥生津，代表方为沙参麦冬汤。

5.患者吞咽梗阻，胸膈痞满，时有疼痛，情志抑郁时加重，嗳气呃逆，呕吐痰涎，口干咽燥，大便秘结，舌质红，苔薄腻，脉弦滑。其辨证为（　　　）

A.肺肾不足　　B.气虚阳微　　C.气阴两虚　　D.痰气交阻　　E.心肾两虚

【正确答案】D　　　　　【易错答案】A、C

【答案分析】根据"胸膈痞满，嗳气呃逆，呕吐痰涎，口干咽燥，苔薄腻，脉弦滑"，可诊断为噎膈痰气交阻证，治宜开郁化痰、润燥降气，代表方为启膈散。

6.患者吞咽受阻，饮食不下，泛吐涎沫，嗳气、呕吐不止，面浮足肿，面色㿠白，形寒气短，精神疲惫，腹胀便溏，舌质淡，苔白，脉细弱。其治疗宜选用（　　　）

A.补气运脾汤加旋覆花、代赭石　　　　　B.补气运脾加吴茱萸、丁香

C.沙参麦冬汤加旋覆花、代赭石　　　　　D.沙参麦冬汤加吴茱萸、丁香

E.启膈散加旋覆花、代赭石

【正确答案】A　　　　　【易错答案】B、C

【答案分析】根据"泛吐涎沫，面浮足肿，精神疲惫，苔白，脉细弱"，可诊断为噎膈气虚阳微证，兼见"嗳气、呕吐不止"为胃虚气逆所致，治当选用补气运脾汤加旋覆花、代赭石温补脾肾、降逆止呕。而吴茱萸配丁香主治胃寒呕吐。

7.噎膈病久多为（　　　）

A.实证　　　　　　　　B.虚证　　　　　　　　C.本虚标实

D.本实标虚　　　　　　E.以上都不是

【正确答案】C　　　　　【易错答案】B、D

【答案分析】病之初期，多以实证为主，有情志失调和饮食不节之别。久病多为本虚标实，虚中夹实之证。本虚与脾肾亏虚，津液枯槁，不能濡养，或阳虚失于温煦有关；标实为气滞、痰

凝、血瘀或瘀结成毒，阻于食道、贲门，致使哽噎不顺，饮食难下或食而复出。

（二）多选题

1.噎膈的病理变化有（　　　）

A.痰气交阻　　　　　B.精血亏虚　　　　　C.痰瘀互结

D.脾肾阳虚　　　　　E.湿热中阻

【正确答案】ABCD　　　　　【易错答案】E

【答案分析】本病初期，以痰气交阻于食道、贲门为主，病情较轻，常属实证，继则瘀血内结，痰、气、瘀三者交结，或瘀结成毒，进而伤阴耗液，则病情由轻转重。病之晚期，阴津日益枯槁，胃腑失其濡养，或阴损及阳，脾肾阳气衰败，气化不行，水湿内停，湿浊邪毒内生，则成虚实夹杂重症。

2.噎膈的病因主要有（　　　）

A.七情内伤　　　　　B.酒食不节　　　　　C.久病年老

D.外感六淫　　　　　E.跌仆闪挫

【正确答案】ABC　　　　　【易错答案】D、E

【答案分析】噎膈主要与七情内伤、酒食不节、久病年老有关，致气、痰、瘀交阻，津气耗伤、胃失通降而成，与外感及跌仆无明显相关性。

3.噎膈的预防与调摄应注意（　　　）

A.进食不可太快　　　　　B.不吃过烫、辛辣、变质食物，忌烈性酒

C.喜食酸菜和泡菜等　　　　　D.多吃新鲜蔬菜、水果及腌制品

E.避免经常性的情志刺激

【正确答案】ABDE　　　　　【易错答案】C

【答案分析】噎膈在预防调护上应首先养成良好的饮食习惯，戒烟酒，避免进食烫食、吃饭太快、咀嚼不足及喜食酸菜和泡菜等。避免食用发霉的食物，注意饮水来源。加强营养，多食新鲜水果。避免经常性的情志刺激，如悲观、紧张、恐惧等，以防气血的郁滞和痰浊的滋生，病后适当锻炼身体，增强体质，有助于尽早康复。而喜食酸菜和泡菜等可作为噎膈的诱因之一，应当避免。

（三）名词解释

1.噎膈

【正确答案】噎膈是以吞咽食物哽噎不顺，饮食难下，或食而复出为主症的疾病。

【易错答案】易错答为"自觉咽中有异物感，吐之不出，咽之不下"。

【答案分析】噎即噎塞，指吞咽之时哽噎不顺；膈为格拒，指饮食不下。噎虽可单独出现，而又每为膈的前驱表现，故临床往往以噎膈并称。注意与梅核气、反胃相鉴别。

2.胃反

【正确答案】胃反即反胃，是指以饮食入胃，宿食不化，经过良久，由胃反出为主症的病证。

【易错答案】易错答为"胃失和降，气逆于上，迫使胃内容物从口而出的病证"。

【答案分析】东汉张仲景的《金匮要略》称本病为"胃反"。北宋《太平圣惠方·第四十七卷》称其为"反胃"，指出："夫反胃者，为食物呕吐，胃不受食，言胃口翻也。"后世也多以反胃名之。注意不要与呕吐、噎膈相混淆。

（四）简答题

1.噎膈与梅核气如何鉴别诊断？

【正确答案】两者均有咽中不舒感，但噎膈主要表现为吞咽困难，食不能下，旋食即吐，或徐徐吐出；梅核气的主要表现为自觉咽中有物梗塞，吐之不出，咽之不下，但饮食咽下顺利，无噎塞感。噎膈是气、痰、瘀交结，有形之邪阻隔于食道、贲门所致；梅核气是气郁痰阻，无形之邪阻结于咽部所致。

【易错答案】鉴别要点分析不全。

【答案分析】两者当从病位、病邪性质、症状等方面鉴别。梅核气以自觉咽中有异物感，吐之不出，咽之不下，但饮食咽下顺利，无噎塞感为主症。因气逆痰阻结于咽部，是为无形之邪。如《证治汇补·噎膈》云："梅核气者，痰气窒塞于咽喉之间，咯之不出，咽之不下，状如梅核。"

2.简述噎膈的辨证要点。

【正确答案】①辨病性的虚实：病之初期，多以实证为主，有情志失调和饮食不节之别。久病多为本虚标实，虚中夹实之证。本虚与脾肾亏虚，津液枯槁，不能濡养，或阳虚失于温煦有关；标实为气滞、痰凝、血瘀或瘀结成毒，阻隔于食道、贲门，致使哽噎不顺，饮食难下或食而复出。②辨病理的属性：大凡由忧思、恼怒等引起，出现吞咽之时哽噎不顺，胸胁胀痛，情志抑郁时加重，属气郁；如有吞咽困难，胸膈痞满，呕吐痰涎，属痰湿；若饮食梗阻难下，胸膈疼痛，固定不移，面色晦暗，肌肤甲错者，属血瘀。③若病情进展迅速，噎膈症状日益加重，吐出黏液或夹白沫，体重减轻，甚至大肉陷下者，多为瘀结成毒。

【易错答案】辨证要点不全。

【答案分析】本病的辨证要点主要有以下两个方面：①辨病性的虚实：病之初期，多以实证为主，有情志失调和饮食不节之别；久病多为本虚标实，虚中夹实之证。②辨病理的属性，分别叙述气郁、痰湿、血瘀的特征。

（五）论述题

噎膈初期及后期的治疗方法有何不同？

【正确答案】病之初期，多以实证为主，有情志失调和饮食不节之别。久病多为本虚标实，初期以标实为主，重在治标，宜理气、化痰、消瘀。其中，瘀结成毒者，可兼以解毒。后期以正虚为主，重在治本，宜滋阴润燥或补气温阳。然噎膈之病，病机复杂，虚实每多兼杂，当标本同治。阴津亏耗是噎膈之本，胃气衰败为其常见转归。治疗过程中要时刻以固护津液及胃气为中心。

【易错答案】分析不全面。

【答案分析】从噎膈初期及后期病性的不同确立不同的治法，注意分析准确。

（六）病案题

患者，男，58 岁。40 多天前自觉胸骨后疼痛，在当地医院诊治未见好转，20 多天后出现进食时有梗阻感，胸骨后疼痛明显加重，进食普通食物已觉困难，强咽则恶心，面色晦暗，肌肤甲错，形体羸瘦，舌红少津，脉细涩。

请写出：诊断（病名、证型）、治法、方药（包括方名、药物、用量、特殊煎煮法）。

【正确答案】

诊断：噎膈；证型：瘀血内结证。

治法：破结行瘀，滋阴养血。

方药：通幽汤加减。

药物组成：生地黄 15g，熟地黄 15g，当归 12g，桃仁 12g，红花 12g，升麻 6g，炙甘草 6g。水煎服，日 1 剂。

【易错答案】诊断、辨证错误。

【答案分析】根据该患者的病史及主要临床表现，可辨为噎膈瘀血内结证，治法、方药要描述准确。

第五节　呃逆

◎ 重点 ◎

1. 呃逆的病因病机、辨证要点、治疗原则及证治分类
2. 呃逆与嗳气的鉴别要点

◎ 难点 ◎

呃逆的证候特征、治疗原则及证治分类

精选习题

扫码获取
同步习题

（一）单选题

1. 最早记载呃逆相关论述的医著是（　　　　）

A.《金匮要略》　　　　　B.《医宗金鉴》　　　　　C.《黄帝内经》

D.《诸病源候论》　　　　E.《脾胃论》

【正确答案】C　　　　　【易错答案】A、B、D、E

【答案分析】春秋战国时期就有关于呃逆的记载。《黄帝内经》称本病为"哕"，认为是由胃气上逆而发病。《素问·宣明五气》中有"胃为气逆，为哕"的记载，认为与寒气及胃、肺有关。《灵枢·口问》："谷入于胃，胃气上注于肺，今有故寒气与新谷气，俱还入于胃，新故相乱，真邪相攻，气并相逆，复出于胃，故为哕。"《灵枢·杂病》载有简易疗法，其曰："哕，以草刺鼻，嚏，嚏而已；无息，而疾迎引之，立已；大惊之，亦可已。"

2. 呃逆的主要病机是（　　　）

A. 胃气上逆动膈　　　　B. 肝气犯胃，胃失和降　　　　C. 肝肾阴虚，冲气上逆

D. 胃气上逆冲胸　　　　E. 肺失宣肃，气逆于上

【正确答案】A　　　　【易错答案】B、C、D

【答案分析】呃逆的病位以胃、膈为主，与肝、脾、肺、肾密切相关。其发生多由寒邪犯胃、饮食不当、情志不遂、体虚久病等，导致胃失和降、胃气上逆动膈冲喉而发病。其他描述均不够准确。

3. 由于功能失调造成呃逆的脏腑是（　　　）

A. 肝、脾、肾　　　　B. 胃、肝、脾、肺、肾　　　　C. 肝、心、脾、肺

D. 心、脾、胃、肺　　　　E. 肺、脾、肾

【正确答案】B　　　　【易错答案】A、C、D、E

【答案分析】外感寒凉之邪，内客脾胃，寒遏中阳，胃气失和，寒气上逆动膈可导致呃逆之证。过食生冷，或过用寒凉药物，寒气客于胃，循手太阴肺经犯膈，膈间不利，胃气不降，肺失宣肃，气逆上冲咽喉而呃；过食辛热厚味，滥用温补之剂，燥热内盛，腑气不行，气逆动膈，发生呃逆。逆气动膈，或气郁化火，灼津成痰，痰火蕴胃，或肝郁克脾，或忧思伤脾，运化失职，滋生痰浊，或素有痰饮内停，复因恼怒气逆，逆气夹痰浊上逆动膈，发为呃逆。素体不足，年高体弱，或大病久病，正气未复，或吐下太过，虚损误攻，均可损伤中气，或有胃阴耗伤，胃失和降，发生呃逆。甚则病深及肾，肾气失于摄纳，浊气上乘，上逆动膈，发生呃逆。故呃逆的发生与胃、肝、脾、肺、肾密切相关。

4. 呃逆与呕吐在病机上的相同点为（　　　）

A. 胃失和降，气逆于上　　　　B. 胃阴不足，胃虚不降　　　　C. 食管狭隘，胃失和降

D. 外邪犯胃，气逆于上　　　　E. 脾胃虚弱，食入不化

【正确答案】A　　　　【易错答案】B、C、D、E

【答案分析】呃逆的发生多由寒邪犯胃、饮食不当、情志不遂、体虚久病等，导致胃失和降，胃气上逆动膈而发病。外邪犯胃、饮食不节、情志失调、素体脾胃虚弱等病因，引起胃失和降，胃气上逆则出现呕吐。故二者共同的病机特点为胃失和降，气逆于上。

5. 虚证呃逆的证候类型有（　　　）

A. 胃中寒冷　　　　B. 胃火上逆　　　　C. 气机郁滞

D. 胃阴不足　　　　E. 痰浊中阻

【正确答案】D　　　　【易错答案】A、B、C、E

【答案分析】呃逆有虚实之分。实证多为寒凝、火郁、气滞、痰阻等致胃失和降而产生，其呃声响亮有力，连续发作；虚证每由胃阴耗损，或脾肾亏虚等使正虚气逆引起，其呃声时断时续，气怯乏力。

6. 治疗恼怒伤肝，横逆犯胃，逆气动膈引起呃逆的代表方是（　　　）

A.丁香散　　　B.温胆汤　　　C.平胃散　　　D.四磨汤　　　E.五磨饮子

【正确答案】E　　　　　　　　【易错答案】A、B、C、D

【答案分析】根据"恼怒伤肝，横逆犯胃，逆气动膈引起呃逆"，可辨证为气机郁滞，治法宜顺气解郁、降逆止呃，代表方为五磨饮子。

7.患者，男，65岁。呃声低长无力，气不得续，泛吐清水，脘腹不舒，喜暖喜按，手足不温，食少乏力，大便溏薄，舌质淡，苔薄白，脉沉细。其治疗应首选（　　　）

A.五磨饮子　　B.竹叶石膏汤　　C.丁香散　　　D.理中丸　　　E.益胃汤

【正确答案】D　　　　　　　　【易错答案】A、B、C、E

【答案分析】根据"呃声低长无力，气不得续，泛吐清水，手足不温，食少乏力，舌质淡，苔薄白，脉沉细"，可诊断为呃逆脾胃阳虚证，治法宜温补脾胃、和中止呃，代表方为理中丸。

8.患者呃声沉而有力，胃脘部及膈间不舒，得热则减，遇寒则甚，进食减少，喜食热饮，口淡不渴，舌淡苔薄而润，脉迟缓。其辨证属（　　　）

A.胃中寒冷　　B.胃火上逆　　C.气机郁滞　　D.胃阴不足　　E.脾胃阳虚

【正确答案】A　　　　　　　　【易错答案】B、C、D、E

【答案分析】寒邪阻遏，胃气失降，故胃膈不舒。胃气上冲喉间，呃声沉缓有力。寒邪遇热得以温化，遇寒则邪势加重，故得热则减，遇寒则甚。进食减少，喜食热饮，口淡不渴，舌淡苔薄而润，脉迟缓者，皆为胃中有寒之象。注意不要将本证错认为脾胃阳虚，因证候特征中并无乏力、气不得续等虚弱之象。

（二）多选题

1.呃逆的基本治法有（　　　）

A.疏肝和胃　　B.降逆止呃　　C.理气健脾　　D.理气消噫　　E.理气和胃

【正确答案】BE　　　　　　　【易错答案】A、C、D

【答案分析】呃逆的发生多由寒邪犯胃、饮食不当、情志不遂、体虚久病等，导致胃失和降，胃气上逆动膈而发病，总由胃气上逆动膈而成，所以理气和胃、降逆止呃为基本治法。

2.虚证呃逆的治疗方法有（　　　）

A.养胃生津，降逆止呃　　B.温补脾胃，和中止呃　　　C.理气解郁，降逆止呃

D.清火降逆，和胃止呃　　E.温中散寒，降逆止呃

【正确答案】AB　　　　　　　【易错答案】C、D、E

【答案分析】呃逆实证多为寒凝、火郁、气滞、痰阻等致胃失和降而产生，其呃声响亮有力，连续发作；虚证每由胃阴耗损，或脾肾亏虚等使正虚气逆引起，其呃声时断时续，气怯乏力。胃阴不足证治宜养胃生津，降逆止呃；脾胃阳虚证治宜温补脾胃，和中止呃。其余为实证呃逆的治法。

3.呃逆的治疗方法有（　　　）

A. 内服　　　　B. 针刺　　　　C. 熏蒸　　　　D. 取嚏　　　　E. 牵舌

【正确答案】ABCDE　　　　【易错答案】漏选

【答案分析】呃逆可据其病机不同，选用方剂治之，还可结合穴位按压、取嚏、针灸、熏蒸等，或拔罐、局部外用药物敷贴，穴位按压、眼眶按压、牵舌、取嚏等对于轻症患者亦能取效。对顽固性呃逆要注重理气活血，还可应用药物封闭膈神经阻滞疗法、体外膈肌起搏器治疗等。久病、重病出现呃逆，是为"败呃"，提示病情严重，预后不良。

（三）名词解释

呃逆

【正确答案】呃逆是指以喉间频发短促呃呃声响、不能自制为主要表现的病证。

【易错答案】易错答为"胃气上逆发出呕声，无物吐出，其声长短不一，呈不规则性发作"。

【答案分析】呃逆多由胃气上逆，膈间不利，气逆上冲咽喉所致，以呃呃作声，声短而频，不能自止为主要表现。注意与嗳气的特征相鉴别。

（四）简答题

1. 呃逆与嗳气如何鉴别？

【正确答案】嗳气与呃逆同属胃气上逆之候，嗳气乃胃气阻郁，气逆于上，冲咽而出，发出沉缓的嗳气声，常伴有酸腐气味，食后多发，故张景岳称之为"饱食之息"，与呃逆喉间呃呃连声、不能自止有显著区别。嗳气与疾病预后无明显关系，而呃逆若出现在危重患者，往往为临终先兆。

【易错答案】鉴别要点不全。

【答案分析】注意分析二者的共同点、各自的证候特征及与预后的关系。嗳气多是脾胃疾病的症状，与疾病转归和预后无明显关联。但呃逆出现在危重患者时，可能是胃气衰败的征兆。

2. 如何辨别胃中寒冷和脾胃阳虚？

【正确答案】胃中寒冷以呃声沉而有力，胃脘部及膈间不舒，得热则减，遇寒则甚，进食减少，喜食热饮，口淡不渴，舌淡苔薄而润，脉迟缓为临床表现；其病机为外感寒凉之邪，内客脾胃，寒蓄中焦，气机不利，胃气上逆。脾胃阳虚以呃声低长无力，气不得续，泛吐清水，脘腹不舒，喜暖喜按，手足不温，食少乏力，大便溏薄，舌质淡，苔薄白，脉沉细为临床表现；其病机为素体不足，年高体弱，或大病久病，正气未复，或吐下太过，虚损误攻，而有中阳不足，胃失和降，虚气上逆。

【易错答案】要点不全。

【答案分析】两证一为虚，一为实，在鉴别时应先辨别虚实。

（五）病案题

患者，男，50岁。反复呃逆3周余。呃声洪亮有力，冲逆而出，口臭烦渴，多喜冷饮，脘满，胸膈烦热，右下腹痛，便秘，溲赤，苔黄燥，脉滑数。

请写出：诊断、证型、治法、方药。

【正确答案】

诊断：呃逆；证型：胃火上逆证。

治法：清胃泄热，降逆止呃。

方药：竹叶石膏汤加减。

药物组成：竹叶15g，石膏24g，半夏9g，麦门冬20g，人参6g，炙甘草6g，粳米24g。水煎服，日1剂。

【易错答案】诊断、辨证错误，组方不全。

【答案分析】根据"呃声洪亮有力，冲逆而出，口臭烦渴，多喜冷饮，便秘，溲赤，苔黄燥，脉滑数"，可辨证为呃逆胃火上逆证，治法宜清胃泄热、降逆止呃，方选竹叶石膏汤加减。

第六节　腹痛

◎ **重点** ◎

腹痛的病因病机、辨证要点、治疗原则及证治分类

◎ **难点** ◎

1. 腹痛的辨证要点及证治分类

2. 腹痛与胃痛、外科腹痛及妇科腹痛的鉴别

扫码获取
同步习题

精选习题

（一）单选题

1. "岁土太过，雨湿流行，肾水受邪，民病腹痛"载于（　　　）

A.《金匮要略》　　　　　B.《医宗金鉴》　　　　　C.《丹溪心法·腹痛》

D.《诸病源候论》　　　　E.《素问·气交变大论》

【正确答案】E　　　　　【易错答案】A、B、C、D

【答案分析】《黄帝内经》对腹痛的病因病机有较为全面的认识。《素问·气交变大论》云："岁土太过，雨湿流行，肾水受邪，民病腹痛。"其指出了寒邪、湿邪、热邪等是导致腹痛发生的主要原因。

2. 腹痛的病位在（　　　）

A. 少腹　　　　　　　　B. 小腹　　　　　　　　C. 脘腹

D. 脐腹　　　　　　　　E. 胃脘以下、耻骨毛际以上

【正确答案】E　　　　　【易错答案】A、B、C、D

【答案分析】腹痛是指胃脘以下、耻骨毛际以上部位发生的疼痛。其余选项表述均不准确。

3.腹痛的基本病机是（　　）

A.脏腑气机阻滞、脉络痹阻或失养　　　　　　B.食滞肠胃，闭塞不通

C.气机阻滞，血瘀不行　　　　　　　　　　　D.肝气郁滞，横逆犯脾

E.外邪入里，阻滞气机

【正确答案】A　　　　　　【易错答案】B、C、D、E

【答案分析】腹痛的病因多为感受外邪、饮食所伤、情志失调及素体虚弱、劳倦内伤等，致气机阻滞、脉络痹阻或脉络失养而发生腹痛。其余选项也可作为腹痛的病机，但均不能概括为基本病机。

4.因寒凝引起腹痛的主要表现是（　　）

A.冷痛，拒按而喜温　　B.胀痛引两胁　　　　　C.冷痛，喜温喜按

D.刺痛，固定不移　　　E.胀满疼痛，拒按

【正确答案】A　　　　　　【易错答案】B、C、D、E

【答案分析】疼痛暴作，痛势拘急，遇冷痛剧，得热则减者，为寒痛；虚证腹痛，起病缓，病程长，痛势绵绵不绝，喜暖喜按，时缓时急，为虚痛。胀痛引两胁为肝郁气滞疼痛的特点；刺痛、固定不移为瘀血阻滞的特点；饮食积滞可表现为胀满疼痛、拒按。

5.因虚寒引起腹痛的主要表现是（　　）

A.冷痛，拒按而喜温　　B.胀痛引两胁　　　　　C.冷痛，喜温喜按

D.刺痛，固定不移　　　E.胀满疼痛，拒按

【正确答案】C　　　　　　【易错答案】A、B、D、E

【答案分析】虚证腹痛，起病缓，病程长，痛势绵绵不绝、喜暖喜按、时缓时急者为虚痛。

6.因血瘀引起腹痛的主要表现是（　　）

A.冷痛　　　　B.胀痛　　　　C.刺痛　　　　D.灼痛　　　　E.隐痛

【正确答案】C　　　　　　【易错答案】A、B、D、E

【答案分析】血瘀腹痛多表现为刺痛拒按，痛处固定不移，甚至可扪及包块，痛无休止，入夜尤甚，伴面色晦暗发青，舌质紫暗有瘀点或瘀斑。

7.患者腹痛拘急，痛势急暴，遇寒痛甚，得温痛减，口淡不渴，形寒肢冷，小便清长，大便清稀，舌质淡，苔白腻，脉沉紧。其治疗宜（　　）

A.温中散寒，理气止痛　　B.泄热通腑，行气导滞　　　C.消食导滞，理气止痛

D.疏肝解郁，理气止痛　　E.活血化瘀，和络止痛

【正确答案】A　　　　　　【易错答案】B、C、D、E

【答案分析】根据"腹痛拘急，遇寒痛甚，得温痛减，形寒肢冷，小便清长，舌质淡，苔白腻，脉沉紧"，可诊断为腹痛寒邪内阻证，治宜温中散寒、理气止痛，代表方为良附丸合正气天香散。

8.患者腹痛拒按，烦渴引饮，大便秘结，潮热汗出，小便短黄，舌质红，苔黄燥，脉滑数。

其治疗宜选用（　　）

　　A. 良附丸合正气天香散　　　　B. 大承气汤　　　　　　　　C. 枳实导滞丸

　　D. 木香顺气散　　　　　　　　E. 少腹逐瘀汤

【正确答案】B　　　　　　【易错答案】A、C、D、E

【答案分析】根据"腹痛拒按，烦渴引饮，大便秘结，潮热汗出，舌质红，苔黄燥，脉滑数者"，可诊断为腹痛湿热壅滞证，治宜泄热通腑、行气导滞，代表方为大承气汤。

（二）多选题

1. 由于功能失调造成腹痛的脏腑有（　　）

　　A. 肝、胆　　　　B. 肾　　　　C. 脾、胃　　　　D. 大肠、小肠　　　E. 膀胱

【正确答案】ACD　　　　　　【易错答案】B、E

【答案分析】腹痛的病机为脏腑气机不利，气血阻滞，"不通则痛"；或气血不足，经脉失养，脏腑失煦，"不荣则痛"。其病位在脾、胃、肝、胆及大肠、小肠等多个脏腑。

2. 腹痛的病因有（　　）

　　A. 感受外邪　　B. 饮食所伤　　C. 情志抑郁　　　D. 脾胃虚弱　　　E. 跌仆损伤

【正确答案】ABCDE　　　　　【易错答案】漏选

【答案分析】腹痛的病因多为感受外邪、饮食所伤、情志失调及素体虚弱、劳倦内伤、跌仆损伤、腹部手术等，致气机阻滞、脉络痹阻或脉络失养而致。

3. 治疗腹痛中虚脏寒证可选用的方剂有（　　）

　　A. 大建中汤　　　　　　　　B. 小建中汤　　　　　　　　C. 附子理中汤

　　D. 良附丸　　　　　　　　E. 大承气汤

【正确答案】ABC　　　　　　【易错答案】D、E

【答案分析】治疗腹痛中虚脏寒证的代表方剂为大建中汤或小建中汤。大建中汤由川椒、干姜、人参、饴糖组成；小建中汤由桂枝、生姜、芍药、饴糖、炙甘草、大枣组成。若腹痛下痢，脉微肢冷，脾肾阳虚者，可用附子理中汤；若大肠虚，积冷便秘者，可用温脾汤；若中气大虚，少气懒言，可用补中益气汤。还可根据辨证选用当归四逆汤、黄芪建中汤等。良附丸能温中散寒、行气止痛，主治寒邪内阻型腹痛；大承气汤能泄热通腑、行气导滞，主治湿热壅滞型腹痛。

4. 腹痛的治法有（　　）

　　A. 温中散寒，理气止痛　　B. 泄热通腑，行气导滞　　　C. 消食导滞，理气止痛

　　D. 疏肝解郁，理气止痛　　E. 活血化瘀，和络止痛

【正确答案】ABCDE　　　　　【易错答案】漏选

【答案分析】腹痛寒邪内阻证治宜温中散寒、理气止痛；湿热壅滞证治宜泄热通腑、行气导滞；饮食积滞证治宜消食导滞、理气止痛；肝郁气滞证治宜疏肝解郁、理气止痛；瘀血内停证治宜活血化瘀、和络止痛；中虚脏寒证治宜温中补虚、缓急止痛。

5. 腹痛的辨证要点有（　　　）

A. 辨虚实　　　　B. 辨寒热　　　　C. 辨阴阳　　　　D. 辨脏腑　　　　E. 辨部位

【正确答案】ABE　　　　　　【易错答案】C、D

【答案分析】腹痛的辨证要点为辨虚实、辨寒热、辨腹痛部位。暴痛多实，伴腹胀、呕逆等；久痛多虚，或虚实夹杂。实痛拒按，虚痛喜按。实痛一般痛势急剧，痛时拒按，痛而有形，痛势不减，得食则甚；虚痛一般痛势绵绵，喜揉喜按，时缓时急，痛而无形，饥而痛增。疼痛暴作，痛势拘急，遇冷痛剧，得热则减者，为寒痛；痛势急迫，痛处灼热，拒按，口渴，喜冷饮食，得凉痛减，或伴发热，或有便秘者，为热痛。腹痛伴有腹泻或便秘，病在肠腑；痛在少腹，或牵引睾丸疼痛，多为肝经气滞；胁腹疼痛时作时止，手足厥冷，或伴有吐蛔，为蛔厥腹痛等。

（三）名词解释

腹痛

【正确答案】腹痛是指以胃脘以下、耻骨毛际以上部位疼痛为主症的疾病。

【易错答案】易错答为"腹痛泛指全腹部发生的疼痛"。

【答案分析】胃痛在心下胃脘之处，腹痛在胃脘以下、耻骨毛际以上。注意两者的鉴别。

（四）简答题

1. 如何鉴别腹痛与胃痛？

【正确答案】胃处腹中，与肠相连，腹痛常伴有胃痛症状，胃痛亦时有酸痛表现，常需鉴别。胃痛是以胃脘疼痛为主症，病位在胃，与肝、脾相关，常伴有脘腹痞闷胀满、吞酸嘈杂等症。腹痛是以胃脘以下、耻骨毛际以上部位疼痛为主症，疼痛范围比较广，发病与脾胃、肝胆、肠道多脏腑相关，常伴有腹部胀满，大便不通或腹泻等。

【易错答案】要点回答不全。

【答案分析】胃处腹中，因此胃痛与腹痛是有密切联系的。但就部位而论，是有区别的，胃脘近心窝处疼痛是胃痛，胃脘部以下、耻骨毛际以上疼痛为腹痛。两者的伴随症状也不相同，不难鉴别。

2. 腹痛如何与外科、妇科腹痛进行鉴别？

【正确答案】内科腹痛常先发热后腹痛，疼痛不剧，压痛不明显，腹部柔软，痛无定处；外科腹痛多先腹痛后发热，疼痛剧烈，痛有定处，压痛明显，伴有腹肌紧张和反跳痛，当出现外科腹痛征象时，应及时确诊。女性患者应与妇科腹痛相鉴别，妇科腹痛多在小腹，与经、带、胎、产有关，如痛经、流产、异位妊娠、输卵管破裂等，应及时进行妇科检查，以明确诊断。

【易错答案】要点回答不全。

【答案分析】内科腹痛一般疼痛不剧，痛无定处，压痛不显，无腹肌紧张、反跳痛等，无外伤史。外科腹痛多疼痛剧烈，痛有定处，压痛明显，可见腹痛拒按，腹肌紧张，反跳痛或腹部包块等。若小腹右侧疼痛，为肠痈。应注意体格检查及询问病史。妇科腹痛多在小腹，与经、带、胎、产有关，如痛经、先兆流产、宫外孕、输卵管破裂等，应及时进行妇科检查并询问月经史，以明确诊断。

3.腹痛的治疗原则是什么?

【正确答案】腹痛治疗以"通"字立法，但应审证求因，详辨虚实寒热、在气在血，确立相应治法。如属实证，则重在驱邪疏导。对虚证应温中补虚、益气养血，不可滥施攻下。久痛入络，绵绵不愈之腹痛，可采取辛润活血通络之法。《医学真传》云:"夫通则不痛，理也，但通之之法，各有不同。调气以和血，调血以和气，通也;下逆者使之上行，中结者使之旁达，亦通也。虚者，助之使通，寒者，温之使通，无非通之之法也。若必以下泄为通，则妄矣。"

【易错答案】要点回答不全。

【答案分析】腹痛的基本病机为"不通则痛"或"不荣则痛"，治疗应审证求因。

（五）论述题

试述腹痛治疗过程中如何以"通"字立法。

【正确答案】腹痛治疗以"通"字立法，但应审证求因，详辨虚实寒热、在气在血，确立相应治法。如属实证，则重在驱邪疏导。对虚证应温中补虚、益气养血，不可滥施攻下。久痛入络，绵绵不愈之腹痛，可采取辛润活血通络之法。《医学真传》云:"夫通则不痛，理也，但通之之法，各有不同。调气以和血，调血以和气，通也;下逆者使之上行，中结者使之旁达，亦通也。虚者，助之使通，寒者，温之使通，无非通之之法也。若必以下泄为通，则妄矣。"

（1）灵活运用温通之法治疗腹痛:温通法是以辛温或辛热药为主体，能动能通，以收通而不痛之效。温通法每需与他药合用，一是与理气药为伍，如良附丸中高良姜与香附同用，用于寒凝而气滞引起的腹痛。二是与活血祛瘀药配用，如少腹逐瘀汤，在活血化瘀的同时使用小茴香、干姜、肉桂等辛香温热之品，以化解滞留于少腹的瘀血。三是与补气药相配，如附子理中汤，既用党参、白术，又用附子、干姜，切中中虚脏寒的腹痛病机。四是与养阴补血药相合，如当归四逆汤中桂枝、细辛与当归、白芍同用，小建中汤中桂枝与白芍同用等。五是与甘缓药同用，常用甘草、大枣、饴糖等味甘之品，一方面制约辛燥温热太过，使其温通而不燥烈，又有缓急止痛而不碍邪之效。

（2）正确应用清热通腑法:清热通腑法以清热药（如银花、黄连、黄芩等）与通腑药（如大黄、虎杖、枳实、芒硝等）为主体，以收通则不痛之效。但应辨证论治，且应用该法要中病即止，以免损伤正气。

【易错答案】分析不全面。

【答案分析】注意灵活理解"通"字的含义，并加以具体分析。

（六）病案题

患者，女，55岁。腹痛胀闷，痛窜两胁，时作时止，得嗳气则舒，遇忧思、恼怒则剧，善太息，舌质红，苔薄白，脉弦。

请写出:诊断、证型、治法、方药。

【正确答案】

诊断：腹痛；证型：肝郁气滞证。

治法：疏肝解郁，理气止痛。

方药：柴胡疏肝散加减。

药物组成：柴胡15g，枳壳15g，香附15g，陈皮12g，芍药12g，川芎9g，川楝子9g，郁金12g，甘草6g。上锉1剂，水煎调服。

【易错答案】诊断、辨证错误。

【答案分析】由"腹痛胀闷，痛窜两胁，时作时止，得嗳气则舒，遇忧思恼、怒则剧，善太息，舌质红，苔薄白，脉弦"，可辨证为腹痛肝郁气滞证，治宜疏肝解郁、理气止痛，方选柴胡疏肝散加减。

第七节　泄泻

◎ **重点** ◎

1.泄泻的病因病机、辨证要点、治疗原则及证治分类

2.泄泻与痢疾的鉴别要点

◎ **难点** ◎

泄泻的辨证要点及证治分类

扫码获取
同步习题

精选习题

（一）单选题

1.最早记载泄泻相关论述的医著是（　　　）

A.《黄帝内经》　　　　　　　B.《金匮要略》　　　　　　　C.《诸病源候论》

D.《丹溪心法》　　　　　　　E.《医宗必读》

【正确答案】A　　　　　　　【易错答案】C

【答案分析】泄泻最早记载于《黄帝内经》，为后世奠定了泄泻的理论基础。《诸病源候论》明确将泄泻与痢疾分述之，而非最早记载。

2.与泄泻关系最密切的脏腑是（　　　）

A.肺　　　　　B.肝　　　　　C.脾　　　　　D.肾　　　　　E.心

【正确答案】C　　　　　　　【易错答案】B

【答案分析】泄泻的基本病机变化为脾虚湿盛，肠道传化失司，也与肝、肾相关。脾失健运是关键。若脾运失职，水谷不化，小肠无以分清泌浊，大肠传化失常，水反为湿，谷反为常，

混杂而下，则发生泄泻。

3. 下列不属于泄泻病因的是（　　　）

A. 感受外邪　　　B. 饮食所伤　　　C. 情志失调　　　D. 体虚久病　　　E. 房劳过度

【正确答案】E　　　　　　　　【易错答案】A

【答案分析】泄泻的病因主要为感受外邪、饮食所伤、情志不调、禀赋不足及年老体弱、大病久病之后脏腑虚弱。

4. 泄泻的辨证纲领是（　　　）

A. 轻重　　　B. 缓急　　　C. 寒热　　　D. 虚实　　　E. 表里

【正确答案】D　　　　　　　　【易错答案】B

【答案分析】泄泻的辨证应根据其发病的轻重、缓急、寒热、虚实进行鉴别，尤以虚实为重。急性暴泻，病势急骤，脘腹胀满，腹痛拒按，泻后痛减，小便不利者，多属实证；慢性久泻，病势较缓，病程较长，反复发作，腹痛不甚，喜暖喜按，神疲肢冷，多属虚证。急性泄泻，经及时治疗，可在短期内痊愈。一些急性泄泻因失治或误治，迁延日久，可由实转虚，转为久泻。

5. 下列不属于泄泻治疗原则的是（　　　）

A. 消食导滞　　　　　　B. 清热利湿　　　　　　C. 芳香化湿，解表散寒

D. 健脾益气，化湿止泻　　　E. 清热解毒利湿，调气行血导滞

【正确答案】E　　　　　　　　【易错答案】C

【答案分析】泄泻的病性有虚实之分，实证多因湿盛伤脾，或饮食伤脾，暴泻以实证为主，治疗多用温化寒湿、清化湿热和清暑祛湿之法，结合健运脾胃；虚证见于劳倦内伤、大病久病之后，或他脏及脾。久泻以虚证为主，治疗多用健运脾气，佐以化湿利湿；若夹有肝郁者，宜益肝扶脾；肾阳虚衰者，宜补火暖土。选项E是痢疾的治疗原则。

6. 脾胃虚弱型泄泻的主要症状是（　　　）

A. 泄泻清稀，甚则如水样

B. 泄泻腹痛，泻下急迫，或泻而不爽

C. 腹痛肠鸣，泻下粪便臭如败卵，泻后痛减

D. 大便时溏时泻，迁延反复，稍进油腻食物则发

E. 久泻日久，泄泻多在黎明前后

【正确答案】D　　　　　　　　【易错答案】A

【答案分析】脾胃虚弱型泄泻以大便时溏时泻，迁延反复，稍进油腻食物，则大便溏稀，次数增加，或完谷不化，舌质淡，苔白，脉细弱为主要表现。选项A为寒湿内盛型泄泻的表现，应注意区分。

（二）多选题

1. 李中梓在《医宗必读·泄泻》中提出的治泻九法包括（　　）

A. 淡渗、升提　　　　　　B. 清凉、疏利　　　　　　C. 甘缓、酸收

D. 燥脾　　　　　　　　　E. 温肾、固涩

【正确答案】ABCDE　　　　【易错答案】漏选

【答案分析】李中梓提出的治泄九法全面系统地论述了泄泻的治法，是中医认识和治疗泄泻的一次里程碑，包括淡渗、升提、清凉、疏利、甘缓、酸收、燥脾、温肾、固涩。

2. 泄泻的证候类型有（　　）

A. 湿热　　　　B. 食滞　　　　C. 寒湿　　　　D. 肾阳虚衰　　　　E. 脾胃虚弱

【正确答案】ABCDE　　　　【易错答案】漏选

【答案分析】除上述证候外，肝气乘脾亦属泄泻的主要证候之一。

3. 泄泻的治法有（　　）

A. 温肾健脾，固涩止泻　　B. 健脾益气，化湿止泻　　C. 消食导滞，和中止泻

D. 清肠化湿，调气和血　　E. 芳香化湿，解表散寒

【正确答案】ABCE　　　　【易错答案】D

【答案分析】选项 D 为湿热痢的主要治法，痢疾与泄泻均可见大便稀溏、大便次数增加，辨证治疗时应予注意。

（三）名词解释

泄泻

【正确答案】泄泻是以排便次数增多、粪便稀溏，甚至泻出如水样为主要表现的病证。

【易错答案】主要特征描述不全面或不准确。

【答案分析】注意泄泻的临床特征不只是大便次数增多，还包括粪质稀溏。

（四）简答题

1. 泄泻的诊断依据是什么？

【正确答案】①以大便稀溏为主症，或粪如水样，或完谷不化，或大便次数增多。②常伴有腹胀腹痛、肠鸣纳呆。③起病或急或缓。暴泻起病急，泻下急迫而量多；久泻起病缓，泻下势缓而量少，且有反复发作病史，与感受外邪、饮食不节、情志所伤有关。④大便常规检查、大便培养、X 线钡剂灌肠造影、结肠镜检查、腹部 B 超及 CT 检查、血常规检查、生化检查等有助于临床明确诊断。

【易错答案】泄泻的诊断依据容易表述不全面。

【答案分析】泄泻的诊断依据不仅包括大便质地、次数的改变、诱发因素等，还应包括急性腹泻与慢性腹泻的诊断及便常规、便培养、肠道内镜等辅助检查以明确诊断。

2. 简述泄泻与霍乱的鉴别。

【正确答案】泄泻与霍乱均表现为排便次数增多，大便稀薄。但泄泻为脾虚湿胜，肠道传化失司所致，发病可急可缓，多数预后相对较好；霍乱为湿浊邪毒内伤脾胃，气机逆乱，升降失司所致，表现为吐泻交作，甚至泻如米泔水，或伴有剧烈腹痛，可迅速出现皮肤松弛，目眶凹陷，下肢痉挛转筋，精神萎靡，少尿或尿闭，面色苍白，汗出肢冷等津竭阳脱危候，来势急骤，变化迅速，病情凶险，预后险恶。

【易错答案】二者症状容易混淆。

【答案分析】有无里急后重、便下脓血是二者鉴别的关键。

3. 如何判断泄泻的寒热虚实？

【正确答案】大便色黄褐而臭，泻下急迫，肛门灼热者，多属热证；大便清稀甚至水样，气味腥秽者，多属寒证；大便溏垢，臭如败卵，完谷不化，多为伤食之证。急性暴泻，病势急骤，脘腹胀满，腹痛拒按，泻后痛减，小便不利者，多属实证；慢性久泻，病势较缓，病程较长，反复发作，腹痛不甚，喜暖喜按，神疲肢冷，多属虚证。

【易错答案】寒热虚实的证候特点容易漏写或混淆。

【答案分析】泄泻有实寒、虚寒之分，注意不要漏写或混淆。

4. 简述暴泻的常见证型及治法、方剂。

【正确答案】

（1）寒湿内盛：临床表现为泄泻清稀，甚则如水样，脘闷食少，腹痛肠鸣，或兼恶寒，发热，头痛，肢体酸痛，舌苔白或白腻，脉濡缓。治法为芳香化湿，疏表散寒。代表方为藿香正气散加减。

（2）湿热中阻：临床表现为泄泻腹痛，泻下急迫，或泻而不爽，粪色黄褐臭秽，肛门灼热，烦热口渴，小便短黄，舌质红，苔黄腻，脉滑数或濡数。治法为清热利湿，分消止泻。代表方为葛芩连汤加减。

（3）食滞肠胃：临床表现为腹痛肠鸣，泻下粪便臭如败卵，泻后痛减，脘腹胀满，嗳腐酸臭，不思饮食，舌苔垢浊或厚腻，脉滑。治法为消食导滞，和中止泻。代表方为保和丸加减。

【易错答案】漏写、写错证型或治法方药。

【答案分析】泄泻分暴泻与久泻，注意不要混淆证型及各证型的主要特点、治法及代表方。

（五）论述题

如何理解张景岳的"泄泻之本，无不由于脾胃"？

【正确答案】①引起泄泻发生的外因与湿邪关系最大，湿邪侵入，伤及脾胃，致脾运失司，而发生泄泻。②内因与脾虚关系最为密切，脾虚失运，水谷不化精微，湿浊内生，湿杂而下，发生泄泻。③情志失调引起的泄泻，多因平时脾胃素虚，复因情志失调、忧思恼怒、精神紧张，以致肝郁气结，横逆乘脾，运化失常，而成泄泻。④肾阳虚衰引起的泄泻，也是在脾虚的基础上产生的，肾阳虚衰，脾失温煦，运化失常，而致泄泻。故"泄泻之本，无不由于脾胃"。

【易错答案】分析不全面，如单纯从脾虚或湿邪论述。

【答案分析】泄泻的发生与湿邪密切相关，包括外湿与内湿，均可使脾失运化，发生泄泻。另外，注意从情志及阳虚等方面论述，即肝、肾与脾胃之间的关系，综上共4个方面来论述泄泻的发生与脾胃的关系。

（六）病案题

患者，男，18岁。3天前军训淋雨后出现腹痛腹泻，大便呈水样，1日10余次，大便前腹中肠鸣，脘腹胀闷，食少，小便清，伴有恶寒发热，头痛鼻塞，流清涕，四肢酸痛，苔白腻，脉濡缓。

请写出：中医诊断、证候分析、证型、治法、方药及服用方法。

【正确答案】

中医诊断：泄泻；证型：寒湿内盛。

证候分析：淋雨感受寒湿之邪，侵袭胃肠，气机受阻，传导失司，故见腹泻肠鸣，风寒外束恶寒发热，头痛鼻塞，流清涕，四肢酸痛等表证，舌脉为寒湿之象。

治法：芳香化湿，解表散寒。

方药：藿香正气散。

药物组成：藿香12g，陈皮12g，紫苏叶12g，甘草6g，桔梗12g，茯苓15g，厚朴12g，大腹皮15g，清半夏9g，炒神曲15g，白芷6g，炒白术18g。水煎服，日1剂，早、晚分服。

【易错答案】证型分析不准确。

【答案分析】根据该患者的主要临床表现，可辨证为寒湿内盛。分析其主要证候并写出正确的治法方药。

第八节　痢疾

◎ 重点 ◎

痢疾的病因病机、辨证要点、治疗原则及证治分类

◎ 难点 ◎

1. 痢疾的辨证要点
2. 痢疾的各证之辨证论治和疫毒痢的救治措施

精选习题

扫码获取
同步习题

（一）单选题

1. 下列关于痢疾的表述，错误的是（　　　）

A. 是以腹痛、里急后重、下痢赤白脓血为主症的病证

B. 都具有传染性的疾病

C. 多发于夏秋季节

D. 西医学中的细菌性痢疾、阿米巴痢疾、溃疡性结肠炎等属本病范畴

E.《黄帝内经》称之为"肠澼""赤沃"

【正确答案】B　　　　　　【易错答案】C

【答案分析】痢疾多发于夏秋季节，但并不是所有痢疾都具有传染性，此处应与西医中的痢疾相区分，如溃疡性结肠炎以腹痛、里急后重、下痢赤白脓血为主症，也属中医学痢疾范畴，且不具有传染性。

2. 痢疾的病位在（　　　）

A. 肝　　　　　B. 脾　　　　　C. 肾　　　　　D. 肠　　　　　E. 心

【正确答案】D　　　　　　【易错答案】B

【答案分析】痢疾的病位在肠，与脾、胃相关，可涉及肾。

3. 喻嘉言的"逆流挽舟"法多用于（　　　）

A. 痢疾初起兼有表证者　　　B. 虚寒痢　　　　　　　　C. 湿热痢

D. 休息痢　　　　　　　　　E. 阴虚痢

【正确答案】A　　　　　　【易错答案】D

【答案分析】喻嘉言的"逆流挽舟"法多用于痢疾初起兼有表证者，以下痢、憎寒壮热、头身重痛、咳嗽、鼻塞声重、脉浮重取欠力为辨证要点。治疗予人参败毒散，使陷里之邪还从表出而愈。

4. 治痢最常用的治法是（　　　）

A. 温中燥湿　　　B. 养阴和营　　　C. 清热解毒　　　D. 温补脾肾　　　E. 温中清肠

【正确答案】C　　　　　　【易错答案】A

【答案分析】清热解毒是治痢最常用的治法，尤其是治疗湿热痢、疫毒痢。

5. 患者下痢时发时止，日久不愈，发时大便夹有脓血，里急后重，饮食减少，倦怠怕冷，舌淡苔腻，脉濡软。其治疗首选（　　　）

A. 连理汤　　　　　　　　　B. 理中汤　　　　　　　　C. 胃苓汤

D. 香砂六君子汤　　　　　　E. 香连丸

【正确答案】A　　　　　　【易错答案】B、E

【答案分析】根据"下痢时发时止，日久不愈，发时大便夹有脓血，舌淡苔腻，脉濡软"，可诊断为休息痢，治宜温中清肠、调气化滞，代表方为连理汤。

6. 疫毒痢的治疗原则是（　　　）

A. 清肠化湿解毒，调气行血　　　　B. 清热解毒、凉血　　　　　C. 理气止痛止泻

D. 攻补兼施，先补后泻　　　　　　E. 发汗解表清里

【正确答案】A　　　　　　【易错答案】B、D

【答案分析】痢疾初起之时，以实证、热证多见，宜清热化湿解毒；对热毒炽盛之疫毒痢，宜重用清热解毒药，常用药如白头翁、黄连、黄柏、秦皮、金银花、马齿苋等，若下痢脓血，可加生地黄、赤芍、地榆以凉血养阴。在清热化湿解毒的同时，还可加调气和血之药。

7. 患者，男，32岁。初秋患痢，症见下痢，赤多白少，高热，腹痛较甚，里急后重，口渴饮冷，舌红苔黄腻，脉滑数。其治疗首选（　　）

A. 葛根芩连汤　B. 芍药汤　　　　C. 连理汤　　　　D. 胃苓汤　　　　E. 白头翁汤

【正确答案】B　　　　　　【易错答案】A、C

【答案分析】根据"下痢，赤多白少，高热，腹痛较甚，里急后重，口渴饮冷，舌红苔黄腻，脉滑数"，可辨为湿热痢，治宜清肠化湿、调气和血，代表方为芍药汤。

（二）多选题

1. 痢疾辨证时当辨（　　）

A. 辨久暴　　　　　　　B. 辨寒热偏重　　　　　　C. 辨伤气、伤血

D. 辨虚实　　　　　　　E. 辨在脏在腑

【正确答案】ABCD　　　　【易错答案】E

【答案分析】痢疾的主要病机是邪蕴肠腑，气血壅滞，肠道传导失司，脂膜血络受伤而成痢，辨证当辨久暴、虚实寒热、伤气伤血。

2. 治疗痢疾的禁忌有（　　）

A. 忌过早补涩　　　　　B. 忌峻下攻伐　　　　　　C. 忌分利小便

D. 忌通因通用　　　　　E. 忌顾护胃气

【正确答案】ABC　　　　　【易错答案】D、E

【答案分析】治疗痢疾之禁忌：忌过早补涩，忌峻下攻伐，忌分利小便，以免留邪或伤正气。在掌握扶正祛邪的辨证治疗过程中，始终应顾护胃气，并根据虚实寒热辨证施治。若食积化热、痢下不爽或热毒秽浊壅塞肠道等，可适当采取通因通用的治法。

3. 痢疾的治疗方法有（　　）

A. 初痢宜通　　　　　　B. 久痢宜涩　　　　　　　C. 大便赤多重用血药

D. 大便白多重用气药　　E. 宜利小便

【正确答案】ABCD　　　　【易错答案】E

【答案分析】痢疾的治疗方法为热痢清之，寒痢温之，初痢实则通之，久痢虚则补之，寒热交错者清温并用，虚实夹杂者攻补兼施。刘河间提出："调气则后重自除，行血则便脓自愈。"调气和血之法，可用于痢疾的多个证型，赤多重用血药，白多重用气药，而在掌握扶正祛邪的辨证治疗过程中，始终应顾护胃气。治疗痢疾之禁忌：忌过早补涩，忌峻下攻伐，忌分利小便。

（三）名词解释

1. 痢疾

【正确答案】痢疾是以腹痛、里急后重、下痢赤白脓血为主症的疾病。

【易错答案】主要特征描述不全面或不准确。

【答案分析】描述痢疾主要的 3 个临床特征。

2. 噤口痢

【正确答案】痢疾不能进食，或呕不能食者，称为噤口痢。

【易错答案】描述不准确。

【答案分析】正确描述噤口痢的特征。

（四）简答题

1. 简述痢疾发病的病因病机。

【正确答案】痢疾是以腹痛、里急后重、下痢赤白脓血为主症的疾病，可伴大便次数增多。主要病因是外感时邪疫毒，内伤饮食不洁。病位在肠，与脾、胃密切相关。病机为湿热、疫毒、寒湿结于肠腑，气血壅滞，脂膜血络受损，化为脓血，大肠传导失司，发为痢疾。

【易错答案】分析表述不全面。

【答案分析】病因病机论述的同时应该包括病位和主要脏腑，注意结合临床表现进行分析，以免有所缺漏。

2. 痢疾的诊断依据是什么？

【正确答案】①以腹痛、里急后重、下痢赤白脓血为主症，可伴大便次数增多。②急性痢疾起病急骤，可伴有恶寒发热；慢性痢疾则反复发作，迁延不愈。③常见于夏秋季节，多有饮食不洁史，或具有传染性。④大便常规检查，可帮助确立诊断。血常规检查，对急性菌痢具有诊断意义。必要时行 X 线钡剂造影及直肠、结肠镜检查，有助于诊断。

【易错答案】痢疾的诊断依据容易表述不全面。

【答案分析】注意全面描述痢疾的主要证候特征，另外血常规、便常规、结肠镜等辅助检查在痢疾诊断中具有重要意义，注意不要漏写。

3. 简述实证痢疾主要分型的主要临床表现、治法及代表方。

【正确答案】

（1）湿热痢：临床表现为腹部疼痛，里急后重，痢下赤白脓血，赤多白少，或纯下赤冻，肛门灼热，小便短赤，或发热恶寒，头痛身楚，口渴发热，舌质红，舌苔黄腻，脉滑数或浮数。治法为清肠化湿，调气和血。代表方为芍药汤。

（2）疫毒痢：临床表现为起病急骤，壮热口渴，头痛烦躁，恶心呕吐，大便频频，痢下鲜紫脓血，腹痛剧烈，里急后重感特著，甚者神昏惊厥，或痉厥抽搐，或面色苍白，汗冷肢厥，舌质红绛，舌苔黄燥，脉滑数或微欲绝。治法为清热解毒，凉血止痢。代表方为白头翁汤合芍药汤。

（3）寒湿痢：临床表现为腹痛拘急，痢下赤白黏冻，白多赤少，或为纯白冻，里急后重，口淡乏味，脘胀腹满，头身困重，舌质或淡，舌苔白腻，脉濡缓。治法为温化寒湿，调气和血。代表方为不换金正气散。

【易错答案】漏写、写错证型或治法方药。

【答案分析】痢疾实证的常见证型为湿热痢、疫毒痢、寒湿痢，简要写出各证型的主要特点、治法及代表方即可。

（五）论述题

一般认为"痢无止法"，然而真人养脏汤中有补益固涩之品，应如何理解？

【正确答案】痢疾多由外感时邪，饮食不洁，积滞内蕴，消化失职所致。故在初起邪实正盛之时，治宜"通因通用"，使邪有出路，而无稽留之地，病可愈也。若早用收涩之品，以涩肠止痢，反有"闭门留寇"之弊。前人所谓的"痢无止法"即指此而言。其提示不宜止涩太早。然而对于痢久不止，肠中积滞已去，而呈现脏虚滑脱者，非但禁用通泄之品，而且必以收涩固脱之剂，方能奏效。然泻痢日久，损伤脾胃，往往导致脾肾虚寒，肠失固摄，滑脱不禁。此时如果用通滞之法，必然削伐正气，而犯虚虚之戒。

真人养脏汤，即是以温涩固脱之法，为泻痢日久、邪去正衰、脏虚滑脱之证而设。方中补涩结合，罂粟壳、诃子、肉豆蔻之品涩肠固脱，以治其标；人参、白术、甘草补气健脾，当归、芍药养血和阴，以治其本。可见"痢无止法"与真人养脏汤在治痢机制上，有虚实之不同。前者属邪实宜通滞，后者属脏虚宜补涩，故立法证治各分一途。

【易错答案】分析不全面。

【答案分析】应先从痢疾的治疗大法着手描述，分析痢疾初痢实则通之、久痢虚则补之，再分析真人养脏汤的方药及治法，指出"痢无止法"与真人养脏汤在治痢机制上有虚实之不同。

（六）病案题

患者，男，36岁。自诉腹痛，里急后重，下痢赤白脓血3天。大便色红，肛门灼热，尿短赤，舌红，苔腻微黄，脉滑数。

请写出：中医诊断、证型、证候分析、治法和方剂。

【正确答案】

中医诊断：痢疾；证型：湿热痢。

证候分析：湿热之邪毒积滞肠中，气血被阻，气机不畅，传导失司，故见腹痛，里急后重；湿热之毒熏灼，伤及肠道脂膜之气血，腐败化为脓血，故见痢下赤白；湿热下注，故见肛门灼热，小便短少。苔腻为湿，黄则有热，脉滑数为实，数是热的征象。

治法：清肠化湿，调气和血。

方剂：芍药汤加减。

药物组成：芍药30g，当归15g，黄连9g，黄芩9g，槟榔6g，木香6g，炙甘草6g，大黄9g，肉桂 6g。水煎服，日 1 剂，早、晚分服。

【易错答案】证型分析错误。

【答案分析】根据患者的主要临床表现辨证准确，并分析其主要证候，写出正确的治法方药。

第九节　便秘

◎ **重点** ◎

1. 便秘的病因病机、辨证要点、治疗原则及证治分类

2. 便秘与肠结、积证的鉴别要点

◎ **难点** ◎

便秘的辨证要点、治疗原则以及证治分类

扫码获取
同步习题

精选习题

（一）单选题

1. 便秘的主要病因不包括（　　　）

A. 素体阳盛　　　B. 情志失调　　　C. 感受外邪　　　D. 高年久病　　　E. 房劳过度

【正确答案】E　　　　　　　　【易错答案】C

【答案分析】便秘主要是由外感寒热之邪，内伤饮食情志，病后体虚，阴阳气血不足等，热结、气滞、寒凝、气血阴阳亏虚，致使邪滞胃肠、壅塞不通；肠失温润，推动无力，糟粕内停，大便排出困难而发病，房劳过度不是其主要病因。

2. 便秘的基本病机为（　　　）

A. 大肠传导失司　　　　　B. 肝气郁滞　　　　　　　C. 肾阴不足

D. 脾失健运　　　　　　　E. 肺失宣肃

【正确答案】A　　　　　　　　【易错答案】E

【答案分析】便秘主要由邪滞胃肠、壅塞不通；肠失温润，推动无力，糟粕内停，大便排出困难而发病，基本病机为大肠传导失司。

3. 便秘的主要病位在（　　　）

A. 胃　　　　　B. 脾　　　　　C. 大肠　　　　　D. 肾　　　　　E. 三焦

【正确答案】C　　　　　　　　【易错答案】B

【答案分析】便秘的病位主要在大肠，涉及脾、胃、肺、肝、肾等多个脏腑。

4. 治疗便秘的基本法则是（　　　）

A. 补中益气　　　B. 滋阴增液　　　C. 顺气导滞　　　D. 润肠通便　　　E. 温里散寒

【正确答案】D　　　　　　【易错答案】C

【答案分析】便秘多为慢性久病，表现为大便干结难行，故润肠通便是治疗便秘的基本法则，在此基础之上，结合其气血阴阳之表现进行辨证论治。

5. 辨治便秘首分（　　　）

A. 表里　　　　B. 虚实　　　　C. 寒热　　　　D. 气血　　　　E. 缓急

【正确答案】B　　　　　　【易错答案】C

【答案分析】辨治便秘首分虚实，再辨寒热、气血。

6. 治疗阳虚秘的代表方为（　　　）

A. 四神丸　　　B. 理中丸　　　C. 济川煎　　　D. 暖肝煎　　　E. 金匮肾气丸

【正确答案】C　　　　　　【易错答案】E

【答案分析】阳虚秘的主要治法为补肾温阳、润肠通便，温阳与通下并行，故代表方为济川煎。

（二）多选题

1. 便秘的主要表现有（　　　）

A. 大便排出困难　　　　　　B. 排便周期延长　　　　C. 周期不长，但粪质干结，排出艰难

D. 粪质不硬，虽频有便意，但排便不畅　　　　　　E. 大便质黏不成形

【正确答案】ABCD　　　　【易错答案】E

【答案分析】除常见的排便周期延长、便质干燥的排便困难外，周期不长、粪质不硬但排便不畅也属于便秘范畴，应注意不要漏选。

2. 气秘的主要临床表现有（　　　）

A. 大便干结，或不甚干结，欲便不得出

B. 肠鸣矢气，嗳气频作　　　C. 胁腹痞满胀痛

D. 舌苔薄腻，脉弦　　　E. 大便艰涩，腹痛拘急

【正确答案】ABCD　　　　【易错答案】E

【答案分析】气秘的临床表现为大便干结，或不甚干结，欲便不得出，或便后不爽，肠鸣矢气，嗳气频作，胁腹痞满胀痛，舌苔薄腻，脉弦。大便艰涩、腹痛拘急为冷秘的临床表现。

3. 血虚秘的主要临床表现有（　　　）

A. 大便干结　　　　　B. 面色无华，头晕目眩　　　C. 心悸气短，健忘少寐，口唇色淡

D. 舌淡苔少，脉细　　　E. 腰膝酸软

【正确答案】ABCD　　　　【易错答案】E

【答案分析】血虚秘的临床表现为大便干结，面色无华，皮肤干燥，头晕目眩，心悸气短，健忘少寐，口唇色淡，舌淡苔少，脉细。阴虚秘可见腰膝酸软。

下篇
各论

（三）名词解释

便秘

【正确答案】便秘是以大便排出困难，排便周期延长，或周期不长，但粪质干结，排出艰难，或粪质不硬，虽频有便意，但排便不畅为主要表现的病证。

【易错答案】易错答为"大便干结"。

【答案分析】要准确分析便秘的几种特点，不单纯是大便干结，还存在周期延长或者排便不畅等情况，注意表述全面。

（四）简答题

1. 简述便秘的诊断要点。

【正确答案】①排便次数每周少于3次，或周期不长，但粪质干结，排出艰难，或粪质不硬，虽频有便意，但排便不畅。②常伴腹胀、口臭、纳差及神疲乏力等。③常有饮食不节、情志内伤、运动减少等病因，多见于年老久病体虚者。④粪便的望诊及腹部触诊、大便常规、潜血试验、肛门指诊、钡灌肠或气钡造影、纤维结肠镜检查等有助于便秘的诊断。

【易错答案】回答不全面。

【答案分析】除常见的排便周期延长、便质干燥的排便困难外，周期不长、粪质不硬但排便不畅也属于便秘范畴，应注意不要漏写。

2. 简述便秘与肠结的鉴别。

【正确答案】两者皆有排便不畅。肠结可继发于便秘患者，急性起病，常为燥屎内结，表现为腹部胀满、疼痛拒按，无正常无气排出，常需结合外科措施治疗。而便秘多为慢性久病，因大肠传导失司所致，表现为大便干结难行，可伴有腹胀、饮食减少，有正常矢气排出。

【易错答案】二者鉴别要点容易表述不全面。

【答案分析】肠结的病情较便秘重，以大便完全不通且无矢气、肠鸣音为特点，类似西医学的肠梗阻，应注意鉴别。

3. 简述便秘与积聚的鉴别。

【正确答案】两者皆可见腹胀及大便不畅。积聚为肝脾同病，气滞、痰阻、血瘀结聚而成，以腹部出现包块为典型表现，可伴有腹痛、腹胀。而便秘为大肠传导失司所致，以粪质干结，排出艰难，或粪质不硬，虽频有便意，但排便不畅为主症。

【易错答案】二者的鉴别要点容易表述不全面。

【答案分析】注意二者的腹部包块既为共同点，也为鉴别之处，排便后腹部包块是否消失可兹鉴别。

4. 简述热秘与冷秘的区别。

【正确答案】热秘以大便干结，腹胀或痛，口干口臭，面红心烦，或有身热，小便短赤，舌质红，苔黄燥，脉滑数为主要临床表现。治疗以泄热导滞、润肠通便为原则，方选麻子仁丸加减。

冷秘以大便艰涩，腹痛拘急，胀满拒按，胁下偏痛，手足不温，呃逆呕吐，苔白腻，脉弦紧为主要临床表现。治疗以温里散寒，通便止痛为原则，方选温脾汤合用半硫丸加减。

【易错答案】表述不全面。

【答案分析】舌象、脉象是鉴别诊断的重要依据，注意不要漏写。

（五）病案题

患者，女，45岁。大便干结，排出困难，常1周不解，腹胀，口臭，面红，心烦，平素喜饮冷，舌质红干，苔黄燥，脉滑数。

请写出：中医诊断、证型、证候分析、治法和方药。

【正确答案】

中医诊断：便秘；证型：热秘。

治法：泄热导滞，润肠通便。

证候分析：腑气不通即气机升降失调，浊气在上则生腹胀，肠中腐气上蒸于口则口臭；面红、心烦、喜饮冷、舌脉均为热盛伤津的表现。

方药：麻子仁丸。

药物组成：麻子仁30g，芍药15g，炒枳实15g，大黄12g，厚朴9g，炒杏仁9g。水煎服，日1剂。

【易错答案】证型分析不准确。

【答案分析】根据患者的主要临床表现正确辨证，并分析证候，治法方药描述要准确。

第八章　肝胆系病证

第一节　胁痛

◎ 重点 ◎

1.胁痛的病因病机、辨证要点、治疗原则及证治分类

2.胁痛的鉴别诊断

◎ 难点 ◎

胁痛的辨证要点、治疗原则以及证治分类

扫码获取
同步习题

精选习题

（一）单选题

1.胁痛的病理因素是（　　　）

A.气滞　　　　　B.痰饮　　　　　C.水湿　　　　　D.热毒　　　　　E.风热

【正确答案】A　　　　　　【易错答案】B

【答案分析】胁痛的病位主要责之于肝、胆，亦与脾、胃、肾有关。其病因涉及情志不遂或饮食不节、外邪入侵等，病理因素包括气滞、血瘀、湿热，而非痰饮。

2.胁痛的基本病机是（　　　）

A.肝郁气滞　　　B.瘀血停滞　　　C.肝络失养　　　D.肝络失和　　　E.湿热蕴结

【正确答案】D　　　　　　【易错答案】C

【答案分析】胁痛的基本病机属肝络失和，可概括为"不通则痛"与"不荣则痛"两类。其中，因肝郁气滞、瘀血停着、湿热蕴结所致的胁痛多属实证，为"不通则痛"，较多见；因阴血不足、肝络失养所致的胁痛多属虚证，属"不荣则痛"。

3.胁痛的基本治疗原则是（　　　）

A.疏肝化瘀止痛　　　　　B.活血化瘀止痛　　　　　C.疏肝和络止痛

D.清热化湿利胆　　　　　E.养血柔肝止痛

【正确答案】C　　　　　　【易错答案】A

【答案分析】胁痛的治疗原则根据"通则不痛""荣则不痛"的理论，以疏肝和络止痛为基本治则，结合肝胆的生理特点，灵活运用。实证以祛邪疏通为主，实证之胁痛，根据其肝郁气滞、瘀血停着或湿热蕴结等病因，采用理气、活血、清热、利湿之法，虚证宜补中寓通，采用滋阴、养血、柔肝之法，适当加入疏肝理气之品，临床常多法并用。其余选项可作为具体证型的对应治法，但不能概括为基本治疗原则。

4.治疗胁痛邪郁少阳证的首选方剂是（　　　　）

A.一贯煎　　　　　　　　B.小柴胡汤　　　　　　　　C.柴胡疏肝散

D.龙胆泻肝汤　　　　　　E.茵陈蒿汤

【正确答案】B　　　　　　【易错答案】C

【答案分析】胁痛邪郁少阳证的临床表现为胸胁苦满疼痛，兼寒热往来，口苦咽干，头痛目眩，心烦喜呕，舌苔薄白或微黄，脉弦。治宜和解少阳，代表方为小柴胡汤。

5.下列不属于胁痛肝郁气滞证主症特点的是（　　　　）

A.胁肋胀痛，走窜不定　　　　B.胸闷腹胀　　　　C.嗳气频作，得嗳气而胀痛稍舒

D.胁痛因情志变化而增减　　　　E.痛处固定拒按

【正确答案】E　　　　　　【易错答案】A

【答案分析】胁痛肝郁气滞证的临床表现为胁肋胀痛，走窜不定，甚则引及胸背肩臂，疼痛每因情志变化而增减，胸闷腹胀，嗳气频作，得嗳气而胀痛稍舒，纳少口苦，舌苔薄白，脉弦。痛处固定拒按为瘀血阻络型胁痛的特征。

6.治疗胁痛肝络失养证，若神疲乏力明显，可加（　　　　）

A.太子参　　　B.玄参　　　　C.五味子　　　D.女贞子　　　E.麦冬

【正确答案】A　　　　　　【易错答案】B

【答案分析】治疗胁痛肝络失养证的首选方剂为一贯煎，由北沙参、麦冬、当归、生地黄、枸杞子、川楝子组成。若阴亏过甚，舌红而干，口渴多饮者，可加石斛、玉竹、天花粉、玄参、天冬；若神疲乏力明显者，可加太子参。

（二）多选题

1.胁痛的病因有（　　　　）

A.情志不遂　　　B.饮食不节　　　C.跌仆损伤　　　D.劳欲久病　　　E.虫毒感染

【正确答案】ABCD　　　　　　【易错答案】E

【答案分析】胁痛的发生主要由情志不遂、饮食不节、跌仆损伤、久病体虚等因素引起肝络失和，或肝络不通，或络脉失养所致。虫毒感染不属于胁痛的病因。

2.血府逐瘀汤的方药组成包括（　　　　）

A.桃仁、红花　　　　　　　B.赤芍、川芎　　　　　　　C.牡丹皮、乌药

D.三棱、莪术　　　　　　E.黄芪、当归

【正确答案】AB　　　　　　　【易错答案】C、D、E

【答案分析】血府逐瘀汤由当归、生地黄、桃仁、红花、枳壳、牛膝、川芎、柴胡、赤芍、桔梗、甘草组成。

3.胁痛肝胆湿热证的主症特点有（　　　　）

A.胸胁胀满或灼痛　　　　　B.口苦口黏　　　　　　　　C.胁痛部位走窜不定

D.头痛目眩　　　　　　　　E.舌苔薄白，脉滑

【正确答案】AB　　　　　　　【易错答案】C、D、E

【答案分析】胁痛肝胆湿热证的临床表现为胸胁胀满或灼热疼痛、剧痛，口苦口黏，胸闷纳呆，恶心呕吐，小便黄赤，大便不爽，或兼有身热恶寒，白目发黄，舌红苔黄腻，脉弦滑数。

（三）名词解释

胁痛

【正确答案】胁痛是指以一侧或两侧胁肋部疼痛为主要表现的病证，可伴有口苦、目眩、善呕等肝胆病证症状，属临床较常见的自觉症状。

【易错答案】易错答为"以上腹部胃脘处胀痛为主，常伴有反酸、嘈杂、嗳气、呃逆等胃部不适，多与饮食有关"。

【答案分析】注意胃痛与胁痛的区别。

（四）简答题

1.胁痛与悬饮如何鉴别？

【正确答案】胁痛是指以一侧或两侧胁肋部疼痛为主症的疾病。悬饮亦可见胁肋疼痛，但其表现为饮留胁下，胸胁胀痛，持续不已，伴见咳嗽、咳痰，呼吸时疼痛加重，常喜向病侧睡卧，患侧肋间饱满，叩诊呈浊音，或兼见发热。

【易错答案】表述不全面或不准确。

【答案分析】胁痛与悬饮的鉴别应对二者的共同点及需要区分的临床表现均加以描述，不难鉴别。

2.简述胁痛的辨证要点。

【正确答案】①辨气血：胁痛在气，以胀痛为主，且游走不定，痛无定处，时轻时重，症状轻重与情绪变化有关；胁痛在血，以刺痛为主，且痛处固定不移，疼痛持续不已，局部拒按，入夜尤甚。《景岳全书·胁痛》云："但察其有形无形，可知之矣。盖血积有形而不移，或坚硬而拒按，气痛流行而无迹，或倏聚而倏散。"此明言从痛的不同情况来分辨属气、属血。②辨虚实：胁痛实证以气滞、血瘀、湿热为主，多病程短，来势急，症见疼痛较重而拒按，脉实有力。虚证多为阴血不足，脉络失养，症见痛痛隐隐，绵绵不休，且病程长，来势缓，并伴见全身阴血亏耗之证。

【易错答案】表述不全面或不准确。

【答案分析】胁痛的辨证要点分为辨气血与辨虚实两大部分，要分清条理，注意回答主要的辨别点，不要混淆。

（五）论述题

如何鉴别胁痛的"气郁""湿热""血瘀"等证？并分述其治法和方药。

【正确答案】胸胁胀痛，攻撑走窜，痛无定处，时轻时重，常因情志不畅而诱发或加重者，多属气郁；湿热胁痛表现为痛势如灼、如燎，触按痛甚，常兼有纳差、恶心、口苦，或黄疸，舌苔黄腻，脉弦数；血瘀胁痛表现为胁痛如针刺或钝痛，持续不已，阵发加剧，部位固定，可有挫伤病史，或胁下有癥块。气郁者治宜疏肝理气，方选柴胡疏肝散加减，常用柴胡、枳壳、郁金、川芎、香附、白芍、甘草等药；湿热者治宜清热利湿，方选龙胆泻肝汤加减，常用柴胡、栀子、黄芩、木通、甘草、当归、生地黄、泽泻、车前子、龙胆草等药；血瘀者治宜祛瘀通络，方选血府逐瘀汤或复元活血汤加减，常用柴胡、桃仁、红花、当归、川楝子、郁金、三七、川芎、枳壳、甘草、五灵脂、延胡索等药。

【易错答案】证候描述不准确，方药错误。

【答案分析】正确描述胁痛的"气郁""湿热""血瘀"的证候特征，并分析其治法及方药。

（六）病案题

患者，女，50岁。昨日过食油腻食物，今日胁肋重着疼痛，痛有定处，触痛明显，口苦口黏，纳呆恶心，小便黄赤，舌红苔黄腻，脉弦滑数。

请写出：诊断、治法、方药组成。

【正确答案】

诊断：胁痛（肝胆湿热证）。

治法：清热利湿。

方药：龙胆泻肝汤。

药物组成：龙胆草、黄芩、栀子、泽泻、木通、车前子、当归、生地黄、柴胡、生甘草。

【易错答案】易错辨为瘀血阻络证。

【答案分析】肝胆湿热证的临床表现为胁肋胀痛或灼热疼痛、剧痛，口苦口黏，胸闷纳呆，恶心呕吐，小便黄赤，大便不爽，或兼有身热恶寒，身目发黄，舌红苔黄腻，脉弦滑数。应结合舌脉辨证，辨证准确后方能正确回答治法方剂，注意要准确回答主要的药物组成。

第二节　黄疸（附：萎黄）

◎ **重点** ◎

1.黄疸的病因病机、辨证要点、治疗原则及证治分类

2.黄疸之阳黄、阴黄及急黄的鉴别

下篇
各论

◎ **难点** ◎

黄疸的临床证候特征及各个证型的辨证论治

扫码获取
同步习题

精选习题

（一）单选题

1. 下列不属于黄疸病因的是（　　　　）

A. 感受外邪　　　B. 饮食所伤　　　C. 脾胃虚寒　　　D. 病后续发　　　E. 情志内伤

【正确答案】E　　　　　　【易错答案】A

【答案分析】黄疸的病因分为外感、内伤两个方面，外感多属湿热疫毒所致，内伤常与饮食、劳倦、病后有关，内外病因又互有关联。感受外邪，夏秋季节，暑湿当令，或因湿热偏盛，由表入里，内蕴中焦，湿郁热蒸，不得泄越，而发为黄疸。情志内伤不属于黄疸的病因。

2. 黄疸最重要的临床特征是（　　　　）

A. 皮肤黄　　　B. 尿黄　　　C. 目黄　　　D. 大便黄　　　E. 舌苔黄

【正确答案】C　　　　　　【易错答案】A

【答案分析】黄疸是以目黄、身黄、小便黄为主症的一种病证，其中尤以目睛黄染为主要特征，常伴食欲减退、恶心呕吐、胁痛腹胀等症状。

3. 黄疸的各种病理因素中，最重要的是（　　　　）

A. 湿邪　　　B. 热邪　　　C. 寒邪　　　D. 疫毒　　　E. 气滞

【正确答案】A　　　　　　【易错答案】D

【答案分析】黄疸的发生主要是湿邪为患，病位主要在脾、胃、肝、胆。由于致病因素不同及个体体质差异，湿邪可从热化或寒化，表现为湿热、寒湿两端。因于湿热所伤或过食甘肥酒热，或素体胃热偏盛，则湿从热化，湿热交蒸，发为阳黄。若因寒湿伤人或素体脾胃虚寒，或久病脾阳受伤，则湿从寒化，发为阴黄。火热极盛谓之毒，若湿热蕴积化毒，疫毒炽盛，充斥三焦，深入营血，内陷心肝，可见猝然发黄、神昏谵妄、痉厥出血等危重症，为急黄。故疫毒只作为急黄的重要病理因素，不能概括为黄疸的病理因素。

4. 黄疸的治疗大法是（　　　　）

A. 清热化湿退黄　　　　　　B. 化湿邪，利小便　　　　　　C. 健脾温化退黄

D. 清热解毒退黄　　　　　　E. 健脾养血，利湿退黄

【正确答案】B　　　　　　【易错答案】A

【答案分析】黄疸的治疗大法主要为化湿邪，利小便，再根据疫毒、湿热、寒湿及气血的具体情况灵活施治。其余治法分别可作为黄疸各个证型的具体治法，但不能概括为治疗大法。

5. 治疗热重于湿型黄疸（阳黄）的首选方剂是（　　）

A. 大柴胡汤 　　　　B. 茵陈蒿汤 　　　　C. 茵陈五苓散

D. 茵陈术附汤 　　　E. 鳖甲煎丸

【正确答案】B 　　　　【易错答案】C

【答案分析】热重于湿型黄疸的临床表现为身目俱黄，黄色鲜明，发热口渴，或见心中懊恼，腹部胀闷，口干而苦，恶心呕吐，小便短少黄赤，大便秘结，舌苔黄腻，脉象弦数；治疗首选茵陈蒿汤。茵陈五苓散为治疗湿重于热型黄疸的代表方。

6. 黄疸消退后湿热留恋证的治法是（　　）

A. 调和肝脾，理气助运 　　B. 温中化湿，健脾和胃 　　C. 疏肝泄热，利胆退黄

D. 清热利湿 　　　　E. 清热通腑，利湿退黄

【正确答案】D 　　　　【易错答案】E

【答案分析】黄疸消退后湿热留恋证的临床表现为脘痞腹胀，胁肋隐痛，饮食减少，口中干苦，小便黄赤，苔腻，脉濡数，治法是清热利湿。阳黄热重于湿证的治法是清热通腑，利湿退黄。

7. "黄家所得，从湿得之"首见于（　　）

A.《景岳全书》 　　　B.《卫生宝鉴》 　　　C.《金匮要略》

D.《诸病源候论》 　　E.《圣济总录》

【正确答案】C 　　　　【易错答案】A

【答案分析】"黄家所得，从湿得之"出自张仲景的《金匮要略·黄疸病脉证并治》，对各种黄疸的形成机制、症状特点进行了探讨，其创制的茵陈蒿汤、茵陈五苓散、麻黄连翘赤小豆汤等方剂成为历代治疗黄疸的重要方剂。张介宾的《景岳全书·黄疸》提出了"胆黄"的病名，认为"胆伤则胆气败，而胆液泄，故为此证"，初步认识到黄疸的发生与胆液外泄有关。

8. 热重于湿型阳黄的黄色特点是（　　）

A. 黄疸急速加深呈深黄色 　B. 掉黄或染衣着色 　　C. 黄色不泽

D. 黄色晦暗 　　　　E. 黄色鲜明

【正确答案】E 　　　　【易错答案】A

【答案分析】阳黄中热重于湿型黄疸的黄色特点是身目俱黄、黄色鲜明，急黄疫毒炽盛证的特点是黄疸急速加深呈深黄色，应注意区分。

（二）多选题

1. 黄疸的辨证要点有（　　）

A. 辨病位在气在血 　　B. 辨急黄、阳黄、阴黄 　　C. 辨阴黄之病因

D. 辨阳黄湿热偏胜 　　E. 辨阴黄虚实不同

【正确答案】BD 　　　　【易错答案】A、C、E

【答案分析】在黄疸的治疗过程中，应区别急黄、阳黄与阴黄，以及湿热偏胜等，及时掌握

其病机转化，以进行相应处理，避免少选或选错。

2. 治疗热重于湿型黄疸（阳黄），若胁痛较甚可加用（　　　）

A. 柴胡　　　　B. 郁金　　　　C. 生地黄　　　　D. 延胡索　　　　E. 橘皮

【正确答案】ABD　　　　　　【易错答案】E

【答案分析】治疗热重于湿型黄疸（阳黄）应清热通腑，利湿退黄，代表方为茵陈蒿汤。若胁痛较甚，可加柴胡、郁金、延胡索；若热毒内盛，心烦懊侬，可加黄连、龙胆草；若恶心呕吐，可加橘皮、竹茹、半夏。橘皮亦可理气止痛，但其入肺、脾经，主治脾胃气滞，脘腹胀满，呕吐，或湿浊中阻所致的胸闷、纳呆、便溏，但阴津亏损、内有实热者慎用。

3. 黄疸寒湿阻遏证的临床表现包括（　　　）

A. 身目俱黄，黄色晦暗　　　B. 脘腹痞胀　　　　　　　　C. 口淡不渴

D. 胁下癥结刺痛、拒按　　　E. 舌淡苔腻，脉濡缓或沉迟

【正确答案】ABCE　　　　　　【易错答案】D

【答案分析】黄疸寒湿阻遏证的临床表现为身目俱黄，黄色晦暗，或如烟熏，脘腹痞胀，纳谷减少，大便不实，神疲畏寒，口淡不渴，舌淡苔腻，脉濡缓或沉迟。胁下癥结刺痛、拒按是黄疸瘀血阻滞证的临床表现。

4. 黄疸胆腑郁热证的特点有（　　　）

A. 黄疸鲜明　　　　　　　B. 右胁腹疼痛　　　　　　　C. 疼痛牵引肩背

D. 寒热往来　　　　　　　E. 脉弦滑数

【正确答案】ABCDE　　　　　　【易错答案】漏选

【答案分析】胆腑郁热证的临床表现为身目发黄，黄色鲜明，上腹、右胁胀闷疼痛，牵引肩背，身热不退，或寒热往来，口苦咽干，呕吐呃逆，尿黄赤，大便秘，苔黄舌红，脉弦滑数；治宜疏肝泄热，利胆退黄；代表方为大柴胡汤。注意不要漏选。

（三）名词解释

1. 黄疸

【正确答案】黄疸是以目黄、身黄、小便黄为主症的疾病，其中尤以目睛黄染为主要特征。

【易错答案】易错答为"肌肤萎黄不泽，目睛及小便均不黄，常伴头昏倦怠，眩晕耳鸣，心悸少寐，纳少便溏等症状"。

【答案分析】黄疸与萎黄有别。

2. 急黄

【正确答案】急黄因湿热疫毒而致，为阳黄之重症，热毒炽盛，营血耗伤，病情急骤，疸色如金，可见神昏谵语、发斑、出血等危象，需紧急救治。

【易错答案】易错答为"乃湿热为患，起病速，病程短，黄色鲜明如橘色，常伴口干，发热，小便短赤，大便秘结，舌苔黄腻，脉弦数等热证、实证表现，若治疗及时，一般预后良好"。

【答案分析】急黄与阳黄有别。

（四）简答题

1. 黄疸的变证有哪些？

【正确答案】阳黄病情发展，侵犯营血，内蒙心窍，发为急黄，可见神昏痉厥；黄疸经久不愈，湿浊瘀滞可转为积证；肝络瘀阻，血不利则为水，发为鼓胀；络热血溢，可见吐衄发斑之血证；久病耗伤气血，脏腑失养，又可为虚劳。

【易错答案】对变证的概念掌握不准确，回答不全面。

【答案分析】注意黄疸的变证与兼证，勿要混淆。

2. 阳黄、急黄、阴黄怎样相互转化？

【正确答案】阳黄、急黄、阴黄在一定条件下可以相互转化。若阳黄治疗不当，病状急剧加重，侵犯营血，内蒙心窍，发为急黄。急黄若救治得当，亦可转危为安。若阳黄误治失治，迁延日久，脾阳损伤，湿从寒化，则可转为阴黄。阴黄复感外邪，湿郁化热，又可呈阳黄表现。

【易错答案】阳黄、急黄、阴黄的转化条件描述不准确。

【答案分析】注意阳黄、急黄、阴黄在一定条件下才可以相互转化。

（五）论述题

试述黄疸的辨证要点和治疗大法。

【正确答案】

（1）黄疸的辨证要点：应以阴阳为纲，阳黄以湿热疫毒为主，有热重于湿、湿重于热、胆腑郁热的不同；阴黄以脾虚寒湿为主，注意有无血瘀。临证应根据黄疸的色泽，结合病史、症状，区别阳黄与阴黄。另外，注意辨急黄与阳黄、阴黄的不同，以及阳黄之湿热轻重。

（2）黄疸的治疗大法：主要为化湿邪，利小便。化湿可以退黄，如属湿热，治当清热化湿，必要时还应通利腑气，以使湿热下泄；利小便，主要是通过淡渗利湿达到退黄的目的。正如《金匮要略》所说："诸病黄家，但利其小便。"至于急黄热毒炽盛，邪入心营者，又当以清热解毒，凉营开窍为主；如阳黄属寒湿，应予温中化湿，治宜健脾和血，利湿退黄。

【易错答案】辨证要点描述不准确。

【答案分析】黄疸的辨证要点在于辨阳黄、阴黄和急黄，治疗大法为化湿邪、利小便，注意加以分析。

（六）病案题

患者，女，50岁。黄疸消退后，脘腹痞闷，肢体困倦、乏力，偶有胁肋隐痛不适，纳谷不香，大便干稀不调，舌苔薄白，脉细弱。

请写出：诊断、治法、方药。

【正确答案】

诊断：黄疸（肝脾不调证）。

治法：调和肝脾，理气助运。

方药：归芍六君子汤加减。

药物组成：当归、白芍、人参、白术、茯苓、炙甘草、陈皮、半夏。

【易错答案】易错辨为"湿热留恋证"。

【答案分析】根据该患者的主要临床表现，可辨证为肝脾不调证。只有辨证准确才可进一步讨论治法方药。教材中所列肝脾不调证还有一代表方为柴胡疏肝散，二者区别在于柴胡疏肝散偏重于疏肝理气，而归芍六君子汤偏重于调养肝脾。本患者的主要临床表现侧重于脾虚、肝脾不调，故应以调和肝脾、健脾益气为先。注意回答正确的方药组成。黄疸湿热留恋证的临床表现为脘痞腹胀，胁肋隐痛，饮食减少，口中干苦，小便黄赤，苔腻，脉濡数。应结合舌脉辨证。

第三节　积聚

◎ **重点** ◎

1. 积聚的病因病机、辨证要点、治疗原则及证治分类

2. 积聚与胃痞的鉴别

◎ **难点** ◎

积聚的临床证候特征及各个证型的辨证论治

扫码获取
同步习题

精选习题

（一）单选题

1. 积聚是指结块出现在（　　　）

A. 身体任何部位　　　　　　B. 颈部　　　　　　　　　C. 胸腔内

D. 腹腔内　　　　　　　　　E. 腹壁上

【正确答案】D　　　　　　【易错答案】E

【答案分析】积聚是以腹内结块，或胀或痛为主症的疾病。注意区分腹腔内与腹壁。

2. 积聚的病位主要在（　　　）

A. 心、肺　　　B. 肺、肾　　　C. 肝、脾　　　D. 肝、肾　　　E. 脾、肾

【正确答案】C　　　　　　【易错答案】D

【答案分析】积聚的病位主要在肝、脾。肝主疏泄、司藏血，脾主运化、司统血，如因情志、饮食、外邪、久病等原因引起肝气不畅，脾运失职，肝脾失调，胃肠失和，气血涩滞，壅塞不通，形成腹内结块，则可导致积聚。

3. 积聚的基本病机是（　　　）

A.痰凝、血瘀　　　　　　　B.痰饮内停　　　　　　　　　C.痰气交阻

D.气滞、痰凝　　　　　　　E.气机阻滞，瘀血内结

【正确答案】E　　　　　　【易错答案】A、D

【答案分析】积聚的病机主要是气机阻滞，瘀血内结，多由情志失调、饮食所伤、外邪侵袭以及病后体虚，导致黄疸、疟疾等经久不愈而成，且常交错夹杂，混合致病，肝脾受损，以致气机阻滞，瘀血内结，或兼痰湿凝滞，而成积聚。痰凝于腹内，日久结为积块，而为积证。选项A、D只能作为积聚的病理因素之一，不能作为基本病机。

4.积证最主要的病理因素是（　　　　）

A.寒邪　　　　　B.湿浊　　　　　C.痰浊　　　　　D.血瘀　　　　　E.食滞

【正确答案】D　　　　　　【易错答案】C

【答案分析】积聚的病理因素主要有气滞、血瘀、痰结，但积证以血瘀为主。

5.积聚与鼓胀的鉴别要点是（　　　　）

A.腹中有无水液停聚　　　B.有无腹痛　　　　　　　　　C.有无结块可扪及

D.有无腹部胀大　　　　　E.有无嗳气、腹胀

【正确答案】A　　　　　　【易错答案】C

【答案分析】积聚与鼓胀均可出现腹满等症。积聚的基本病机为肝脾气机阻滞，瘀血内结；鼓胀的基本病机为肝、脾、肾三脏受损，气滞、血瘀、水停腹中。鼓胀以腹部胀大、脉络暴露为临床特征，触之多无有形肿块，常伴水液停聚。因此，腹中有无水液停聚是积聚与鼓胀鉴别的关键所在。

6.治疗积证之瘀血内结证的首选方剂是（　　　　）

A.大七气汤　　　　　　　　B.八珍汤　　　　　　　　　　C.化积丸

D.六磨汤　　　　　　　　　E.膈下逐瘀汤

【正确答案】E　　　　　　【易错答案】A、C

【答案分析】积证瘀血内结证的临床表现为腹部积块明显，硬痛不移，时有寒热，面色晦暗黧黑，面颈胸臂或有血痣赤缕，女子可见月事不下，舌质紫暗或有瘀点，脉细涩；治宜祛瘀软坚，代表方为膈下逐瘀汤。大七气汤为治疗积证气滞血阻证的首选方。化积丸合八珍汤为治疗积证正虚瘀阻证的代表方。

7.下列不属于聚证主要特征的是（　　　　）

A.腹中气聚　　　B.聚散无常　　　C.痛有定处　　　D.时作时止　　　E.病情较轻

【正确答案】C　　　　　　【易错答案】A

【答案分析】聚证的主要特征是腹中结块，或痛或胀，聚散无常，痛无定处。痛有定处是积证的特征。

8.聚证的基本治则是（　　　　）

A.疏肝理气，行气消聚　　　B.活血化瘀，软坚散结　　　　C.行气导滞，通腑泻实

D. 理气活血，祛痰消积　　　E. 攻补兼施，补虚消积

【正确答案】A　　　　　　【易错答案】B

【答案分析】聚证病在气分，治疗以疏肝理气、行气消聚为基本原则。聚证的治疗，重在处理好攻补的关系，对攻伐药物的应用要权衡，不宜过用，注意顾护卫气。而积证病在血分，治疗以活血化瘀、软坚散结为基本治则，积证之末期，邪盛正衰，治宜扶正为主，攻补兼施，补虚消积。

9. 患者自觉腹中气聚，攻窜胀痛，时作时止，脘胁胀闷，纳呆食少，常随情志变化而加重，舌质淡红，苔薄，脉弦。其治疗宜首选（　　　）

A. 平胃散　　　B. 柴胡疏肝散　　C. 六磨汤　　　　D. 逍遥散　　　　E. 越鞠丸

【正确答案】D　　　　　　【易错答案】B

【答案分析】根据该患者的临床表现，可辨证为聚证肝郁气滞证，治疗首选逍遥散疏肝解郁，行气散结。柴胡疏肝散功能疏肝理气兼活血，二者易混淆。需注意的是逍遥散兼健脾之功，该患者纳呆食少乃脾虚之征，故用逍遥散更为适合。

10. 聚证患者，食滞痰阻，痰湿较重，服六磨汤后，腑气虽通，但症状未减，舌苔白腻而不化。其治疗应首选（　　　）

A. 三仁汤　　　B. 藿朴夏苓汤　　C. 平胃散　　　D. 五苓散　　　E. 香苏散

【正确答案】C　　　　　　【易错答案】B

【答案分析】聚证食滞痰阻患者服六磨汤后，腑气虽通，但症状未减，舌苔白腻而不化，提示患者仍以痰湿阻碍脾胃运化为主，治疗应燥湿运脾、行气和胃，首选平胃散。藿朴夏苓汤能宣通气机、燥湿利水，主治湿热病邪在气分而湿偏重者；三仁汤能宣畅气机、清利湿热，五苓散能利水渗湿、温阳化气，香苏散能理气解表，三者均不宜选用。

11. 提出积聚治疗"总其要不过四法，曰攻曰消曰散曰补，四者而已"的医家是（　　　）

A. 朱丹溪　　　B. 李中梓　　　C. 丹波元坚　　D. 王肯堂　　　E. 张景岳

【正确答案】E　　　　　　【易错答案】B

【答案分析】提出治积聚四法的医家是张景岳，而李中梓提出的是聚证的治疗，重在处理好攻补的关系，对攻伐药物的应用要权衡，不宜过用，注意顾护卫气。《医宗必读·积聚》言："初者，病邪初起，正气尚强，邪气尚浅，则任受攻；中者，受病渐久，邪气较深，正气较弱，任且攻且补；末者，病魔经久，邪气侵凌，正气消残，则任受补。"

（二）多选题

1. 积聚的辨证要点包括（　　　）

A. 辨部位　　　　　　　B. 辨病因　　　　　　　　C. 辨积证初、中、末三期

D. 辨气血寒热　　　　　E. 辨标本缓急

【正确答案】ACE　　　　　【易错答案】B、D

【答案分析】积聚的辨证要点包括辨部位、辨分期、辨标本缓急。积块的部位不同，标志着

所病的脏腑不同，临床症状、治疗方药也不尽相同，故有必要加以鉴别。积证可于临床上分为初、中、末三期。初期正气尚盛，邪气虽实而不盛，表现为积块形小，按之不坚；中期正气已虚，邪气渐甚，表现为积块增大，按之较硬；末期正气大伤，邪盛已极，表现为积块明显，按之坚硬。辨积证初、中、末三期，以知正邪之盛衰，从而选择攻补之法。在积聚的病程中，由于病情的进展，可出现一些危急重症，应按照急则治其标或标本兼顾的原则及时处理。

2. 治疗积证气滞血阻证，如腹中冷痛，畏寒喜温，舌苔白，可加用（　　）

A. 肉桂　　　　　B. 吴茱萸　　　　　C. 黄芪　　　　　D. 当归　　　　　E. 党参

【正确答案】ABD　　　　　【易错答案】C、E

【答案分析】治疗积证气滞血阻证的代表方为柴胡疏肝散合失笑散，由柴胡、陈皮、川芎、香附、丹参、延胡索、蒲黄、五灵脂组成。若兼烦热口干，舌红，脉细弦，加牡丹皮、栀子、黄芩；如腹中冷痛，畏寒喜温，舌苔白，加肉桂、吴茱萸、当归以温阳活血。

3. 患者腹中气聚，攻窜胀痛，时聚时散，苔白脉弦。其治法为（　　）

A. 理气化浊　　B. 理气活血　　C. 疏肝解郁　　D. 行气散结　　E. 祛瘀活血

【正确答案】CD　　　　　【易错答案】A、B、E

【答案分析】根据该患者的临床表现，可辨证为聚证肝郁气滞证，治法为疏肝解郁，行气消聚。聚证病在气分，以行气消聚为主，而理气活血祛瘀为积证的主要治法。

（三）名词解释

积聚

【正确答案】积聚是以腹内结块，或胀或痛为主症的疾病。积，触之有形，结块固定不移，痛有定处，病在血分，多为脏病；聚，触之无形，结块聚散无常，痛无定处，病在气分，多为腑病。

【易错答案】只解释积证或聚证中的一种。

【答案分析】积证与聚证的病机、主症皆有不同，注意鉴别。

（四）简答题

1. 简述积聚与胃痞的鉴别。

【正确答案】积聚与胃痞均可因情志失调而导致气滞痰阻，出现胀满等症。胃痞是指自觉脘腹部痞塞胀满，而外无有形之征可见，更无包块可及，其病变部位主要在胃；积聚除腹部胀满外，更有聚证发时有形可见，积证可扪及腹内积块，其病变部位重在肝、脾。

【易错答案】只有临床表现，没有病位的分析。

【答案分析】积聚与胃痞的主症、病位皆不同，应分别予以分析。

2. 简述积证初、中、末三期的区别。

【正确答案】积证可于临床上分为初、中、末三期。初期正气尚盛，邪气虽实而不盛，表现为积块形小，按之不坚；中期正气已虚，邪气渐甚，表现为积块增大，按之较硬；末期正气大伤，邪盛已极，表现为积块明显，按之坚硬。辨积证初、中、末三期，以知正邪之盛衰，从而选择攻补之法。

【易错答案】分析不全面或不准确。

【答案分析】从正、邪之气盛衰及积块性质分析。

（五）病案题

1.患者，男，40岁。6个月来腹部积块软而不坚，固定不移，胁肋疼痛，脘腹痞满，舌暗，苔薄白，脉弦。

请写出：诊断、治法、方药及组成。

【正确答案】

诊断：积证（气滞血阻证）。

治法：理气活血，通络消积。

方药：大七气汤。

药物组成：青皮、陈皮、桔梗、藿香、桂枝、甘草、三棱、莪术、香附、益智仁、生姜、大枣。

【易错答案】辨证分型不准确。

【答案分析】注意正确判断证型。积证气滞血阻证的临床表现为积块软而不坚，固定不移，胁肋疼痛，脘腹痞满，舌暗，苔薄白，脉弦。而正虚瘀阻证的临床表现为积块坚硬，疼痛逐渐加剧，面色萎黄或黧黑，形脱骨立，饮食大减，神疲乏力，或呕血、便血、衄血，舌质淡紫，舌光无苔，脉细数或弦细。应结合舌脉辨证，注意二者的区别主要在于虚象，辨证准确后才可选择合适的治法方剂。

2.患者，男，39岁。2天前因暴饮暴食后出现腹胀、腹痛，腹部时有条索状物聚起，按则胀痛更甚，大便2日未行，食欲差，舌苔白腻，脉弦滑。

请写出：病名、证型、证机分析、治法、方药。

【正确答案】

诊断：聚证；证型：食滞痰阻证。

证机分析：患者暴饮暴食出现腹胀，腹部见条索状聚起，故可辨为聚证。因饮食积滞伤及脾胃，致脾失运化，痰浊内生，故可见舌苔白腻、脉弦滑；脾失健运，故见食欲差。

治法：导滞通便，理气化痰。

方药：六磨汤。由沉香、木香、槟榔、乌药、枳实、大黄组成。

【易错答案】回答不全面。

【答案分析】注意正确分析患者的证型，选用适宜的代表方剂。

第四节 鼓胀

◎ 重点 ◎

1.鼓胀的概念、病因病机、辨证要点、治疗原则及证治分类

2.鼓胀的鉴别诊断

◎ **难点** ◎
鼓胀的临床证候特征及各个证型的辨证论治

扫码获取
同步习题

精选习题

（一）单选题

1. 鼓胀的病机重点为（　　　）

A. 心、脾、肾功能失调　　　B. 脾、肺、肾功能失调　　　C. 肝、脾、肾功能失调

D. 心、肝、肾功能失调　　　E. 心、肺、肾功能失调

【正确答案】C　　　　　　　【易错答案】A、B、D、E

【答案分析】鼓胀由各种复杂病因，致肝、脾、肾俱损或功能失调，气血搏结，水停于腹中而成。肝主疏泄，为藏血之官，肝病则疏泄失职，气滞血瘀，进而横逆犯脾；脾主运化，脾病则运化失司，水湿内聚，进而土壅木郁，以致肝脾俱病。疾病日久，累及于肾，肾主水，司开阖，水湿不化，则胀满愈甚。故其病机重点为肝、脾、肾功能失调。

2. 治疗鼓胀水湿困脾证的首选方剂是（　　　）

A. 实脾散　　　　　　　　　B. 附子理中丸　　　　　　　C. 胃苓汤

D. 中满分消丸　　　　　　　E. 济生肾气丸

【正确答案】A　　　　　　　【易错答案】B、C、D

【答案分析】鼓胀的常见证型为气滞湿阻、水湿困脾、湿热蕴结证等。治疗水湿困脾证的首选方剂是实脾散，胃苓汤是治疗气滞湿阻证的代表方，中满分消丸是治疗湿热蕴结证的代表方。

3. 肝硬化腹水属于中医的（　　　）

A. 黄疸　　　　B. 胁痛　　　　C. 积聚　　　　D. 鼓胀　　　　E. 以上都不是

【正确答案】D　　　　　　　【易错答案】A、B、C

【答案分析】肝硬化患者日久不愈，可出现黄疸、腹水、肝癌等并发症，而肝硬化腹水则和中医学鼓胀的临床表现类似，以腹部胀大如鼓、皮色苍黄、脉络暴露为主要表现，故选D。

4. 鼓胀病变过程中不会出现的病证是（　　　）

A. 昏迷　　　　B. 血证　　　　C. 癃闭　　　　D. 痰证　　　　E. 瘀证

【正确答案】C　　　　　　　【易错答案】A、B、D

【答案分析】鼓胀属疑难杂症，预后不良。如阴虚发热，络脉瘀损，可致血证，或肝肾阴虚，邪从热化，蒸液生痰，内蒙心窍，引动肝风，则见神昏谵语、痉厥等严重征象。故鼓胀病变过程中一般不会出现癃闭。

5. 鼓胀后期表现为肝肾阴虚时，治疗当禁用（　　　）

A. 养阴之品　　　　　　　　B. 滋阴之品　　　　　　　　C. 活血之品

D. 止血之品　　　　　　　　E. 峻下之品

【正确答案】E　　　　　　　　【易错答案】A、B、C

【答案分析】鼓胀"阳虚易治，阴虚难调"。其后期表现为肝肾阴虚时，应予甘寒淡渗之品治疗。而虚证需注意顾护正气，故禁用峻下之品。

6.患者腹大胀满不舒，早宽暮急，面色苍黄，脘闷纳呆，神倦怯寒，四末不温，尿少不利，舌体胖，质紫，苔淡白，脉沉弦无力。其治法为（　　　　）

　　A.行湿散满，理气消胀　　　　B.温中健脾，行气利水　　　　C.温补脾肾，化气利水
　　D.健脾益气，理气消胀　　　　E.健脾化湿，行气散满

【正确答案】C　　　　　　　　【易错答案】A、B、D、E

【答案分析】根据该患者的临床表现，可辨病为鼓胀，证属脾肾阳虚，治法应以温补脾肾为主，兼化气利水。

7.患者患肝病多年，近1周出现腹大按之不坚，胁下胀满，时有疼痛，纳食欠佳，小便短少，嗳气不爽，食后作胀，舌苔白腻，脉弦。其辨证属（　　　　）

　　A.水湿浸渍型水肿　　　　　　B.水湿困脾型鼓胀　　　　　　C.气滞湿阻型鼓胀
　　D.肝郁气滞型鼓胀　　　　　　E.肝气郁结型胁痛

【正确答案】C　　　　　　　　【易错答案】B、D

【答案分析】根据"腹大按之不坚，胁下胀满"，可诊断为鼓胀。该患者兼有嗳气、食后作胀，为气滞的特点，苔白腻乃湿阻之征，故辨证为气滞湿阻型鼓胀。

8.鼓胀患者，腹部膨隆，脐突皮光，嗳气或矢气则舒，腹部按之空空然，叩之如鼓。其病性为（　　　　）

　　A.气滞　　　　　B.水停　　　　　C.血瘀　　　　　D.虫积　　　　　E.虚证

【正确答案】A　　　　　　　　【易错答案】B、C

【答案分析】鼓胀的病性有气滞、血瘀、水停的侧重。根据该患者的主要表现，其病性偏于气滞。腹部胀大，状如蛙状，按之如囊裹水，尿少肢肿，周身困乏无力，苔白腻者，病性偏寒湿水停；腹大坚满或脐心外突，脉络怒张，面色黧黑，面、胸、臂红痣血缕，手掌赤痕，舌质暗或有瘀斑者，病性偏血瘀。注意鉴别鼓胀各常见病性的特征性表现。

（二）多选题

1.鼓胀的主要特征有（　　　　）

　　A.腹大胀满　　　　　　　　　B.四肢枯瘦　　　　　　　　　C.皮色苍黄
　　D.胁下或腹部痞块　　　　　　E.下肢水肿

【正确答案】AC　　　　　　　　【易错答案】B、D、E

【答案分析】鼓胀以腹部胀满，绷急如鼓，皮色苍黄，脉络暴露为特征。鼓胀后期，肝、脾、肾受损，脾主四肢肌肉，脾虚无以充养形体可出现四肢枯瘦，常并发危重证候，预后不佳。鼓胀日久，血络瘀阻，可见胁下或腹部痞块，鼓胀一般四肢不肿，有时晚期可伴肢体浮肿。故这三者均不能作为鼓胀的主要特征。

2. 鼓胀的病因有（　　　）

A. 情志所伤　　　　　　　B. 外感六淫　　　　　　　C. 酒食不节

D. 黄疸积聚日久　　　　　E. 虫毒感染

【正确答案】ACDE　　　　【易错答案】B

【答案分析】鼓胀的病因较为复杂，主要是由酒食不节、虫毒感染、他病继发转化、情志刺激等因素引发，致肝、脾、肾俱损或功能失调，气血搏结，水湿内停。其中他病继发转化包括黄疸、积聚等。而外感六淫不是鼓胀的发病原因。

（三）名词解释

鼓胀

【正确答案】鼓胀是指以腹部胀大如鼓为主症的疾病。临床以腹大胀满、绷急如鼓、皮色苍黄，脉络暴露为特征。

【易错答案】描述不全面。

【答案分析】鼓胀的 3 个重要临床特征要描述全面，注意与水肿相鉴别。

（四）简答题

1. 如何理解鼓胀"阳虚易治，阴虚难调"？

【正确答案】鼓胀主要因肝、脾、肾受损，气、血、水瘀结于腹中而成。而水为阴邪，得阳则化，故阳虚患者使用温阳利水药物，腹水较易消退。若是阴虚型鼓胀，温阳易伤阴，滋阴又助湿，治疗颇为棘手。临证可选用甘寒淡渗之品，如沙参、麦冬、白茅根、茯苓、猪苓等药，以达到滋阴生津而不黏腻助湿的效果。此外，在滋阴药中少佐温化之品（少量桂枝、附子），既有助于通阳化气，又可防止滋腻太过。

【易错答案】缺少分析阴虚与阳虚型鼓胀治疗的不同。

【答案分析】注意分析鼓胀是由于气、血、水瘀结而成，而水的特点为得阳则化，故阴虚型鼓胀较阳虚型治疗更为棘手，所以有此论述。

2. 简述鼓胀常见变证的临床表现、治法、代表方。

【正确答案】

（1）黄疸：临床表现为身目黄染如金，倦怠乏力，烦躁不宁，纳食欠佳或不欲食，恶心厌油，肝区胀痛，腹部膨隆，尿少如浓茶，大便溏，舌暗红，苔黄腻，脉弦滑。治法为清热解毒，利湿退黄。代表方为甘露消毒丹。

（2）出血：临床表现为轻者可见牙龈出血、鼻衄或肤下瘀斑，重者病势突变，大量呕吐鲜血或大便下血，舌红苔黄，脉弦数。治法为泻火解毒，凉血止血。代表方为犀角地黄汤。

（3）神昏：临床表现为神昏谵语，昏不识人，发热，黄疸，烦躁不宁，口臭便秘，溲赤尿少，舌质红绛，苔黄燥，脉细数。治法为清热解毒，醒脑开窍。代表方为清营汤合安宫牛黄丸。

【易错答案】回答不全面。

【答案分析】鼓胀的常见变证有 3 种，应避免漏写，并且要简要回答各自的临床表现、治法及代表方。

（五）论述题

结合临床，试述鼓胀治疗过程中"逐水法"的应用。

【正确答案】鼓胀患者病程较短，正气尚未过度消耗，而腹胀甚，腹水不退，尿少便秘，脉实有力者，酌情使用逐水法，以缓其苦急，主要适用于水热蕴结和水湿困脾证。常用逐水方药如牵牛子粉、舟车丸、控涎丹、十枣汤等方。临床使用注意事项：①中病即止：在使用过程中，药物剂量不可过大，攻逐时间不可过久，遵循"衰其大半而止"的原则，以免损伤脾胃，引起昏迷、出血之变。②严密观察：服药时必须严密观察病情，注意药后反应，加强调护。一旦发现有严重呕吐、腹痛、腹泻者，即应停药，并进行相应处理。③明确禁忌证：鼓胀日久，正虚体弱，或发热，黄疸日渐加深，或有消化道溃疡，曾并发消化道出血，或见出血倾向者，均不宜使用。

【易错答案】回答不全面。

【答案分析】鼓胀的治疗过程中，逐水法应用甚广，但应注意其应用指征，药物的选择要恰当，并注意中病即止、严密观察及明确禁忌证。

（六）病案题

患者，男，55岁。患肝硬化腹水2年余。初由愤怒、饮酒诱发，在当地治疗未愈而来诊。刻下症见腹大坚满，腹部青筋暴露，形体消瘦，面色晦滞，小便短少，午后潮热，口燥咽干，心烦少寐，时见鼻衄，舌红绛少津，脉弦细数。

请写出：诊断（包括证型）、证机分析、治法及代表方。

【正确答案】

诊断：鼓胀（肝肾阴虚证）。

证机分析：愤怒及辛热之酒类易伤肝阴，肝肾同源，病久则肝肾两虚，阴损及气，气化不利，水液停聚中焦，致气机壅滞，血行受阻，气、血、水互结于中，故见腹大坚满，腹部青筋暴露；真阴亏虚，形体失养，故见形体消瘦，面色晦滞；虚火内生，则见午后潮热，口燥咽干；虚火伤及血络、迫血妄行，则可致鼻衄。舌脉俱为佐证。

治法：滋肾柔肝，养阴利水。

代表方：一贯煎合六味地黄丸加减。

【易错答案】回答不全面。

【答案分析】注意正确分析患者的证型，并选用适宜的代表方剂。

第五节　瘿病

◎ **重点** ◎

瘿病的诊断、辨证要点、治疗原则及证治分类

◎ **难点** ◎

瘿病的临床证候特征及各个证型的辨证论治

扫码获取
同步习题

精选习题

（一）单选题

1.瘿病的主要病变部位是（　　　）

A.肝、脾、心　B.脾、胃、心　C.肝、肾、心　D.肝、脾、肾　E.肝、肾、胃

【正确答案】A　　　　　　　　【易错答案】D

【答案分析】瘿病的病变部位主要在肝、脾，与心有关。瘿病日久，在损伤肝阴的同时，也会伤及心阴，出现心悸、烦躁、脉数等症。

2.患者颈前喉结两旁结块肿大，按之较硬或有结节，肿块经久未消，胸闷，纳差，舌质暗或紫，苔薄白或白腻，脉弦或涩。其辨证属（　　　）

A.气郁痰阻　　B.痰结血瘀　　C.肝火旺盛　　D.气滞血瘀　　E.心肝阴虚

【正确答案】B　　　　　　　　【易错答案】D

【答案分析】据该患者的临床表现，可诊断为瘿病，且胸闷、纳差、苔白腻为痰阻之象，肿块按之硬、经久未消，舌暗或紫，脉弦涩为血瘀的特征，故辨证为痰结血瘀证。

3.患者，女，35岁。表现为颈前喉结两旁轻度或中度肿大，柔软光滑，烦热，容易出汗，性情急躁易怒，眼球突出，面部烘热，口苦，舌质红，苔薄黄，脉弦数。其治疗首选方是（　　　）

A.海藻玉壶汤　　　　　　B.天王补心丹或一贯煎　　　　　　C.四海舒郁丸

D.一贯煎　　　　　　E.栀子清肝汤合消瘰丸

【正确答案】E　　　　　　　　【易错答案】D

【答案分析】由"颈前喉结两旁轻度或中度肿大，性情急躁易怒，面部烘热，口苦，舌质红，苔薄黄，脉弦数"，可辨证为瘿病肝火旺盛证，治宜清肝泻火、消瘿散结，代表方为栀子清肝汤合消瘰丸。

4.治疗瘿病气阴两虚证的主要用药是（　　　）

A.黄芪、太子参、麦冬、黄精　　　　　　B.牡丹皮、栀子、夏枯草

C.黄芪、党参、白术、茯苓　　　　　　D.生地黄、玄参、麦冬、沙参

E.赤芍、川芎、桃仁、炮穿山甲

【正确答案】A　　　　　　　　【易错答案】C、D

【答案分析】瘿病的治疗，应根据不同的病机施以相应的治法及用药。气阴两虚者，治疗宜用黄芪、太子参、麦冬、黄精等补益气阴。牡丹皮、栀子、夏枯草主清肝泻火；黄芪、党参、白

下篇
各论

术、茯苓主健脾益气；生地黄、玄参、麦冬、沙参主养阴生津。故选项 A 气阴双补更为合适。

（二）多选题

1.瘿病的基本病机是（ ）

A. 气滞 　　　　 B. 寒凝 　　　　 C. 痰凝 　　　　 D. 血瘀 　　　　 E. 湿阻

【正确答案】ACD 　　　　 【易错答案】B、E

【答案分析】瘿病的基本病机是气滞、痰凝、血瘀壅结颈前。本病初期多为气机郁滞，津凝痰聚，痰气搏结颈前，日久则可引起血脉瘀阻，进而气、痰、瘀三者合而为患。

2.瘿病的基本治则是（ ）

A. 理气化痰 　　　 B. 软坚散结 　　　 C. 消瘿散结 　　　 D. 滋阴降火 　　　 E. 活血化瘀

【正确答案】AC 　　　　 【易错答案】B、D、E

【答案分析】瘿病以气滞、痰凝、血瘀壅结颈前为基本病机，治疗以理气化痰、消瘿散结为基本治则。瘿肿质地较硬及有结节者，可配合活血化瘀；火郁阴伤而表现阴虚火旺者，以滋阴降火为主。

3.治疗瘿病早期出现眼突，证属肝火痰气凝结者宜选用（ ）

A. 夏枯草 　　　 B. 菊花 　　　 C. 青葙子 　　　 D. 石决明 　　　 E. 丹参

【正确答案】ABCD 　　　　 【易错答案】E

【答案分析】不同疾病阶段用药有所不同。瘿病早期出现眼突，证属肝火痰气凝结者，治宜化痰散结、清肝明目，药用夏枯草、菊花、青葙子、石决明等。后期出现眼突者，为脉络涩滞、瘀血内阻所致，治宜活血散瘀、益气养阴，药用丹参、赤芍、枸杞子等。

（三）名词解释

瘿病

【正确答案】瘿病是以颈前喉结两旁结块肿大为主症的疾病。

【易错答案】易错答为"在颈项的两侧或颌下可见肿块，一般较小，每个约黄豆大，数目多少不等"。

【答案分析】注意瘿病与瘰疬的区别。

（四）简答题

1.简述瘿病的主要病因病机和主要病位。

【正确答案】瘿病的发生主要是因为情志内伤、饮食及水土失宜、体质因素等所致。肝郁则气滞，脾伤则气结，气滞则津停，脾虚则酿生痰湿，痰气交阻，血行不畅，则气、血、痰壅结而成瘿病。瘿病的基本病机是气滞、痰凝、血瘀壅结颈前。本病初期多为气机郁滞，津凝痰聚，痰气搏结，日久则可引起血脉瘀阻，进而气、痰、瘀三者合而为患。本病的病变部位主要在肝、脾，与心有关。瘿病日久，在损伤肝阴的同时，也会伤及心阴，出现心悸、烦躁、脉数等症。

【易错答案】描述不准确或不全面。

【答案分析】注意分别描述瘿病的主要病因及发病机制。

2.简述瘿病与瘰疬的鉴别要点。

【正确答案】瘿病与瘰疬均可在颈项部出现肿块，但二者的具体部位及肿块的性状不同。瘿病的肿块在颈部正前方，一般较大。瘰疬的肿块在颈项的两侧或颔下，一般较小，每个约黄豆大，数目多少不等。

【易错答案】鉴别点易混淆。

【答案分析】注意分析二者的共同点及需要鉴别的特征性表现。

3.简述瘿病的辨证分型及其相关治法及代表方。

【正确答案】

（1）气郁痰阻：治法为理气舒郁，化痰消瘿；代表方为四海舒郁丸。

（2）痰结血瘀：治法为理气活血，化痰消瘿；代表方为海藻玉壶汤。

（3）肝火旺盛：治法为清肝泻火，消瘿散结；代表方为栀子清肝汤合消瘰丸。

（4）心肝阴虚：治法为滋阴降火，宁心柔肝；代表方为天王补心丹或一贯煎。

【易错答案】证型及代表方记忆不准确。

【答案分析】瘿病的常见证型有气郁痰阻、痰结血瘀、肝火旺盛、心肝阴虚，要分别写出其治法及代表方。

（五）病案题

患者，女，33岁。右侧颈前下部硬块已月余，大小约2.0cm×3.5cm，无压痛，质稍硬，能随吞咽动作上下移动，随精神情绪好坏而增减，舌质红，苔薄，脉象弦细。经某医院检查诊断为甲状腺瘤。

请写出：中医病名诊断、证型、病机归纳、治法、主方、药物。

【正确答案】

诊断：瘿病；证型：气郁痰阻证。

病机归纳：气机郁滞，痰浊壅阻，凝结颈前。

治法：理气舒郁，化痰消瘿。

主方：四海舒郁丸加减。

药物组成：海藻10g，昆布10g，海蛤壳15g，浙贝母10g，黄药子10g，牡蛎15g，郁金6g，橘络6g，夏枯草15g，天花粉10g，沙参12g，麦冬10g。

【易错答案】证型分析错误。

【答案分析】注意正确分析患者的证型，并选用适宜的代表方剂。

第六节　疟疾

◎ **重点** ◎

疟疾的病因、病位、治疗原则及证治分类

◎ **难点** ◎

疟疾的临床证候特征及各个证型的辨证论治

精选习题

（一）单选题

1. 宋代陈言的《三因极一病证方论·疟病不内外因证治》中提出"一岁之间，长幼相若，或染时行，变成寒热"，其阐明的疟疾类型是（　　　　）

A. 间日疟　　　　B. 劳疟　　　　C. 瘴疟　　　　D. 寒疟　　　　E. 疫疟

【正确答案】E　　　　　　【易错答案】D

【答案分析】宋代陈言的《三因极一病证方论·疟病不内外因证治》阐明了疫疟的特点，即"一岁之间，长幼相若，或染时行，变成寒热，名曰疫疟"。

2. 疟疾的发生主要是因为感受（　　　　）

A. 疟邪　　　　B. 寒邪　　　　C. 热邪　　　　D. 湿邪　　　　E. 血瘀

【正确答案】A　　　　　　【易错答案】D

【答案分析】疟疾的发生主要是因感受疟邪，暑湿内伏，复感风寒，饮食劳倦，正虚体弱等，引起疟邪侵体而致病。多发生于夏秋暑湿当令，蚊蚋肆虐之时，通过疟蚊叮咬，疟邪入体而致病。

3. 疟疾的病变部位在（　　　　）

A. 太阳　　　　B. 少阳　　　　C. 厥阴　　　　D. 太阴　　　　E. 阳明

【正确答案】B　　　　　　【易错答案】D

【答案分析】疟疾的病变部位在少阳，所谓"疟不离少阳"。

4. 患者，男，23岁。热多寒少，汗出不畅，骨节酸痛，口渴引饮，便秘尿赤，舌红，苔黄，脉弦数。其辨证为（　　　　）

A. 温疟　　　　B. 寒疟　　　　C. 瘴疟　　　　D. 正疟　　　　E. 疟母

【正确答案】A　　　　　　【易错答案】D

【答案分析】温疟的临床表现为热多寒少，汗出不畅，头痛，骨节酸痛，口渴引饮，便秘尿赤，舌红，苔黄，脉弦数。

5. 下列不属于疟疾辨证要点的是（　　　　）

A. 病情轻重　　　　　　B. 寒热的偏颇　　　　　　C. 正气的盛衰

D. 病程的长短　　　　　　E. 预后的良好

【正确答案】E　　　　　　【易错答案】D

【答案分析】疟疾的辨证，应着重根据病情的轻重、寒热的偏颇、正气的盛衰以及病程的长短等确定疟疾的证型。

6. 疟疾的基本治疗原则是（　　　）

A. 祛邪截疟　　B. 软坚散结　　C. 扶正祛邪　　D. 补虚泻实　　E. 温中散寒

【正确答案】A　　　　　　【易错答案】D

【答案分析】祛邪截疟是疟疾的基本治疗原则，在此基础上温疟兼清，寒疟兼温，瘴疟解毒除瘴，劳疟则以扶正为主，疟母当祛瘀化痰软坚。

（二）多选题

1. 《素问·疟论》根据寒热偏胜的不同，将疟疾分为（　　　）

A. 寒疟　　　　B. 温疟　　　　C. 瘅疟　　　　D. 疟气　　　　E. 瘴疟

【正确答案】ABC　　　　　【易错答案】D、E

【答案分析】《素问·疟论》曰："夫疟气者，并于阳则阳胜，并于阴则阴胜，阴胜则寒，阳胜则热。"其根据寒热偏胜的不同，将疟疾分为"寒疟""温疟""瘅疟"。

2. 患者寒甚热微，伴呕吐，腹泻，嗜睡昏蒙，苔白厚腻，脉弦。其治法是（　　　）

A. 解毒除瘴　　B. 清热保津　　C. 芳化湿浊　　D. 和解表里　　E. 温阳达邪

【正确答案】AC　　　　　【易错答案】B、D、E

【答案分析】由"寒甚热微，伴呕吐、腹泻，嗜睡昏蒙，苔白厚腻，脉弦"，可辨证为瘴疟之冷瘴，治宜解毒除瘴、芳化湿浊，代表方为加味不换金正气散。

3. 久疟不愈，气机郁滞，血行不畅，痰浊瘀血互结于左胁之下，形成痞块并兼气血亏虚者，治疗在原方基础上可配（　　　）

A. 八珍汤　　　B. 十全大补汤　　C. 鳖甲煎丸　　D. 何人饮　　　E. 清瘴汤

【正确答案】AB　　　　　【易错答案】C、D、E

【答案分析】久疟不愈，气机郁滞，血行不畅，痰浊瘀血互结于左胁之下，形成痞块，此即《金匮要略》所称之疟母。治宜软坚散结、祛瘀化痰，方选鳖甲煎丸。若兼气血亏虚者，可配合八珍汤或十全大补汤治疗。

（三）名词解释

疟疾

【正确答案】疟疾是以寒战、壮热、头痛、汗出、休作有时为主症的疾病。常发于夏秋季节，但其他季节亦可发生。

【易错答案】分析不全面。

【答案分析】注意分析疟疾的主要临床表现及特点。

（四）简答题

1. 简述疟疾的主要病因病机及主要病位。

【正确答案】疟疾的发生，主要是感受疟邪（主要指疟原虫），但其发病与正虚抗邪能力下降有关，诱发因素则与外感风寒、暑湿及饮食劳倦有关，其中尤以暑湿诱发为最多。夏秋暑湿当令之际，正是蚊毒疟邪肆虐之时，若人体被疟蚊叮咬，则疟邪入侵致病。因饮食所伤，脾胃受损，痰湿内生，或起居失宜，劳倦太过，元气耗伤，营卫空虚，疟邪乘袭，即可发病。

疟疾的主要病机为疟邪入体，伏于半表半里之间，内搏五脏，横连募原，出与营卫相搏，正邪相争则疟疾发作；至正胜邪退，与营卫相离，疟邪伏藏则发作停止；当疟邪再次与营卫相搏时，则再次发作。休作时间的长短，与疟邪所伏深浅相关，每日一发或间日一发则邪伏尚浅，间二日一发即三日疟则邪伏较深，临床以间日一发最常见。

本病的病变部位在少阳，所谓"疟不离少阳"。

【易错答案】分析不全面。

【答案分析】应分别描述疟疾的病因、发病机制及病位，并加以分析。

2.简述疟疾与风温发热的鉴别要点。

【正确答案】二者均可出现发热。风温初起，邪在卫分时，可见寒战发热，多伴有咳嗽气急、胸痛等肺系症状；若邪热壅盛，转入气分，则卫分症状消失，可见壮热，有汗不解，兼见咳嗽、口渴、烦躁、便秘等肺卫症状。疟疾则以寒热往来，汗出热退，休作有时为特征，无肺系症状。风温多见于冬春，疟疾常发于夏秋。

【易错答案】分析不全面。

【答案分析】从二者的发热特点、伴随症状及发病季节等方面鉴别。

（五）病案题

患者，女，24岁。寒热1周，每日下午先寒战，后高热，至夜汗出热衰，胸闷，呕吐痰涎，头痛，口干而黏，喜热饮而饮不多，大便溏，舌苔黏腻，脉滑数。查血涂片找到疟原虫。

请写出：中医病名诊断、证型、病机归纳、治法、主方、药物。

【正确答案】

诊断：疟疾；证型：正疟。

病机归纳：疟邪踞于少阳，与营卫相搏，正邪交争。

治法：祛邪截疟，和解表里。

主方：柴胡截疟饮或截疟七宝饮。

药物组成：柴胡10g，炒常山10g，槟榔10g，青蒿10g，法半夏9g，知母6g，黄芩6g，草果6g，青皮9g，乌梅6g，厚朴9g。

【易错答案】辨证错误。

【答案分析】根据患者的主要临床表现，正确分析证型，并选用适宜的代表方剂。

第九章　肾系病证

第一节　水肿

◎ **重点** ◎

水肿的概念、病因病机与发病规律、治疗原则

◎ **难点** ◎

1. 水肿的概念与证候特征
2. 水肿的辨证要点与辨证论治

扫码获取
同步习题

精选习题

（一）单选题

1. 水肿的治疗，《黄帝内经》提出"洁净府"一法，其属于八法中的（　　　）

A. 清法　　　　　B. 补法　　　　　C. 下法　　　　　D. 消法　　　　　E. 和法

【正确答案】C　　　　　　　【易错答案】A

【答案分析】"净府"指膀胱，"洁净府"是利小便的意思，属于下法。

2. 治疗阳水风水相搏证宜选（　　　）

A. 麻黄汤　　　B. 越婢加术汤　　C. 五皮饮　　　D. 五苓散　　　E. 麻黄连翘赤小豆汤

【正确答案】B　　　　　　　【易错答案】C

【答案分析】阳水风水相搏证治宜疏风清热、宣肺行水，而五皮饮的主要功效为利水消肿。

3. 阳水湿热壅盛证的治法是（　　　）

A. 分利湿热　　　　　　　B. 化湿利水，补脾益气　　　　　　C. 运脾化湿，通阳利水

D. 益气健脾，行气运湿　　E. 温运脾阳，利水化湿

【正确答案】A　　　　　　　【易错答案】C

【答案分析】阳水湿热壅盛证治宜分利湿热。

4. 治疗阴水脾阳亏虚证的首选方是（　　　）

A. 温脾汤　　　　　　　　B. 春泽汤　　　　　　　　C. 苓桂术甘汤

D. 实脾散　　　　　　　　　E. 附子理中丸

【正确答案】D　　　　　　　【易错答案】E

【答案分析】阴水脾阳亏虚证治宜健脾温阳利水，而附子理中丸主治脾胃虚寒，并无利水之功用。

5. 下列不属于水肿病理因素的是（　　　　）

A. 风邪　　　　B. 水湿　　　　C. 痰浊　　　　D. 疮毒　　　　E. 瘀血

【正确答案】C　　　　　　　【易错答案】A、B、E

【答案分析】痰浊为痰湿秽浊之邪，不会引起水液失调。

6. 下列关于水肿之阴水的叙述，错误的是（　　　　）

A. 发展缓慢

B. 水肿多从头面开始，由上而下，继及全身

C. 肿处皮肤松弛，按之凹陷不易恢复

D. 多为虚证、寒证、里证

E. 治疗以扶正为主，重视温补脾阳，通阳利水

【正确答案】B　　　　　　　【易错答案】ACDE

【答案分析】水肿之阴水多因饮食劳倦、体虚久病，或阳水失治误治转化所致，发病缓慢，表现为浮肿由足踝开始，自下而上，继及全身，肿处皮肤松弛，按之凹陷不易恢复，甚则按之如泥，畏寒，不渴，小便少但不赤涩，大便溏薄，脉沉细无力，多为虚证、寒证、里证。治疗以扶正为主，重视温补脾阳，通阳利水。

7. 患者，男，41 岁。反复肢体浮肿 5 年。腰以下为甚，按之凹陷不易恢复，纳减便溏，神疲乏力，四肢倦怠，小便短少，舌质淡，苔白腻，脉沉缓。其诊断是（　　　　）

A. 水肿水湿浸渍证　　　　B. 水肿脾阳亏虚证　　　　C. 癃闭脾气不升证

D. 癃闭膀胱湿热证　　　　E. 淋证之劳淋

【正确答案】B　　　　　　　【易错答案】A

【答案分析】由"反复肢体浮肿 5 年"，可辨病为水肿。由"腰以下为甚，按之凹陷不易恢复"，可辨为水肿之阴水。由"纳减便溏，神疲乏力，四肢倦怠，小便短少，舌质淡，苔白腻，脉沉缓"，可辨证为脾阳亏虚证。

8. 患者，男，52 岁。水肿反复消长不已，面浮身肿，腰以下甚，按之凹陷不起，腰酸冷痛，面色㿠白，舌淡胖，苔白，脉沉细。其治疗应首选（　　　　）

A. 济生肾气丸合真武汤　　　　B. 桃红四物汤合五苓散　　　　C. 实脾饮

D. 疏凿饮子　　　　E. 五皮饮合胃苓汤加减

【正确答案】A　　　　　　　【易错答案】C

【答案分析】根据该患者的临床表现，辨病为水肿之阴水，辨证为肾阳衰微证，治宜温肾助阳、化气行水，方选济生肾气丸合真武汤。

9. 患者，女，15 岁。2 周前身发疮痍，恶风发热。自前天起眼睑浮肿，继而延及全身，皮肤光亮，尿少色赤，舌质红，苔薄黄，脉浮数。其病证的证机概要是（　　）

A. 风邪外犯，肺失通调，风遏水阻

B. 水湿内侵，脾阳被困，泛溢肌肤

C. 湿热内盛，三焦壅滞，气滞水停

D. 疮毒内陷，肺脾失调，水湿内停

E. 外感风热，营卫失调

【正确答案】D　　　　　【易错答案】B

【答案分析】根据该患者的临床表现，可辨证为湿毒浸淫，其证机概要为疮毒内陷，肺脾失调，水湿内停。

10. 治疗水肿湿毒浸淫证，疮痍糜烂流水者，应加用（　　）

A. 麻黄、杏仁　　　　　B. 苏子、葶苈子　　　　　C. 白鲜皮、地肤子

D. 苦参、土茯苓　　　　E. 茯苓、泽泻

【正确答案】D　　　　　【易错答案】C

【答案分析】水肿湿毒浸淫证，疮痍糜烂流水者，治疗可加土茯苓、萆薢、石韦、苦参；皮肤瘙痒者，治疗可加白鲜皮、地肤子、蝉蜕。

11. 患者，男，65 岁。身肿日久，腰以下为主，按之凹陷不易恢复，平素常自汗易感，同时伴有乏力体倦。其辨证为肺脾气虚，治疗方选（　　）

A. 防己黄芪汤　　　　　B. 实脾散　　　　　C. 防己茯苓汤

C. 五子宗衍丸　　　　　E. 参苓白术散

【正确答案】A　　　　　【易错答案】B、E

【答案分析】首先根据"身肿日久"，可辨为阴水，治疗阴水肺脾气虚证方选防己黄芪汤，治疗阴水脾阳亏虚证方选实脾散。水肿若是由于长期饮食失调，脾胃虚弱，精微不化所致者，治疗不宜分利伤气，宜用参苓白术散。

12. 水肿阴水若病程缠绵，反复不愈，复感外邪，肿势增剧，小便短少，治当急则治标，可选用（　　）

A. 济生肾气丸合真武汤　　　B. 右归丸　　　　　C. 左归丸

D. 越婢加术汤　　　　　E. 羌活胜湿汤

【正确答案】D　　　　　【易错答案】A、E

【答案分析】水肿之阴水病程缠绵，反复不愈，复感外邪，肿势增剧，小便短少，治当急则治标，按风水论治，可选越婢加术汤，但要注意顾及正气虚衰一面，不可过用解表药。

（二）多选题

1. 水肿的病因有（　　）

A. 风邪外犯　　　　　B. 水湿浸渍　　　　　C. 疮毒内陷

D. 情志内伤　　　　　　　E. 体虚久病

【正确答案】ABCE　　　　【易错答案】D

【答案分析】风邪侵袭肺卫，肺失通调，风水相搏，可发为水肿；疮毒内陷，火热内攻，导致津液气化失常，可发为水肿；水湿内浸，困遏脾阳，脾胃失其升清降浊之能，水无所制，可发为水肿；饮食不节，脾失转输，水湿壅滞，可发为水肿；或体虚久病，导致肾气亏虚，气化失常，可发为水肿。情志内伤不会引发本病。

2. 下列对鉴别水肿与鼓胀有意义的有（　　　　）

A. 有无腹壁青筋暴露　　　　B. 有无皮色苍黄　　　　　　　C. 水肿与腹水出现的先后

D. 有无胁下癥积坚硬　　　　E. 有无头面浮肿

【正确答案】ABCD　　　　【易错答案】E

【答案分析】水肿四肢皮色不变，发病时头面或下肢先肿，甚者全身浮肿。鼓胀单腹肿胀，青筋暴露，胁下癥积坚硬，晚期可伴肢体浮肿。

3. 与水肿的发病关系最为密切的脏腑有（　　　　）

A. 肺　　　　B. 脾　　　　C. 心　　　　D. 肝　　　　E. 肾

【正确答案】ABE　　　　【易错答案】D

【答案分析】水肿的病位在肺、脾、肾，而关键在肾。肝主疏泄、调畅气机，不参与水液运化。

4. 水肿的辨证要点有（　　　　）

A. 辨阳水、阴水　　　　　　B. 辨标本虚实　　　　　　　　C. 辨病邪性质

D. 辨病变脏腑　　　　　　　E. 辨轻重

【正确答案】ABCD　　　　【易错答案】E

【答案分析】水肿的辨证要点包括辨阳水、阴水，辨标本虚实，辨病邪性质，辨病变脏腑。

5. 水肿的治疗原则是（　　　　）

A. 发汗　　　B. 利水　　　C. 活血　　　D. 泻下逐水　　　E. 扶正祛邪

【正确答案】ABD　　　　【易错答案】E

【答案分析】发汗、利水、泻下逐水为治疗水肿的基本原则。

6. 下列关于水肿预防调护的说法，正确的有（　　　　）

A. 注意适寒温、防外感　　　B. 平素饮食宜清淡　　　　　　C. 适当参加体育锻炼

D. 低盐饮食　　　　　　　　E. 适当补充蛋白质

【正确答案】ABCDE　　　　【易错答案】漏选

【答案分析】水肿因感受外邪而发病或加重，故应注意适寒温、防外感；注意调摄饮食，平素宜清淡；劳逸结合，调畅情志。体虚易于外感者，可适当参加体育锻炼，提高机体抗病能力。水肿患者应注意低盐饮食，进食清淡、易消化、营养充足的食物，其中低盐饮食尤为重要。因营养障碍而致水肿者，应注意适当补充富含优质蛋白质的食物。

（三）名词解释

水肿

【正确答案】水肿是指体内水液滞留，泛滥肌肤，以头面、眼睑、四肢、腹背，甚至全身浮肿为主症的疾病，严重的还可能伴有胸水、腹水等。

【易错答案】易错答为"指体内水液代谢失常，停聚于四肢的病证"。

【答案分析】水肿是水液滞留，泛溢于全身，以四肢较为多见，下肢尤显，但不拘泥于四肢，头面、眼睑等也都可有水肿的表现。

（四）简答题

1. 简述水肿之阳水与阴水的区别与联系。

【正确答案】由于致病因素及体质的差异，水肿的病理性质有阴水、阳水之分，并可相互转化或兼夹。阳水属实，多由外感风邪、疮毒、水湿而成，病位在肺、脾，发病较急。阴水属虚或虚实夹杂，多由饮食劳倦、禀赋不足、久病体虚所致，病位在脾、肾。阳水迁延不愈，反复发作，正气渐衰，脾肾阳虚，或因失治误治，损伤脾肾，阳水可转为阴水。反之，阴水复感外邪，或饮食不节，使肿势加剧，可兼夹阳水的证候，而成本虚标实之证。

【易错答案】常见的错误是只分析阴水与阳水的区别，而忽略分析二者之间的联系。

【答案分析】二者之间的区别可从病因、病位及临床表现分析。不要忽略二者之间的联系。

2. 简述水肿与鼓胀的鉴别。

【正确答案】水肿是由肺失通调，脾失转输，肾失开阖，三焦气化不利所致的；鼓胀是由肝病日久，肝、脾、肾功能失调，气、血、水相裹，水停腹内所致的。二者的鉴别要点主要为水停部位不同，水肿为水泛肌肤，四肢皮色不变，发病时头面或下肢先肿，以至全身浮肿，甚则可见腹水；鼓胀为水聚腹腔，腹部胀大，皮色苍黄，青筋暴露，四肢瘦削，部分患者也可兼有下肢水肿。水肿发病可急可缓，多因外感、疮毒内陷等诱发，也可继发于紫斑、痹证、消渴久病等；鼓胀多为黄疸、胁痛、积聚久病迁延而成。

【易错答案】分析内容不全面，或描述不准确。

【答案分析】二者应从病因、病位和临床表现进行鉴别。

（五）论述题

1. 试述水肿的转归。

【正确答案】水肿久病不愈或失治误治，可导致肺、脾、肾三脏功能严重受损，后期还可影响心、肝。若水邪壅盛或阴水日久，脾肾衰微，水气上犯，则可出现水邪凌心犯肺的心悸、喘脱重证。若湿热壅盛，阴虚肝旺，肝阳上亢，甚或引动肝风，可表现为眩晕、惊厥急症。若水肿日久，邪毒瘀滞伤肾，虚损劳衰不断加重，肾元虚衰，气化不行，湿浊邪毒内生，阻滞气机升降出入，则终成关格、呕逆危候。

【易错答案】只分析水肿的一些严重变证，而忽略水肿亦可向愈。

【答案分析】水肿的转归要分析全面，从阳水和阴水两个角度，既有好的转归，也有严重变证的转归。

2. 水肿在临证时如何运用攻逐一法？

【正确答案】攻下逐水法是治疗阳水的一种方法，即《黄帝内经》"去菀陈莝"之意，只宜用于病初体实肿甚，正气尚旺，用发汗、利水法无效，而确有当下之脉证者，症见全身高度浮肿，气喘，心悸，腹水，小便不利，脉沉而有力。使用该法，宜抓住时机，以逐水为急，使水邪从大小便而去（可用十枣汤治疗），但应中病即止，水肿衰其大半即应停药，以免过用伤正。待水退后，即行调补脾胃，以善其后。病至后期，脾肾两亏而水肿甚者，若强攻之，水稍退可暂安一时，但攻逐之药多易伤正，究属病根未除，待水邪复来，势更凶猛，病情反重，故逐水峻药应慎用。

【易错答案】只论述攻逐法的适应证，论述不全面。

【答案分析】攻逐法的应用应叙述全面，既要考虑到攻下逐水的适应证，也要考虑到使用该法的注意事项，以免过用伤正。

（六）病案题

患者，女，35岁。半个月前出现双下肢皮肤疖肿，3天前出现眼睑浮肿，延及全身，皮肤光亮，尿少色赤，恶风发热，舌质红，苔薄黄，脉滑数。

请写出：疾病诊断、证候诊断与分析、证机概要、治法、代表方名、药物与用量、煎服法。

【正确答案】

诊断：水肿（阳水）。

证候诊断与分析：湿毒浸淫证。患者以眼睑浮肿，继而延及四肢全身为主症，结合半个月前出现双下肢皮肤疖肿病史，故辨病为水肿。双下肢皮肤疖肿，皮肤光亮，尿少色赤，恶风发热，舌质红，苔薄黄，脉滑数，故辨证为阳水之湿毒浸淫证。

证机概要：邪毒内陷，肺脾失调，水湿内停。

治法：宣肺解毒，利湿消肿。

代表方：麻黄连翘赤小豆汤合五味消毒饮加减。

药物与用量：麻黄6g，桑白皮15g，赤小豆15g，金银花24g，野菊花15g，蒲公英18g，紫花地丁12g，连翘12g，紫背天葵15g。3剂，水煎服，日1剂，早、晚分服。

【易错答案】证型辨证错误。

【答案分析】从临床表现分析，该患者有水湿的表现，也有热象，抓住双下肢皮肤疖肿这一要点即可辨证。注意服药方法容易忽视。

第二节　淋证（附：尿浊）

◎ **重点** ◎

1. 淋证的概念、病机与证治

2. 不同淋证的证候特征

◎ **难点** ◎

1. 淋证的分类、形成与转化机制、证治

2. 诸淋的关系

扫码获取
同步习题

精选习题

（一）单选题

1. 倡导"凡热者宜清，涩者宜利，下陷者宜升提，虚者宜补，阳气不固者宜温补命门"的古籍是（　　）

A.《黄帝内经》　　　　　　B.《金匮要略》　　　　　　C.《中藏经》

D.《景岳全书》　　　　　　E.《备急千金要方》

【正确答案】D　　　　　　【易错答案】B

【答案分析】明代张景岳的《景岳全书》中提出了"凡热者宜清，涩者宜利，下陷者宜升提，虚者宜补，阳气不固者宜温补命门"的治疗原则。

2. 首次将"水肿"作为各种水病总称的古籍是（　　）

A.《诸病源候论》　　　　　B.《严氏济生方》　　　　　C.《备急千金要方》

D.《医宗必读》　　　　　　E.《医学入门》

【正确答案】A　　　　　　【易错答案】B、C、D、E

【答案分析】隋代巢元方的《诸病源候论·水肿候》始将"水肿"作为各种水病的总称。唐代孙思邈的《备急千金要方·水肿》首次提出水肿需忌盐的观点。宋代严用和的《严氏济生方·水肿门》曰："阴水多黄赤，或烦或渴，小便赤涩，大腑多闭。"首次将水肿分为阴水、阳水两类，治法强调"先实脾土"，"后温肾水"，载有实脾散治疗水肿，沿用至今。李梴的《医学入门·水肿》强调阳水多因外感所致，阴水多内伤所致。

3. 首先将淋证分为8类的医籍是（　　）

A.《金匮要略》　　　　　　B.《医灯续焰》　　　　　　C.《诸病源候论》

D.《中藏经》　　　　　　　E.《备急千金要方》

【正确答案】D　　　　　　【易错答案】C

【答案分析】《中藏经》根据淋证临床表现的不同，提出淋有冷、热、气、劳、膏、砂、虚、实 8 种。《诸病源候论》把淋证分为石、劳、气、血、膏、寒、热 7 种。

4. 小蓟饮子可用于治疗（　　）

A. 气淋　　　　B. 石淋　　　　C. 劳淋　　　　D. 膏淋　　　　E. 以上均不可用

【正确答案】E　　　　　【易错答案】B

【答案分析】淋证之血淋治宜清热通淋、凉血止血，方选小蓟饮子。石淋的治疗选方为石韦散。

5. 下列不属于淋证病因的是（　　）

A. 诸淋日久　　B. 过服寒凉　　C. 久病体虚　　D. 劳伤过度　　E. 情志失调

【正确答案】B　　　　　【易错答案】E

【答案分析】淋证的发生主要因外感湿热、饮食不节、情志失调、禀赋不足或劳伤久病引起。过服寒凉不属于外感湿热。

6. 热淋的病机可以概括为（　　）

A. 湿热蕴结，下焦热盛，气化失司　　　　B. 湿热煎液，炼尿成石，气化不利

C. 湿热下注，热甚灼络，络损血溢　　　　D. 气机郁结，通调不畅，膀胱失司

E. 湿热下注，清浊不分，脂汁外溢

【正确答案】A　　　　　【易错答案】B、C、D、E

【答案分析】热淋的证机概要为湿热蕴结，下焦热盛，气化失司；石淋为湿热煎液，炼尿成石，气化不利；血淋为湿热下注，热甚灼络，络损血溢；气淋为气机郁结，通调不畅，膀胱失司；膏淋为湿热下注，清浊不分，脂汁外溢；劳淋为湿热留恋，脾肾亏虚，气化无权。

7. 下列不属于石淋特征的是（　　）

A. 小便夹杂砂石　　　　B. 排尿时涩痛　　　　C. 少腹拘急

D. 小便赤热　　　　E. 尿中带血

【正确答案】D　　　　　【易错答案】B

【答案分析】石淋主要表现为尿中夹砂石，排尿涩痛或排尿时突然中断，尿道窘迫疼痛，少腹拘急，往往突发，一侧腰腹绞痛难忍，甚则牵及外阴，尿中带血。而小便赤热不符合石淋的表现。

8. 患者石淋日久，症见神疲乏力，少腹坠胀。其治疗主方为（　　）

A. 补中益气汤加减　　　　B. 无比山药丸加减　　　　C. 参苓白术散

D. 大补元煎　　　　E. 举元煎

【正确答案】A　　　　　【易错答案】D

【答案分析】本题应先辨缓急，缓则治其本。该患者若病久砂石不去，出现中气下陷而导致的少腹坠胀，则治疗应用补中益气汤补其中气，以治其本。大补元煎为滋补肾阴之方药。

9. 患者寒热起伏，午后热甚，尿频尿急，小便短赤灼热，腰腹胀痛，口苦，舌苔黄腻，脉

滑数。其证机概要为（　　　）

A. 湿热蕴结，下焦热盛，气化失司 　　　　B. 肝失疏泄，气滞膀胱

C. 肺失宣降，水道不利 　　　　D. 气机郁结，通调不畅，膀胱失司

E. 湿热留恋，脾肾亏虚，气化无权

【正确答案】A 　　　　【易错答案】D

【答案分析】根据该患者的临床表现，可辨为热淋。热淋的证机概要为湿热蕴结，下焦热盛，气化失司。

10. 患者，男，65 岁。小便浑浊多年，米泔水样，有絮状凝块物，反复发作，轻微涩痛，头昏无力，舌淡苔腻，脉沉细无力。其治疗选方为（　　　）

A. 程氏萆薢分清饮 　　　　B. 膏淋汤 　　　　C. 补中益气汤

D. 七味都气丸 　　　　E. 金匮肾气丸

【正确答案】B 　　　　【易错答案】A

【答案分析】治疗膏淋宜选用萆薢分清饮，但若膏淋病久不已，反复发作，淋出如脂，涩痛不甚，形体日见消瘦，头昏无力，腰膝酸软，舌淡，苔腻，脉细无力，则为脾肾两虚，气不固摄，治宜用膏淋汤补脾益肾固涩。偏于脾虚中气下陷者，治疗可配用补中益气汤。偏于肾阴虚者，治疗可配用七味都气丸。偏于肾阳虚者，治疗可用金匮肾气丸加减。

（二）多选题

1.《济生方》将淋证分为（　　　）

A. 血淋、石淋、气淋 　　　　B. 石淋、膏淋 　　　　C. 膏淋、劳淋

D. 血淋、热淋、气淋 　　　　E. 石淋、劳淋

【正确答案】AC 　　　　【易错答案】D、E

【答案分析】《济生方》将淋证分为"气、石、血、膏、劳"五淋，《外台秘要》中没有血淋，《诸病源候论》的分类中有血淋。

2. 与淋证发病有关的脏腑有（　　　）

A. 肝　　　　B. 脾　　　　C. 肾　　　　D. 膀胱　　　　E. 小肠

【正确答案】ABCD 　　　　【易错答案】漏选

【答案分析】淋证的病位在膀胱与肾，与肝、脾相关，肝气失于疏泄，气火郁于膀胱，而出现气淋；湿热客于下焦，膀胱气化不利，而出现热淋；久淋不愈，湿热留恋膀胱，由腑及脏，继则由肾及脾，脾肾受损，正虚邪弱，遂成劳淋；肾阴不足，虚火扰动阴血，出现血淋。

3. 癃闭与淋证的症状鉴别要点有（　　　）

A. 排尿是否困难 　　　　B. 尿中是否带血 　　　　C. 小便量是否量少

D. 每日尿量是否减少 　　　　E. 少腹是否拘急

【正确答案】BD 　　　　【易错答案】A

【答案分析】癃闭与淋证都有小便量少、排尿困难之症状。但淋证尿频而尿痛，且每日排尿

总量多为正常；癃闭则无尿痛，每日排尿量少于正常，严重时甚至无尿。

4.血淋和尿血的共有症状有（　　　）

A.小便出血　　　　　B.小便淋沥，疼痛难忍　　　　C.尿色红赤

D.尿量不正常　　　　E.小便混浊

【正确答案】AC　　　　【易错答案】B、D、E

【答案分析】尿血与血淋都有小便出血，尿色赤红，甚至溺出纯血等症状。淋证有小便滴沥、疼痛难忍的表现。尿量不正常常见于癃闭，而膏淋可有小便浑浊。

（三）名词解释

1.淋

【正确答案】淋即淋证，是指以小便频数，淋沥刺痛，欲出未尽，小腹拘急，或痛引腰腹为主症的病证。

【易错答案】错答为"淋是指小便尿频、尿急、尿痛的病证"。

【答案分析】需要对淋证的表现具体描述，单用尿频、尿急、尿痛不能完全描述淋证的临床表现。

2.尿浊

【正确答案】尿浊是以小便浑浊、白浊如浆、尿时无涩痛不利感为主症的疾病。西医学中的乳糜尿，多属本病范围。

【易错答案】错答为"尿浊是指小便浑浊"。

【答案分析】对于尿浊的表现要描述详细，包括小便的特点、无涩痛不利感，便于与其他疾病鉴别。

（四）简答题

尿血与血淋如何鉴别？

【正确答案】血淋与尿血都有小便出血，尿色红赤，甚至溺出纯血等症状。其鉴别要点是有无尿痛。

【易错答案】将血淋与尿血的鉴别点混淆。

【答案分析】淋证本身即有小便淋沥涩痛之症，因此痛者为血淋。易忽略二者的共同之处。

（五）论述题

1.试述淋证的预后。

【正确答案】淋证的预后往往与其证候类型及病情轻重有关。若湿热客于下焦，膀胱气化不利，小便灼热刺痛，则为热淋；若膀胱湿热，灼伤血络，迫血妄行，血随尿出，乃成血淋；若湿热久蕴，熬尿成石，遂致石淋；若湿热蕴久，阻滞经脉，脂液不循常道，小便浑浊，而为膏淋；若肝气失于疏泄，气火郁于膀胱，则为气淋；若久淋不愈，湿热留恋膀胱，由腑及脏，继则由肾及脾，脾肾受损，正虚邪恋，遂成劳淋；若肾阴不足，虚火扰动阴血，亦为血淋；若脾虚中

气下陷，肾虚下元不固，不能摄纳精微脂液，则为膏淋；若中气不足，气虚下陷，膀胱气化无权，则成气淋。

【易错答案】只分析淋证的一些严重变证，而忽略淋证亦可向愈。

【答案分析】淋证的转归要分析全面，既有好的转归，也有严重变证的转归。

2. 淋证的治法，古有忌汗、忌补之说，你的看法如何？

【正确答案】淋证的治法，古有忌汗、忌补之说，但临床实际未必都是如此。淋证往往有畏寒发热，此并非外邪袭表，而是湿热熏蒸，邪正相搏所致，发汗解表，自非所宜。因淋证多属膀胱有热，阴液不足，而辛散发表，用之不当，不仅不能退热，反有劫伤营阴之弊。若淋证确由外感诱发，或淋家新感外邪，症见恶寒、发热、鼻塞流涕、咳嗽、咽痛者，仍可适当配合运用辛凉解表发汗之剂。因淋证为膀胱有热，阴液不足，即使新感寒邪，亦容易化热，故在需要解表时，应当避免辛温之品。至于淋证忌补之说，是指热实之证而言，如脾虚中气下陷、肾虚下元不固，自当运用健脾益气、补肾固涩等法治之，不必有所禁忌。

【易错答案】只论述治疗淋证忌汗、忌补的原因。

【答案分析】要根据临床实际客观辨证，根据引起淋证的原因辨证治疗，论述要全面。

（六）病案题

1. 患者，女，28岁。尿频、尿急、尿痛2天。2天前因朋友聚会饮酒，相继出现小便频数，日解20多次，尿道灼热刺痛，色黄赤，少腹拘急胀痛，伴有恶寒发热、口干口苦、大便秘结，舌红苔黄腻，脉滑数。平素嗜食煎炒辛辣之品。

请写出：疾病诊断、证候诊断与分析、治法、代表方名、药物与用量、煎服法。

【正确答案】

诊断：淋证（热淋）。

证候诊断与分析：湿热内盛证。因患者平素嗜食煎炒辛辣之品，加之饮酒后酿生湿热，下注膀胱，膀胱气化失司，水道不利，故见小便频数，尿道灼热刺痛，少腹拘急胀痛；湿热之邪于卫阳相搏，则见恶寒发热；灼伤津液，则见口干口苦，大便秘结，尿色黄赤；舌红苔黄腻、脉滑数为湿热内盛之征。

治法：清热利湿通淋。

代表方：八正散加减。

药物与用量：木通6g，车前子（包煎）15g，萹蓄10g，瞿麦10g，滑石20g，大黄6g，山栀10g，甘草梢10g，柴胡6g，石韦10g。3剂，水煎服，日1剂，早、晚分服。

【易错答案】证型辨证错误。

【答案分析】抓住尿道灼热刺痛、尿色黄赤这一要点即可辨证。药物有特殊用法者要标注，服药方法容易忽视。

2. 患者，男，36岁。平时嗜酒，因工作原因汗出多而少饮水。半天前突然出现左侧少腹拘急，左腰腹绞痛难忍，小便艰涩，尿中带血，排尿时突然中断，舌红，苔黄，脉弦数。

请写出：疾病诊断、证候诊断与分析、治法、代表方名、药物与用量、煎服法。

【正确答案】

诊断：淋证（石淋）。

证候诊断与分析：湿热内盛证。患者嗜酒太过，酿成湿热，下注膀胱，尿液受其煎熬，尿中杂质结为砂石，不能随尿排出，阻滞气机，则突发患侧少腹拘急，腰腹绞痛难忍；水道不利，则小便艰涩；砂石阻塞尿路，则排尿突然中断；结石伤络，则尿中带血；舌红、苔黄、脉弦数为湿热内盛之候。

治法：清热利湿，通淋排石。

代表方：石韦散加减。

药物与用量：石韦 12g，冬葵子 12g，瞿麦 10g，车前子（包煎）12g，金钱草 15g，海金沙（包煎）15g，鸡内金 10g，白芍 30g，甘草 5g。3 剂，水煎服，日 1 剂，早、晚分服。

【易错答案】证型辨证错误。

【答案分析】抓住尿中杂质结为砂石这一要点即可辨证。药物有特殊用法者要标注，服药方法容易忽视。

第三节　癃闭（附：关格）

◎ **重点** ◎

癃闭的概念、病因病机和证治

◎ **难点** ◎

癃闭的病机、证治、急救与预后

扫码获取
同步习题

精选习题

（一）单选题

1.癃闭最基本的病机是（　　　）

A.肺热壅盛，不能通调水道

B.肝气失于疏泄，膀胱气化不利

C.肾与膀胱气化功能失调，尿液生成或排泄障碍

D.脾肾阳气虚弱，膀胱气化无权

E.浊瘀阻塞，水道不通

【正确答案】C　　　　　　【易错答案】D

【答案分析】小便不畅，点滴而短少，病势较缓者，称为癃；小便闭塞，点滴不通，病势较急者，称为闭。两者都是指排尿困难，故合称为癃闭，基本病机为肾与膀胱气化功能失调，尿

液生成或排泄障碍。选项 D 只强调了一方面。

2.癃闭之名首见于（　　　）

A.《黄帝内经》　　　　　B.《伤寒论》　　　　　C.《金匮要略》

D.《难经》　　　　　　　E.《诸病源候论》

【正确答案】A　　　　　【易错答案】BCDE

【答案分析】癃闭之名首见于《黄帝内经》，又称"闭癃"。

3.患者，男，39 岁。近期小便点滴不通，小腹胀满，口苦口黏，舌红苔黄腻，脉数。其治疗宜选用（　　　）

A.八正散　　　　　　　　B.沉香散　　　　　　　C.代抵挡丸

D.补中益气汤合春泽汤　　E.济生肾气丸

【正确答案】A　　　　　【易错答案】C

【答案分析】由"小便点滴不通，小腹胀满，口苦口黏，舌红苔黄腻，脉数"，可诊断为癃闭膀胱湿热证，治疗代表方为八正散。

4.治疗由于尿路阻塞引起的癃闭应首选（　　　）

A.桃红四物汤　　　　　　B.失笑散　　　　　　　C.丹参饮

D.代抵当丸　　　　　　　E.血府逐瘀汤

【正确答案】D　　　　　【易错答案】B

【答案分析】尿路阻塞即瘀血败精、痰瘀积块或内生砂石阻塞尿路，以致排尿困难，或点滴而出，或点滴全无，从而形成的癃闭，属癃闭浊瘀阻络证，治宜行瘀散结、通利水道，首选代抵当丸。

5.癃闭与关格的鉴别点为（　　　）

A.小便不通　　　　　　　B.小便减少　　　　　　C.小便无力

D.有无伴吐逆　　　　　　E.有无伴小便涩痛

【正确答案】D　　　　　【易错答案】E

【答案分析】关格和癃闭都以小便量少或闭塞不通为主要特点。但关格常由水肿、淋证、癃闭等经久不愈发展而来，是小便不通与呕吐并见的病证，常伴有皮肤瘙痒、口中尿味、四肢搐搦，甚或昏迷等症状。而癃闭不伴有呕吐，部分患者有水蓄膀胱之证候，可以此鉴别。

6.膀胱无尿之癃闭危证，进行高位保留灌肠治疗可选用（　　　）

A.大黄、枳实　　　　　　　　　　　B.芒硝、槟榔

C.生大黄、生牡蛎、六月雪、丹参　　D.大黄、芒硝

E.附子、肉桂

【正确答案】C　　　　　【易错答案】D

【答案分析】在癃闭的治疗中，急则先治其标，速予通利。对膀胱无尿之危证，可用中药灌肠方（如生大黄、生牡蛎、土茯苓、六月雪、丹参等）进行高位保留灌肠，从大便排出水毒。

下篇
各论

7. 治疗肾阴亏耗、气化无源引起的癃闭宜选（　　）

A. 六味地黄丸合猪苓汤加减　　　B. 济生肾气丸　　　　　C. 六味地黄丸

D. 济生肾气丸合六味地黄丸　　　E. 金匮肾气丸

【正确答案】A　　　　　　　【易错答案】B

【答案分析】肾阴亏耗导致的癃闭，治宜滋补肾阴、育阴利水，方选六味地黄丸合猪苓汤加减。肾阳衰惫导致的癃闭，治疗宜选济生肾气丸。

8. 患者小腹坠胀，时欲小便而不得出，神疲乏力，食欲不振，气短声低，舌淡苔薄，脉细弱。其辨证属（　　）

A. 肝郁气滞　　　　　　B. 肾阳衰惫　　　　　　C. 脾气不升

D. 膀胱湿热　　　　　　E. 脾阳虚衰

【正确答案】C　　　　　　　【易错答案】B

【答案分析】由"小腹坠胀，神疲乏力，食欲不振，气短声低，舌淡苔薄，脉细弱"，可诊断为癃闭脾气不升证。

（二）多选题

1. 癃闭的病因有（　　）

A. 外邪侵袭　　B. 饮食不节　　C. 情志失调　　D. 尿路阻塞　　E. 体虚久病

【正确答案】ABCDE　　　　　【易错答案】漏选

【答案分析】以上选项均可引起癃闭。癃闭的病因有外感湿热、感受热毒、饮食不节、情志失调、尿路阻塞、体虚久病、药毒所伤。

2. 淋证与关格的症状鉴别要点有（　　）

A. 是否伴有呕吐　　　　B. 是否伴有小便量少　　　C. 是否闭塞不通

D. 是否伴有水蓄膀胱之候　　E. 排尿次数多少

【正确答案】AD　　　　　　　【易错答案】E

【答案分析】癃闭与关格都以小便量少或闭塞不通为主要特点。但关格常由水肿、淋证、癃闭等经久不愈发展而来，是小便不通与呕吐并见的病证，常伴有皮肤瘙痒，口中尿味，四肢搐搦，甚或昏迷等症状。而癃闭不伴有呕吐，部分患者有水蓄膀胱之证候，此可鉴别。癃闭进一步恶化，可转变为关格。

3. 治疗癃闭的外治法有（　　）

A. 取嚏　　　　B. 探吐　　　　C. 外敷　　　　D. 导尿　　　　E. 针灸

【正确答案】ABCDE　　　　　【易错答案】漏选

【答案分析】体现癃闭下病上治，欲降先升的治法有取嚏法、探吐法；癃闭急症中应用的导尿、针灸和会阴热敷法等都是在癃闭治疗中常用的外治法。

4. 癃闭的辨证要点有（　　）

A. 辨膀胱有尿与无尿　　　　B. 辨虚实　　　　　　C. 辨轻重缓急

D. 辨脏腑   E. 辨病邪性质

【正确答案】ABC   【易错答案】D、E

【答案分析】癃闭的辨证要点为辨膀胱有尿与无尿、辨虚实、辨轻重缓急。

（三）名词解释

关格

【正确答案】关格是以脾肾虚衰，气化不利，浊邪壅塞三焦，致小便不通与呕吐并见为主要表现的危重病证。小便不通谓之关，呕吐时作称之格。多见于水肿、淋证、癃闭的晚期。

【易错答案】错答为"关格是小便不通，兼有呕吐的病证"。

【答案分析】本题的答题要点包括关格的病机、证候，多见于水肿、淋证、癃闭的晚期，要点要全面。

（四）简答题

1. 简述癃闭的病理演变和预后转归。

【正确答案】癃闭的病理演变及预后转归，取决于病情轻重与治疗是否及时有效。病情较轻，救治及时，尿量逐渐增多者，为疾病好转。若病情深重，正气衰惫，邪气壅盛者，则可由"癃"至"闭"，更生变证。尿闭不通，水液潴留体内，溢于肌肤，则伴发水肿；水气内停，上凌心肺，可并发喘病、心悸；湿浊上逆犯胃，则成呕吐；脾肾衰败，气化不利，湿浊内壅，则可导致关格，预后多差。

【易错答案】只分析癃闭的一些严重变证，而忽略癃闭亦可向愈。

【答案分析】癃闭的转归要分析全面，既有好的转归，也有严重变证的转归。

2. 癃闭脾气不升证与肾阳衰惫证如何鉴别？

【正确答案】癃闭脾气不升证与肾阳衰惫证均以小便不通或点滴不爽，排出无力为主症。脾气不升因脾虚失运，清气不升，浊气下降，气化无权，常兼有小腹坠胀，精神疲乏，食欲不振，气短而语声低细，舌质淡，苔薄，脉细弱；肾阳衰惫则因肾阳虚衰，气化无权而兼有面白神萎，神气怯弱，畏寒，腰膝冷而酸软无力，苔白，脉沉细或弱。

【易错答案】二者的鉴别点易混淆。

【答案分析】不要忽略二者的共同之处。

（五）论述题

试述癃闭的病机。

【正确答案】癃闭的基本病机为膀胱气化功能失调，其病位主要在膀胱与肾。膀胱的生理功能为贮藏尿液，排尿则依靠其气化功能。但膀胱气化有赖于肺的通调、脾的转输、肾的气化来维持，还需要肝的疏泄协调。故肺、脾、肾、肝功能失调，亦可致癃闭。肾主水，与膀胱相表里，共司小便，体内水液的分布与排泄主要依赖肾的气化。膀胱的气化，亦受肾气所主。若肾阳不足，命门火衰，气化不及州都，则膀胱气化无权，可发生癃闭。此外，人体小便的通畅有赖于三焦气化的正常。肺位上焦，为水之上源；脾居中焦，为水液升降之枢纽；肝主疏泄，协调三焦气机之通畅。如肺热壅盛，气不布津，通调失职，或热伤肺津，肾失滋源；又如湿热壅阻，下注膀胱，或中气不足，升降失度；再若肝气郁结，疏泄不及；以及砂石、痰浊、瘀血阻塞尿路。上述情况均可导致膀胱气化失常，而成本病。

【易错答案】只分析癃闭的基本病理变化及病位，未详细论述膀胱气化与肺、脾、肾、肝的关系。

【答案分析】要全面概论癃闭的病理变化、病位及膀胱功能与其相关脏腑的关系。

（六）病案题

患者，男，37岁。半个月前骑车不慎跌倒，即感小腹胀痛，2小时后缓解。近5天小便点滴而下，短赤灼热，小腹胀满，烦渴欲饮，大便欠畅，呼吸短促，舌暗红，苔薄黄，脉涩。

请写出：疾病诊断、证候诊断与分析、治法、代表方名、药物与用量、煎服法。

【正确答案】

诊断：癃闭；证型：浊瘀阻塞证。

证候分析：结合患者有外伤史，外伤时即有小腹胀痛，近5天小便点滴而下，舌质暗红，脉涩等临床表现，应辨证为瘀血败精，阻塞尿道，水道不通之浊瘀阻塞证。

治法：行瘀散结，通利水道。

代表方：代抵当丸加减。

药物与用量：制大黄9g，当归尾12g，生地黄12g，穿山甲9g，芒硝（冲服）9g，桃仁9g，肉桂（后下）3g，红花3g，牛膝12 g。3剂，水煎服，日1剂，早、晚分服。

【易错答案】证型辨证错误。

【答案分析】注意药物有特殊用法者要标注，服药方法容易忽视。

第四节　阳痿

◎ **重点** ◎

阳痿的概念、病因病机和证治

◎ **难点** ◎

1. 肝与阳痿发病的关系

2. 阳痿的病机和证治

扫码获取
同步习题

精选习题

（一）单选题

1. 称阳痿为"阴痿"的医书是（　　　）

A.《养生方》　　　　　　B.《外台秘要》　　　　　　C.《景岳全书》

D.《诸病源候论》　　　　E.《黄帝内经》

【正确答案】E　　　　　　　　【易错答案】B

【答案分析】《黄帝内经》有"阴痿""宗筋弛纵""筋痿"等名，主要病因为虚劳和邪热，与肝关系密切。

2. 下列不属于阳痿病因的是（　　　　）

A. 消渴　　　　　B. 早泄　　　　　C. 惊恐　　　　　D. 肺痿　　　　　E. 郁证

【正确答案】D　　　　　　　　【易错答案】E

【答案分析】消渴、早泄、惊恐、郁证日久均可导致阳痿。阳痿与肝、肾、心、脾关系密切，与肺无关。

3. 患者阴茎痿软，阴囊潮湿，瘙痒腥臭，小便赤涩灼痛，胁胀腹闷，泛恶口苦，舌红，苔黄腻，脉滑数。其辨证属（　　　　）

A. 惊恐伤肾证　　　　　　　B. 肝郁不舒证　　　　　　　C. 湿热下注证

D. 心脾亏虚证　　　　　　　E. 命门火衰证

【正确答案】C　　　　　　　　【易错答案】D

【答案分析】由"阴囊潮湿，瘙痒腥臭，小便赤涩灼痛"及舌苔、脉象，可辨证为阳痿湿热下注证，治宜清利湿热，方选龙胆泻肝汤。

4. 治疗阳痿命门火衰证，用枸杞子、当归的目的是（　　　　）

A. 壮阳补火　　　　　　　　B. 补肾填精　　　　　　　　C. 从阴求阳

D. 健脾益气　　　　　　　　E. 作为引经药

【正确答案】C　　　　　　　　【易错答案】A

【答案分析】枸杞子、当归为治疗阳痿命门火衰证代表方赞育丹的组成成分，方中肉苁蓉、巴戟天、蛇床子、韭菜子、淫羊藿、仙茅、肉桂、杜仲温肾壮阳补火；枸杞子、山茱萸、熟地黄、当归滋阴养血，从阴求阳；白术健脾以补后天。

5. 患者阳痿不振，心悸易惊，胆怯多疑，夜寐多梦，苔薄白，脉弦细。其治疗宜选（　　　　）

A. 启阳娱心丹　　　　　　　B. 逍遥散　　　　　　　　　C. 大补阴丸

D. 龙胆泻肝汤　　　　　　　E. 知柏地黄丸

【正确答案】A　　　　　　　　【易错答案】E

【答案分析】由"心悸易惊，胆怯多疑"及舌苔、脉象，可辨证为阳痿惊恐伤肾证，治宜益肾宁神，方选启阳娱心丹。

6. 患者阳事不起，心情抑郁，胸胁胀痛，脘闷不适，苔薄白，脉弦。其治法为（　　　　）

A. 清热利湿　　　B. 益肾宁神　　　C. 补益心脾　　　D. 温肾壮阳　　　E. 疏肝解郁

【正确答案】E　　　　　　　　【易错答案】A

【答案分析】由"心情抑郁，胸胁胀满，脘闷不适"，可辨证为阳痿肝气郁结证，治疗宜用柴胡疏肝散疏肝解郁、行气起痿。

7. 患者阳痿不举，小腹冷痛、得温则舒、遇寒加重，性欲减退，神疲倦怠，畏寒肢冷，面

色㿠白，头晕耳鸣，腰膝酸软，夜尿清长，五更泄泻，阴器冷缩，舌淡胖，苔薄白，脉沉迟。其治疗宜选（　　　）

A. 赞育丹合暖肝煎　　　　B. 归脾汤　　　　　　　　C. 金匮肾气丸

D. 参苓白术散　　　　　　E. 补中益气汤

【正确答案】A　　　　　　【易错答案】B、C、D、E

【答案分析】根据该患者的临床表现，可辨证为阳痿命门火衰证，小腹冷痛、得温则舒、遇寒加重等症状提示有寒凝肝脉，故治疗应选赞育丹合暖肝煎加减。

（二）多选题

1. 阳痿的常见病因有（　　　）

A. 劳欲过度　　B. 情志失调　　C. 饮食不节　　D. 劳逸失度　　E. 禀赋不足

【正确答案】ABCDE　　　　【易错答案】C

【答案分析】阳痿的病因主要有劳伤久病、情志失调、饮食不节、外邪侵袭等；基本病机为脏腑气血阴阳失调，经血不足，阴络失荣，或邪气郁滞，经络失畅，宗筋失养而不用。

2. 阳痿的主症有（　　　）

A. 阳事不举　　　　　　　B. 阳事坚而不久　　　　　C. 过早射精

D. 阳事举而不坚　　　　　E. 阴茎发育不良，性交不能

【正确答案】ABD　　　　　【易错答案】C

【答案分析】阳痿是指成年男子性交时阴茎痿软不举，或举而不坚，或坚而不久，无法进行正常性生活的病证。而过早射精属于早泄。

3. 古代对阳痿的称谓有（　　　）

A. 阴痿　　　　B. 阳事不举　　C. 筋痿　　　　D. 阴痿不用　　E. 宗筋弛纵

【正确答案】ABCDE　　　　【易错答案】E

【答案分析】《黄帝内经》有"阴痿""宗筋弛纵""筋痿"等名。《灵枢·经筋》曰："热则筋弛纵不收，阴痿不用。"长沙马王堆汉墓出土的《养生方》中对本病有"不起""老不起"等称谓。

（三）名词解释

阳痿

【正确答案】阳痿是指成年男子性交时阴茎痿软不举，或举而不坚，或坚而不久，无法进行正常性生活的病证。

【易错答案】错答为"成年男子阴茎痿软"。

【答案分析】阳痿的特点要回答全面。其是指在性交时无法进行正常性生活。

（四）简答题

简述阳痿与早泄的鉴别诊断。

【正确答案】阳痿是指欲性交时阴茎不能勃起，或举而不坚，或坚而不久，不能进行正常性

生活的病证；早泄是同房时阴茎能勃起，但因过早射精，射精后阴茎痿软的病证。二者在临床表现上有明显差别，但在病因病机上有相同之处，若早泄日久不愈，可进一步导致阳痿，故阳痿病情重于早泄。

【易错答案】二者的鉴别点易混淆。

【答案分析】二者在病机上有相同之处，且具有联系。

（五）论述题

试述阳痿的治则治法。

【正确答案】阳痿的主要治法为补肾疏肝、宁心健脾、行气活血，恢复前阴宗筋气血正常运行。实证者治肝治心，以清利湿热或祛痰化瘀通络为主。虚证者治疗以治脾肾为主，心脾两虚者当健脾养心，命门火衰者治当温肾填精，阴精亏虚者治当滋阴养筋，惊恐伤肾者治宜益肾宁神。阳痿早期切勿滥用补肾壮阳之法。对于因郁致痿或因痿致郁者，适当加入解郁安神、行气活血之品可提高疗效。同时还要注重运用心理疏导方法。

【易错答案】对阳痿的病机了解不足，导致对治则总结不全面。

【答案分析】回答本题不仅要知道总治则，还要针对不同证型有具体的分治则。

（六）病案题

患者，男，42岁。长期从事脑力劳动，平时神疲乏力，面色少华，纳呆便溏。近1个月因连日熬夜，逐渐出现阳事不举，心悸易惊，精神萎靡，胸脘胀满，泛恶纳呆，舌淡，苔薄白腻，脉细弱。

请写出：中医病名诊断、证型、病机归纳、治法、主方、药物。

【正确答案】

中医病名诊断：阳痿；证型：心脾亏虚证。

病机归纳：心脾两虚，气血乏源，宗筋失养。

治法：健脾养心，益气起痿。

主方：归脾汤加减。

药物组成：党参10g，熟地黄10g，黄芪15g，白术10g，茯苓15g，当归15g，枣仁10g，远志10g，陈皮10g，青龙齿（先下）30g，补骨脂15g，九香虫10g，竹茹10g。3剂，水煎服，日1剂，早、晚分服。

【易错答案】分型辨证错误。

【答案分析】根据患者的症状、舌脉加以辨证，不要遗漏药物特殊用法的标注。

第五节　遗精（附：早泄）

◎ **重点** ◎

1.遗精、早泄的概念

2. 遗精的病因病机和证治

◎ **难点** ◎

1. 遗精病机的虚实属性

2. 遗精治疗中补泻与固涩的关系

扫码获取
同步习题

精选习题

（一）单选题

1. 关于遗精的记载首见于（　　　）

A.《黄帝内经》　　　　B.《金匮要略》　　　　C.《诸病源候论》

D.《千金要方》　　　　E.《丹溪心法》

【正确答案】A　　　　【易错答案】B

【答案分析】春秋战国时期，《黄帝内经》首次记载了遗精，称其为"精时自下"。

2. "故遗精之病，五脏皆有，不独肾也"出自（　　　）

A.《证治汇补》　　　　B.《证治准绳》　　　　C.《医学心悟》

D.《诸病源候论》　　　　E.《格致余论》

【正确答案】A　　　　【易错答案】B、C、D、E

【答案分析】李用粹的《证治汇补》曰："五脏各有精，肾则受而藏之，故遗精之病，五脏皆有，不独肾也。"

3. 程氏萆薢分清饮主治遗精之（　　　）

A. 君相火旺证　　　　B. 湿热下注证　　　　C. 劳伤心脾证

D. 肾气不固证　　　　E. 脾肾两虚证

【正确答案】B　　　　【易错答案】A

【答案分析】程氏萆薢分清饮可清热利湿，用于治疗湿热下注型遗精。

4. 治疗劳伤心脾型遗精应选用（　　　）

A. 龙胆泻肝汤　　　　B. 苍术二陈汤　　　　C. 妙香散

D. 八正散　　　　　　E. 知柏地黄丸

【正确答案】C　　　　【易错答案】E

【答案分析】妙香散的功用是调补心脾、益气摄精，故治疗遗精劳伤心脾证宜选用妙香散。

5. 患者无梦而遗，滑泄不禁，精液清稀而冷，形寒肢冷，腰膝酸软，夜尿清长，舌淡胖，苔白滑，脉沉细。其治疗宜首选（　　　）

A. 天王补心丹　　　　B. 知柏地黄丸　　　　C. 妙香散

D. 金锁固精丸　　　　E. 补中益气汤

【正确答案】D　　　　　　　【易错答案】C

【答案分析】根据该患者的临床表现，辨证属肾气不固证，概因肾无虚衰，封藏失职，治宜补肾益精、固涩止遗，方选金锁固精丸。妙香散的功用是调补心脾、益气摄精，用于治疗遗精劳伤心脾证。

6.患者劳则遗精，失眠健忘，心悸不宁，面色萎黄，神疲乏力，纳差便溏，舌淡苔薄，脉弱。其辨证属（　　　　）

A.湿热下注证　　　　　B.心肾不交，火灼心阴　　　　　C.劳伤心脾证

D.肾气不固证　　　　　E.君相火旺证

【正确答案】C　　　　　　　【易错答案】A

【答案分析】由"失眠健忘，心悸不宁，面色萎黄，神疲乏力"，可辨证为心脾两虚、气不摄精证，治宜用妙香散调补心脾，益气摄精。

（二）多选题

1.与遗精密切相关的脏腑有（　　　　）

A.肝　　　　　　B.心　　　　　　C.脾　　　　　　D.肺　　　　　　E.肾

【正确答案】ACD　　　　　　【易错答案】B

【答案分析】遗精的病位在肾，与心、肝、脾密切相关。

2.遗精日久可出现（　　　　）

A.早泄　　　　　B.虚劳　　　　　C.阳痿　　　　　D.淋证　　　　　E.不育

【正确答案】ABCE　　　　　【易错答案】漏选A、C

【答案分析】遗精初起大多轻浅，若调理得当，多可痊愈。若讳疾忌医，久病不治，或调治不当，日久肾精耗伤，阴阳俱虚，或命门火衰，下元衰惫，则会转变成早泄、阳痿、不育或虚劳等病。

3.遗精的辨证要点有（　　　　）

A.辨虚实　　　　　　　　B.辨病位　　　　　　　　C.辨病性

D.辨寒热　　　　　　　　E.辨标本缓急

【正确答案】AB　　　　　　【易错答案】C、D、E

【答案分析】遗精应辨虚实、辨病位。新病遗精有虚有实，常多虚实并见。其病位在肾，与心、肝、脾密切相关。

（三）名词解释

1.遗精

【正确答案】遗精是指以不因性生活而精液自行频繁泄出为主要特点的病证，常伴有头昏、精神萎靡、腰腿酸软、失眠等。

【易错答案】错答为"是指精液自行泄出"。

【答案分析】要点应回答全面，包括主症和兼症。

2. 早泄

【正确答案】早泄是指性交时射精过早，甚至未交即泄或乍交即泄，以致不能进行正常性交的一种病证。

【易错答案】错答为"是指性交时射精过早，导致不能正常性交"。

【答案分析】要点应回答全面，包括射精过早，甚至未交即泄或乍交即泄。

（四）简答题

1. 简述遗精的辨证要点。

【正确答案】遗精的辨证，首先应辨明虚实。新病遗精有虚有实，多虚实并见；久病精滑则虚多实少；唯湿热郁滞常多为实证。其次，需审查脏腑病位。劳心过度，邪念妄想梦遗者，多责于心；精关不固，无梦滑泄者，多见于肾病。此外，对肾虚不藏者，还应辨别肾阴虚、肾阳虚的主次。

【易错答案】没有从虚实、病位两方面回答。

【答案分析】遗精的辨证要点应从虚实和病位两方面回答。其次，还要从这两方面分别展开，详细说明。

2. 简述梦遗与滑精的鉴别。

【正确答案】因梦而遗精的称梦遗；无梦而遗精，甚至清醒时无性刺激情况之下精液流出的称为滑精。

【易错答案】二者的鉴别点易混淆。

【答案分析】二者主要鉴别精液流出是否为梦中。

（五）病案题

患者，男，29岁。近1周少寐多梦，梦则遗精，心中烦热，头晕目眩，心悸不宁，失眠健忘，口苦溲赤，舌红，苔薄黄，脉弦数。

请写出：中医病名诊断、证型、病机归纳、治法、主方、药物。

【正确答案】

中医病名诊断：遗精；证型：君相火旺证。

病机归纳：君相火动，迫精妄泄。

治法：清心泄肝。

主方：黄连清心饮合三才封髓丹加减。

药物组成：生地黄10g，黄连3g，黄柏10g，当归10g，天冬10g，知母10g，酸枣仁10g，茯神15g，远志10g，党参15g，莲子肉15g，甘草6g。3剂，水煎服，日1剂，早、晚分服。

【易错答案】辨证、病机分析错误。

【答案分析】根据症状、舌脉加以辨证。

第十章　气血津液病证

第一节　郁证

◎ **重点** ◎

郁证的概念、证候特点、病因病机和辨证论治

◎ **难点** ◎

郁证的病因病机和辨证论治

扫码获取
同步习题

精选习题

（一）单选题

1. 首先记载情志致郁的是（　　　）

A.《景岳全书·郁证》　　　　B.《黄帝内经》　　　　　　　C.《医学正传·郁证》

D.《丹溪心法·六郁》　　　E.《灵枢》

【正确答案】B　　　　　　【易错答案】A

【答案分析】《黄帝内经》首先记载了五志之郁及情志致郁。张介宾在《景岳全书·郁证》中提出了"因郁而病""因病而郁"和"郁总由乎心"的观点。

2. 郁证初起多见于（　　　）

A. 热郁　　　　B. 血郁　　　　C. 痰郁　　　　D. 气郁　　　　E. 食郁

【正确答案】D　　　　　　【易错答案】C

【答案分析】郁证初起多以气滞为主，进而引起化火、血瘀、痰结、食滞、湿停等病机变化，此时多为实证；日久伤及心、脾、肾等脏腑，致使脏腑功能失调，出现心脾两虚、心神失养、心肾阴虚诸证，此时则由实证转化为虚证。

3. 阐发了郁证"血行致郁"病机特点的医籍是（　　　）

A.《医经溯洄集·五郁论》　　B.《医林改错》　　　　　　　C.《景岳全书》

D.《灵枢·口问》　　　　E.《临证指南医案》

【正确答案】B　　　　　　【易错答案】A

【答案分析】王清任的《医林改错》阐发了郁证"血行致郁"的病机特点，突出了活血理气法在治疗郁证中的应用。

4.郁证中的梅核气与虚火喉痹的主要鉴别点是（　　）

A.患者的年龄与性别　　　B.有无咽喉阻塞感　　　C.是否与情绪波动有关

D.有无咽干、灼热、咽痒　　E.有无长期吸烟、饮酒史

【正确答案】C　　　　　【易错答案】B

【答案分析】梅核气为自觉咽中有物梗塞，咽之不下，咯之不出，但无咽痛，进食无阻塞，不影响吞咽。其咽中梗塞的感觉与情绪波动有关，当心情抑郁或注意力集中于咽部时，则梗塞感觉加重。虚火喉痹的咽部症状与情绪无关，但过度辛劳或感受外邪则易加剧。

5.患者，女，58岁。2年前出现精神抑郁，情绪不宁，胸部满闷，胁肋胀痛，痛无定处，脘闷嗳气，不思饮食，大便不调，苔薄腻，脉弦。其病机概要为（　　）

A.肝郁化火，横逆犯胃　　B.肝郁气滞，脾胃失和　　　C.营阴暗耗，心神失养

D.脾虚血亏，心神失养　　E.阴精亏虚，阴不涵阳

【正确答案】B　　　　　【易错答案】D

【答案分析】肝气郁结的主要临床表现为精神抑郁，情绪不宁，善太息，胸部满闷，胁肋胀痛，痛无定处，脘闷嗳气，不思饮食，大便不调，女子月事不行，舌质淡红，苔薄腻，脉弦；证机概要为肝郁气滞，脾胃失和。而心脾两虚的脉象为细弱之虚象；证机概要为脾虚血亏，心神失养。

6.柴胡疏肝散适用于治疗（　　）

A.精神抑郁，情绪不宁，善太息，胸胁胀痛，痛无定处，脘闷嗳气，腹胀纳呆

B.性情急躁易怒，胸闷胁胀、嘈杂吞酸，口干而苦，大便秘结

C.咽中不适，如有物梗阻，咯之不出，咽之不下，胸中窒闷

D.精神恍惚，心神不宁，悲忧善哭，时时欠伸

E.多思善虑，心悸胆怯，少寐健忘，面色不华，头晕神疲，食欲不振

【正确答案】A　　　　　【易错答案】E

【答案分析】柴胡疏肝散具有疏肝理气、活血止痛的功效。其遵循《黄帝内经》"木郁达之"之旨，以疏肝理气为主，疏肝之中兼以养肝，理气之中兼以调血和胃，主治肝气郁结型郁证。

7.患者，女，42岁。咽中不适，如有物梗阻，咯之不出，咽之不下，胸中窒闷，兼有胁痛，苔白腻，脉弦滑。其治疗宜选（　　）

A.柴胡疏肝散　　　　　B.丹栀逍遥散　　　　　C.甘麦大枣汤

D.半夏厚朴汤　　　　　E.归脾汤

【正确答案】D　　　　　【易错答案】B

【答案分析】"咽中不适，如有物梗阻，咯之不出，咽之不下，苔白腻，脉弦滑"是典型的

梅核气痰气郁结证的表现，故治宜行气开郁、化痰散结，方选半夏厚朴汤。

8.患者，女，39岁。长期精神抑郁，刻下症见多思善虑，心悸胆怯，少寐健忘，面色不华，头晕神疲，食欲不振，舌质淡，脉细弱。其治法为（　　　）

A.疏肝解郁，理气和中　　B.疏肝解郁，清肝泻火　　C.行气开郁，化痰散结

D.健脾养心，益气补血　　E.滋养心肾

【正确答案】D　　　　【易错答案】E

【答案分析】该患者病程较长，兼见舌淡、脉细弱，此为虚象，加之多思善虑、心悸胆怯、少寐健忘、面色不华、头晕神疲、食欲不振等表现，可辨证为心脾两虚证，治宜健脾养心、益气补血。若证属心肾阴虚，则多会出现眠差、盗汗等表现。

9.治疗心神失养型郁证兼见喘促气逆者，可选用（　　　）

A.甘麦大枣汤合五磨饮子　　B.甘麦大枣汤合滋水清肝饮

C.天王补心丹合六味地黄丸　　D.归脾汤

E.丹栀逍遥散

【正确答案】A　　　　【易错答案】B

【答案分析】治疗心神失养型郁证宜选甘麦大枣汤加减，若兼见喘促气逆者，可合五磨饮子解郁降气。

10.患者，女，18岁。得病于忧虑，精神恍惚，心神不宁，悲切善哭，舌淡，脉弦细。其诊断及处方应是（　　　）

A.肝气郁结型郁证——柴胡疏肝散　　B.心脾两虚型郁证——归脾汤

C.气郁化火型郁证——丹栀逍遥散　　D.痰气郁结型郁证——半夏厚朴汤

E.心神失养型郁证——甘麦大枣汤加味

【正确答案】E　　　　【易错答案】B

【答案分析】郁证心神失养证和心脾两虚证都会出现心神不宁、舌淡的表现，但是心脾两虚证往往会出现纳差等脾虚之象，故该患者可诊断为心神失养型郁证，治宜选用甘麦大枣汤加味。

（二）多选题

1.《丹溪心法》中提出的六郁包括（　　　）

A.气郁　　　B.血郁　　　C.痰郁　　　D.肝郁　　　E.食郁

【正确答案】ABCE　　　　【易错答案】D

【答案分析】《丹溪心法·六郁》提出了气、血、火、食、湿、痰六郁之说，创立了六郁汤、越鞠丸等治疗方剂，而肝郁不属于六郁。

2.与郁证有关的脏腑有（　　　）

A.心　　　B.肝　　　C.脾　　　D.肺　　　E.肾

【正确答案】ABCE　　　　【易错答案】D

【答案分析】郁证的病机是情志所伤，肝气郁结，导致肝失疏泄、脾失健运、心失所养，脏腑阴阳气血失调。其病位在肝，可涉及心、脾、肾。

3. 郁证的治疗应注意（　　　）

A. 以理气解郁为先　　　　B. 用药宜轻灵　　　　C. 选药应忌刚用柔

D. 切忌急于求成　　　　E. 重视精神调摄

【正确答案】ABCDE　　　　【易错答案】漏选

【答案分析】郁证治疗重视精神调摄，治法宜理气解郁，用药宜轻灵，临证选药注意忌刚用柔。同时，调治切忌急于求成。

4. 患者精神抑郁，情绪不宁，善太息，胸胁胀痛，痛无定处，脘闷嗳气，不思饮食，大便不调，舌淡红，苔薄腻，脉弦。下列说法正确的有（　　　）

A. 证属肝气郁结　　　　B. 治宜疏肝解郁、理气和中　　　　C. 治疗宜选小柴胡汤

D. 治疗宜选归脾汤　　　　E. 治疗宜选柴胡疏肝散

【正确答案】ABE　　　　【易错答案】D

【答案分析】根据该患者的临床表现，可辨证为肝气郁结型郁证，治宜疏肝解郁、理气和中，代表方为柴胡疏肝散加减。归脾汤适用于治疗心脾两虚型郁证。

5. 郁证的主要病理因素有（　　　）

A. 气　　　　B. 血　　　　C. 痰　　　　D. 湿　　　　E. 食

【正确答案】ABCDE　　　　【易错答案】漏选

【答案解析】郁证的病理因素以气、血、痰、湿、食、火为主。

6. 郁证的治疗原则是（　　　）

A. 理气开郁　　　　B. 调畅气机　　　　C. 化痰散结　　　　D. 补益心脾　　　　E. 怡情易性

【正确答案】ABE　　　　【易错答案】C

【答案分析】理气开郁、调畅气机、怡情易性是治疗郁证的基本原则。

（三）名词解释

1. 梅核气

【正确答案】梅核气为自觉咽中有物梗塞，咽之不下，咯之不出，但无咽痛，进食无阻塞，不影响吞咽。咽中梗塞的感觉与情绪波动有关，当心情抑郁或注意力集中于咽部时，梗塞感加重。

【易错答案】忽略了梅核气情绪方面的相关描述。

【答案分析】梅核气常与情绪波动密切相关，应表述清楚。

2. 郁证

【正确答案】郁证是以心情抑郁、情绪不宁、胸部满闷、胁肋胀痛，或易怒易哭，或咽中如有异物梗塞等症为主要临床表现的一类病证。

【易错答案】错答为"是指以精神抑郁、表情淡漠、沉默痴呆、语无伦次、静而多喜为特征

的病证"。

【答案分析】注意区分郁证与癫证。

（四）简答题

1. 简述脏躁与癫证的鉴别。

【正确答案】脏躁与癫证的发病都与情志有关。但脏躁由于忧郁伤神所致，多如常人。癫证由于痰气郁结，闭塞心窍所致，男女均可发病，临床表现为精神失常，情绪抑郁，表情淡漠，痴呆自语，语无伦次，喜怒无常，病程迁延，极少自行缓解。

【易错答案】两者易混淆。

【答案分析】脏躁多如常人，癫证则多有精神上的表现。

2. 简述郁证的诊断要点。

【正确答案】①以心情抑郁、情绪不宁、善太息、胸胁胀满疼痛为主要临床表现，或有易怒易哭，或咽中如有异物感、吞之不下、咯之不出的特殊症状。②有愤怒、忧愁、焦虑、悲哀、恐惧等情志内伤的病史。③多发于青中年女性。无其他病证的症状及体征。

【易错答案】只回答郁证的常见临床表现。

【答案分析】要全面叙述郁证的临床表现、病史、好发人群等。

（五）论述题

试述郁证的临证选药和用药特点。

【正确答案】郁证的治疗多以理气为先，但理气药多辛香燥烈，久用耗气伤血，故在临证选药时宜选用香橼、佛手、青皮等药性平和、理气而不伤阴之品。郁证一般病程较长，用药不宜峻猛，否则欲速则不达。郁证实证的治疗，应注意理气而不耗气，活血而不破血，清热而不败胃，祛痰而不伤正，燥湿而不伤阴，消食而不伤脾；郁证虚证的治疗，应注意补益心脾而不过燥，滋养肝肾而不过腻。

【易错答案】缺少对郁证虚证的描述。

【答案分析】注意郁证的选药特点，郁证的治疗用药特点应从实证和虚证两个方面进行回答。

（六）病案题

1. 患者，女，40岁。平素体质较弱，多思善虑，心悸失眠。近期因夫妻关系不和而出现精神恍惚，心神不宁，多疑易惊，悲忧善哭，抑郁少言，时时欠伸，食欲不振，舌质淡，苔薄白，脉弦细。

请写出：病名、证型、治法、方剂及药物组成。

【正确答案】

病名：郁证；证型：心脾两虚证。

治法：益气健脾，养心安神。

方剂：归脾汤合甘麦大枣汤。

药物组成：党参、黄芪、白术、当归、茯神、远志、酸枣仁、木香、龙眼肉、大枣、小麦、炙甘草。

【易错答案】辨证错误或选方用药错误。

【答案分析】辨证要全面细致，四诊合参，方剂应选心脾两虚证的代表方归脾汤合甘麦大枣汤。

2. 患者，女，45岁。因失业及家庭经济困难而整天精神抑郁，自觉胸部闷塞，胁肋胀满，咽中如有物梗塞，吞之不下，咯之不出，苔白腻，脉弦滑。

请写出：病名、证型、治法、方剂及药物组成。

【正确答案】

病名：郁证；证型：痰气郁结证。

治法：行气开郁，化痰散结。

方剂：半夏厚朴汤加减。

药物组成：厚朴、紫苏、半夏、茯苓、生姜、香附、佛手、苍术。

【易错答案】辨证错误或选方用药错误。

【答案分析】辨证要全面细致，四诊合参，方剂应选痰气郁结证的代表方半夏厚朴汤。

3. 患者，男，45岁。右胁疼痛反复5年余。经检查西医诊断为慢性乙型肝炎。曾在当地医院治疗1月余未愈。刻下症见右胁胀痛，走窜不定，痛连及胸背，情志激惹则痛甚，善太息，得嗳气则舒，纳呆，脘腹胀满，舌苔薄白，脉弦。

请写出：疾病诊断、证型、证候分析、治法、代表方、药物组成及煎服法。

【正确答案】

诊断：胁痛；证型：肝气郁结证。

证候分析：肝失疏泄，肝郁气滞，胁络失和，故右胁胀痛，痛连及胸背；气无形，时聚时散，故疼痛走窜不定；情志激惹则肝失条达愈甚，故疼痛加剧；情志不遂，故善太息；肝木乘脾土，脾失健运，则纳呆，脘腹胀满，得嗳气则舒；脉弦为肝气郁结之象。

治法：疏肝理气。

代表方：柴胡疏肝散加减。

药物组成及煎服法：柴胡10g，白芍15g，枳壳10g，香附15g，川芎10g，甘草6g，陈皮6g，当归12g，川楝子10g。水煎服，日1剂，早、晚分服。

【易错答案】证候分析缺失或方剂、药物组成错误。

【答案分析】证候分析要条理明确，应涉及每个典型症状。方药应选柴胡疏肝散加减。

第二节 血证

◎ **重点** ◎

血证的概念、病因病机、诊断与鉴别诊断、辨证要点和治疗原则

◎ **难点** ◎

血证的证候特点与辨证论治

扫码获取
同步习题

精选习题

（一）单选题

1. 患者，女，46岁。从15岁开始即有尿血间断发作，医院诊断为慢性肾炎，经治疗效不明显，伴有头晕耳鸣，精神困惫，腰脊酸痛，舌质淡，脉沉弱。其治法为（　　）

A. 健脾摄血　　　　　　B. 补肾益气，固摄止血　　　　　C. 滋阴降火，凉血止血

D. 滋阴补肾，固摄止血　　E. 清热利湿，固肾止血

【正确答案】B　　　　　　【易错答案】D

【答案分析】该患者自15岁开始出现尿血，并曾在医院确诊为慢性肾炎，说明病程很长，结合其精神困惫、腰脊酸痛、舌淡、脉沉弱，可辨证为肾气不固型尿血，故补益肾气、固摄止血为治法。

2. 最早将各种出血病症归纳在一起，并以"血证"之名概括的是（　　）

A.《金匮要略》　　　　　B.《医学正传》　　　　　　C.《备急千金要方》

D.《济生方》　　　　　　E.《血证论》

【正确答案】B　　　　　　【易错答案】D

【答案分析】明代虞抟的《医学正传·血证》率先将各种血病证归纳在一起，并以"血证"之名概之。

3. 提出治吐血三要法，强调行血、补肝、降气在治疗吐血中的重要作用的医籍是（　　）

A.《灵枢》　　　　　　　B.《济生方》

C.《金匮钩玄》　　　　　D.《先醒斋医学广笔记》

E.《血证论》

【正确答案】D　　　　　　【易错答案】E

【答案分析】明代缪希雍的《先醒斋医学广笔记·吐血》提出了治吐血三要法，强调了行血、补肝、降气在治疗吐血中的重要作用。

4. 下列不属于血证病机的是（　　）

A. 气虚不摄，血溢脉外　　B. 外感热毒，迫血妄行　　　　C. 瘀血阻络，血不循经

D. 肝郁化火，火灼血络　　E. 卫气不固，血溢脉外

【正确答案】E　　　　　　【易错答案】B

【答案分析】引起血证的原因较多，但不外外感、内伤两大类。外感以风热燥邪为主；内伤多与酒热辛肥、抑郁忧思、体虚久病等有关。而卫气者，所以温分肉，充皮肤，肥腠理，司开

阖者也，并无摄血之功，卫气不固并不会导致血溢脉外。

5. 下列不符合紫斑临床特征的是（　　　　）

A 好发于四肢   B. 紫斑小如针尖，大者融合成片

C. 压之褪色   D. 不高出皮肤   E. 患者以女性居多

【正确答案】C   【易错答案】D

【答案分析】血液溢出于肌肤之间，皮肤表现青紫斑点或斑块的病证，称为紫斑，亦称肌衄。紫斑多发生在四肢，尤以下肢多见。皮肤呈点状或片状青紫斑块，大小不等，形状不一，用手指按压紫斑处，其色不褪，部分患者可伴有发热、头痛、纳差、腹痛、肢体关节疼痛等，患者以女性居多。压之褪色不符合紫斑的临床表现。

6. 尿血与血淋的鉴别点是（　　　　）

A. 尿色的深浅   B. 尿中有无红细胞   C. 是否有排尿疼痛

D. 是否伴有全身症状   E. 是否伴有水肿

【正确答案】C   【易错答案】B

【答案分析】尿血与血淋两者均有血随尿出，但尿血与血淋以小便时痛与不痛为其鉴别要点，不痛者为尿血，痛（淋沥刺痛）者为血淋。

7. 患者，男，65岁。久嗜辛辣之品，大便下血，色鲜红，便下不爽，伴有腹痛，肛门灼热，口苦，舌红，苔黄厚腻，脉滑数。其辨证为（　　　　）

A. 胃热壅盛   B. 肠道湿热   C. 热灼胃络   D. 脾胃虚寒   E. 脾胃湿热

【正确答案】B   【易错答案】C

【答案分析】该患者大便下血，色鲜红，为近血，故病位在肠，加之患者便下不爽、舌红、苔黄腻、脉滑数，故辨证为肠道湿热证。虽然其有饮食伤胃史，但热灼胃络型便血色如柏油。

8. 患者，男，42岁。素嗜辛辣刺激性食品，齿衄血色鲜红，齿龈红肿疼痛，头痛，口臭，舌红，苔黄，脉洪数。其治疗宜选（　　　　）

A. 加味清胃散合泻心汤   B. 白虎汤合增液汤   C. 调胃承气汤合十灰散

D. 滋水清肝饮合茜根散   E. 黄连解毒汤合五味消毒饮

【正确答案】A   【易错答案】E

【答案分析】该患者齿衄血色鲜红，伴齿龈红肿疼痛，苔黄，脉滑数，提示其是由于嗜食辛辣刺激性食品引起的胃火炽盛型齿衄，治宜清热泻火、凉血止血，代表方为加味清胃散合泻心汤。

9. 与血证预后无关的是（　　　　）

A. 血证的原因   B. 出血量的多少   C. 病情的虚实

D. 是否伴有发热、咳喘等症状   E. 脉象数急与否

【正确答案】C   【易错答案】E

【答案分析】血证的预后主要与出血量、引起血证的原因和伴随症状有关。其中伴随症状包

括脉数，所以脉象数急与否与血证预后相关。

10.患者，男，16岁。以进食海鲜为诱因诱发血证，皮下紫斑遍身，并有鼻衄、齿衄，腹痛，便血、尿血，发热，四肢关节疼痛，舌红苔黄，脉弦数。热邪阻滞经络，以关节疼痛为突出症状者，治疗宜加用（　　）

A.秦艽、木瓜、桑枝　　　　　B.黄芩、银藤、川乌　　　　　C.川乌、草乌、附子

D.桃仁、红花、当归　　　　　E.水蛭、土鳖虫、穿山甲

【正确答案】A　　　　　【易错答案】E

【答案分析】患者皮下紫斑遍身，并有鼻衄、齿衄，腹痛，便血、尿血，发热，舌红苔黄，脉弦数，符合血热妄行型紫斑的临床表现，治疗代表方为犀角地黄汤合十灰散。若热邪阻滞经络，兼见关节疼痛者，加用秦艽、木瓜、桑枝。

11.患者鼻衄，色鲜红，伴口苦，两目红赤，烦躁易怒，目眩耳鸣，舌质红，苔黄，脉弦数。其治疗宜选用（　　）

A.黛蛤散合十灰散　　　　　B.泻白散合黛蛤散　　　　　C.玉女煎

D.龙胆泻肝汤　　　　　E.泻心汤

【正确答案】D　　　　　【易错答案】E

【答案分析】该患者为火热上炎，迫血妄行，上溢清窍，可辨证为肝火上炎型鼻衄，治疗宜选用龙胆泻肝汤清肝泻火、凉血止血。

12.患者，女，42岁。吐血缠绵不止，时轻时重，血色暗淡，伴见神疲乏力，心悸气短，面色苍白，舌质淡，脉细弱。下列不属于吐血生活调理禁忌的是（　　）

A.暴饮暴食　　B.饮酒　　　　C.情志过激　　D.房事　　　　E.辛辣刺激性食品

【正确答案】D　　　　　【易错答案】E

【答案分析】该患者吐血缠绵不止，时轻时重，血色暗淡，伴见神疲乏力，心悸气短，面色苍白，舌质淡，脉细弱，可诊断为吐血气虚血溢证。在血证的预防调护中，饮食、情绪皆应注意。

（二）多选题

1.与鼻衄发生有关的脏腑有（　　）

A.肺　　　　B.胃　　　　C.心　　　　D.肝　　　　E.脾

【正确答案】ABD　　　　　【易错答案】C

【答案分析】鼻衄多由火热迫血妄行所致，其中以肺热、胃热、肝火为常见，导致出现热邪犯肺、胃热炽盛、肝火上炎之鼻衄。故鼻衄的发生与肺、胃、肝有关。

2.胃热壅盛型吐血的主症有（　　）

A.吐血色红或紫暗，常夹有食物残渣

B.口臭便秘　　　　　C.心烦易怒

D.大便色黑　　　　　E.舌红苔黄腻，脉滑数

【正确答案】ABDE 【易错答案】C

【答案分析】胃热壅盛型吐血的临床表现为吐血色红或紫暗，常夹有食物残渣，伴脘腹胀闷，嘈杂不适，甚则作痛，口臭便秘，大便色黑，舌质红，苔黄腻，脉滑数。

3. 治疗血证的基本原则是（ ）

A. 治血 B. 治痰 C. 治气 D. 治火 E. 治瘀

【正确答案】ACD 【易错答案】B

【答案分析】火热熏灼，损伤脉络，是血证最常见的病因病机。气为血帅，气能统血，气血休戚相关，故治疗血证不能不治气。血证病位不离血，《血证论·吐血》曰："存得一分血，便保得一分命。"血证必须治血。因此治火、治气、治血是血证治疗的三大原则。

4.《血证论》中提出的治血证大法有（ ）

A. 止血 B. 宁血 C. 补虚 D. 凉血 E. 消瘀

【正确答案】ABDE 【易错答案】C

【答案分析】《血证论》是论述血证的专著，对各种血证的病因病理、辨证施治均有许多精辟论述，该书所提出的止血、消瘀、宁血、补虚的治血四法，是通治血证之大纲。

5. 血证的辨别要点有（ ）

A. 辨病证的不同 B. 辨脏腑病变之异同 C. 辨证候之虚实

D. 辨病位 E. 辨本症与并发症

【正确答案】ABC 【易错答案】D

【答案分析】辨病证的不同：血证具有明确而突出的临床表现，即出血，一般不易混淆。辨脏腑病变之异同：同一血证，可以由不同的脏腑病变而引起。辨证候之虚实：一般初病多实；久病多虚。

6. 治疗便血日久，湿热未尽而营阴已亏者，可选用（ ）

A. 清脏汤 B. 脏连丸 C. 地榆散合槐角丸

D. 泻心汤合十灰散 E. 归脾汤

【正确答案】AB 【易错答案】C

【答案分析】便血日久，湿热未尽而营阴已亏者，治疗应清热除湿与补益阴血双管齐下，虚实兼顾，扶正祛邪，可选用清脏汤或脏连丸。

（三）名词解释

1. 鼻衄

【正确答案】凡血自鼻道外溢而非因外伤、倒经所致者，均可诊断为鼻衄。

【易错答案】错答为"是指鼻子出血"。

【答案分析】需排除因外伤、倒经所致的情况。

2. 紫斑

【正确答案】紫斑为肌肤出现青紫斑点，小如针尖，大者融合成片，压之不褪色，好发于四肢，尤以下肢为甚，常反复发作。重者可伴有鼻衄、齿衄、尿血、便血及崩漏。

【易错答案】错答为"肌肤出现青紫斑点"。

【答案分析】回答要点要全面，包括斑点特点、部位、兼症。

3. 肠风

【正确答案】肠风属便血中的近血，血色鲜泽清稀，其下如溅，属风热为患。

【易错答案】错答为"是指风热之毒侵袭大肠"。

【答案分析】正确理解肠风的含义，包括病机与出血特点。

4. 石淋

【正确答案】石淋为尿中时有砂石夹杂，小便涩滞不畅，时有小便中断，尿道窘迫疼痛，或伴腰腹绞痛等症。

【易错答案】错答为"尿中有砂石"。

【答案分析】石淋不仅尿中有砂石，还包括小便异常、腰腹绞痛。

（四）简答题

1. 如何鉴别咳血与呕血？

【正确答案】咳血多有肺痨、久咳、喘证等病史；有喉痒、胸闷、口有血腥味、咳嗽等出血前征兆；血色鲜红，常混有泡沫痰涎；出血后可有数天痰中带血，大便颜色多无异常。吐血多有胃痛、积聚等病史；有恶心、胃脘不适、头晕、心慌等出血前征兆；血色暗红或呈咖啡色，常混有食物残渣；无痰中带血，但出血后大便呈黑色。

【易错答案】遗漏伴随症状方面的鉴别。

【答案分析】咳血与吐血的鉴别应从病史、先兆症、出血的颜色、伴随症等方面进行。

2. 简述治疗血证的基本原则。

【正确答案】治疗血证一曰治火，实火当清热泻火，虚火当滋阴降火；二曰治气，实证当清气降气，虚证当补气益气；三曰治血，要根据各种证候的病因病机进行辨证论治，并适当选用凉血止血、收敛止血或祛瘀止血的方药。血止之后，还要消除离经之瘀血，并注意宁血，预防再次出血。最后是补虚，补养虚损的气血以善后。

【易错答案】忽略治火和治气中针对虚实症状的不同治法。

【答案分析】治疗血证的基本原则为治火、治气、治血，答题时不能简单罗列。

3. 紫斑如何辨证论治？

【正确答案】

（1）血热妄行证：主症为皮肤出现青紫斑点或斑块，斑色偏红，或兼鼻衄、齿衄、便血、尿血，或有发热口渴，便秘尿赤，舌红，苔黄，脉弦数。治法为清热解毒，凉血止血。方药为犀角地黄汤合十灰散。

（2）阴虚火旺证：主症为皮肤出现青紫斑点或斑块，时发时止，斑色偏暗，常伴鼻衄、齿衄或月经色红质稠，伴颧红头晕，心烦口渴，手足心热，或有潮热盗汗，舌红，苔少，脉细数。治法为滋阴降火，宁络止血。方药为茜根散。

（3）气不摄血证：主症为皮肤青紫斑点或斑块发复发生，其色偏淡，伴神疲乏力，头晕目眩，面色苍白或萎黄，食欲不振，舌淡，脉细弱。治法为补气摄血。方药为归脾汤。

【易错答案】回答不全面。

【答案分析】紫斑分为3型，应从主症、治法、方药3方面回答，避免漏选。

4.简述血证的预防。

【正确答案】①气候预防方面，首先要注意气候变化，应"虚邪贼风，避之有时"。②要注意饮食卫生。血证者饮食宜进食清淡、易于消化、富有营养的食物，如新鲜蔬菜，水果、瘦肉、蛋类等，忌食辛辣、油腻炙博之品；吐血、呕血者宜少量进食易于消化、富有营养的食物；紫斑的发生亦与进食某些食品有密切关系，应禁食诱发紫斑的食品。③应避免情志过极，保持精神愉快，劳逸适度，防止气机郁滞。

【易错答案】遗漏饮食与紫斑的关系。

【答案分析】血证的预防应从气候、饮食、情志3方面进行答题，同时对呕血、吐血、紫斑等与饮食因素密切相关的疾病应着重加以描述。

（五）论述题

请说出唐容川的治血四法，并根据体会加以阐述。

【正确答案】唐容川载于《血证论》中的治血四法为止血、消瘀、宁血、补血，可视为通用于治疗血证的大纲。止血最重要的是针对血证的病因病机辨证论治，包括适当选用止血药。消瘀是指在血止之后，应考虑有无瘀血内留，而适当使用活血化瘀方药。宁血是指要针对患者的具体情况，消除导致血证的原因。补血是指出血之后，尤其是出血量多者，多有血虚，应予益气生血，以促进康复。

【易错答案】对治血四法的阐述不正确。

【答案分析】正确答出治血四法，并分别加以阐述应在何种情况下使用。

（六）病案题

1.患者，男，32岁。素喜饮酒，嗜食辛辣，脘腹胀闷作痛，反复发作3年余，昨天饮白酒4两，饭后开始出现呕吐，吐血暗红，夹有食物残渣，伴口臭便秘，大便色黑，舌质红，苔黄腻，脉滑数。曾做过胃镜，发现"十二指肠球部溃疡"。

请写出：中医诊断、证候类型、证候分析、治法及方药。

【正确答案】

中医诊断：血证吐血；证型：胃热壅盛证。

证候分析：胃中积热，胃失和降，气血不和，故脘腹胀闷，甚则作痛。热伤肺络，故吐血色暗。胃气上逆，故呕血夹食。胃热耗津，故大便秘结。血随糟粕而下，则大便色黑。舌红、苔黄腻、脉滑数为内有积热之象。

治法：清胃泻火，化瘀止血。

方药：泻心汤合十灰散加减。

药物组成：黄芩 15g，黄连 g，大黄 10g，大蓟 15g，小蓟 15g，侧柏叶 12g，荷叶 15g，茜草根 15g，栀子 15g，白茅根 30g，牡丹皮 15g，棕榈皮 15g。

【易错答案】辨证错误或证候分析不够全面。

【答案分析】辨证要全面细致，四诊合参，证候分析应包括对吐血、大便色黑的分析。

2. 患者，女，36 岁。平素身体健康，近 1 周因连续给学生上课，出现喉痒、咳嗽痰中带血，口干鼻燥，发热，舌红少津，苔薄黄，脉浮数。曾做过胸部 X 线片及血常规化验，无明显异常。

请写出：其中医诊断、证候类型、证候分析、治法及方药。

【正确答案】

中医诊断：血证咳血；证型：燥热伤肺证。

证候分析：感受风热燥邪，损伤于肺，使肺失清肃，肺络受损，故致喉痒咳嗽，痰中带血。燥热伤津，故口干鼻燥。舌红少津、苔薄黄、脉数为燥热伤津之象。

治法：清热润肺，宁络止血。

方药：桑杏汤加减。

药物组成：桑叶 12g，栀子 15g，淡豆豉 15g，沙参 15g，梨皮 15g，杏仁 15g，贝母 12g，白茅根 30g，藕节 30g，茜草 15g，侧柏叶 12g，金银花 15g，牵牛子 15g，麦冬 15g。

【易错答案】辨证错误或证候分析不够全面。

【答案分析】辨证需全面，四诊合参，结合舌脉。

第三节 痰饮

◎ **重点** ◎

痰饮的概念、病因病机、诊断与鉴别诊断、辨证论治

◎ **难点** ◎

痰饮的诊断和辨证论治

扫码获取
同步习题

精选习题

（一）单选题

1. 患者，女，40 岁。胸胁支满，心下痞闷，脘腹畏冷，呕吐清水痰涎，水入易吐，口渴不欲饮，心悸、气短、眩晕、纳呆、便溏，舌暗苔白腻滑，脉弦细滑。其诊断应为（　　）

A. 支饮　　　　　B. 眩晕　　　　　C. 痰饮　　　　　D. 悬饮　　　　　E. 溢饮

【正确答案】C　　　　　　　　【易错答案】B

【答案分析】根据四饮的不同临床特征：痰饮心下满闷，呕吐清水痰涎，胃肠沥沥有声，形体昔肥今瘦，属饮停胃肠；悬饮胸胁饱满，咳唾引痛，喘促不能平卧，或有肺痨病史，属饮流胁

下；溢饮身体疼痛而沉重，甚则肢体浮肿，汗当出而不出，或伴咳喘，属饮溢肢体；支饮咳逆倚息，短气不得平卧，其形如肿，属饮邪支撑胸肺。因此，该患者应诊断为痰饮。

2. 按痰饮停积的部位分类，饮流胁下的是（　　）

A. 痰饮　　　　B. 支饮　　　　C. 溢饮　　　　D. 悬饮　　　　E. 伏饮

【正确答案】D　　　　【易错答案】B

【答案分析】悬饮者，胸胁饱满，咳唾引痛，喘促不能平卧，多因素体不强，或原有其他慢性疾病，肺虚卫弱，时邪外袭，肺失宣通，饮停胸胁，络气不和而导致，故悬饮属饮流胁下。

3. 首部以专篇对"痰饮"加以论述，并提出痰饮有广义与狭义之分的著作是（　　）

A.《黄帝内经》　　　　B.《金匮要略》　　　　C.《医门法律》

D.《儒门事亲》　　　　E.《医宗金鉴》

【正确答案】B　　　　【易错答案】D

【答案分析】至汉代始有"痰饮"之称，张仲景在《金匮要略》中专篇加以论述，并提出痰饮有广义、狭义之分，其中狭义的痰饮是指饮停胃肠之证。张仲景提出"温药和之"的治疗原则，至今仍为临床所遵循。

4. 饮证与水肿同为津液病变，其不同在于（　　）

A. 邪在表与在里　　　　B. 正虚与邪盛　　　　C. 饮邪的多少

D. 局部与全身　　　　E. 上部与下部

【正确答案】D　　　　【易错答案】B

【答案分析】饮之为病，多停留于体内局部；水之为病，可泛溢体表、全身。

5. 治疗痰饮的总则是（　　）

A. 发汗　　　　B. 利水　　　　C. 逐饮　　　　D. 温化　　　　E. 祛湿

【正确答案】D　　　　【易错答案】B

【答案分析】饮为阴邪，遇寒则凝，得温则行，通过温阳化气，可杜绝水饮之生成，故"病痰饮者，当以温药和之"。痰饮的治疗以温化为总则。

6. 治疗悬饮邪犯胸肺证应首选（　　）

A. 椒目瓜蒌汤　　　　B. 香附旋覆花汤　　　　C. 柴枳半夏汤

D. 大青龙汤　　　　E 小青龙汤

【正确答案】C　　　　【易错答案】E

【答案分析】悬饮邪犯胸肺证多为时邪侵入胸胁，少阳枢机不和所致，治宜和解少阳、宣利枢机，方药首选柴枳半夏汤。

7. 患者，女，32岁。平素嗜食生冷，近期心下坚满，自利，利后反快，虽利，心下继续坚满，肠间沥沥有声，腹满、便秘，口舌干燥，舌苔黄腻，脉沉弦。其证候诊断是（　　）

A. 痰饮脾阳虚弱证　　　　B. 痰饮饮留胃肠证　　　　C. 悬饮邪犯胸肺证

D. 悬饮饮停胸胁证　　　　E. 支饮脾肾阳虚证

【正确答案】B　　　　　【易错答案】D

【答案分析】该患者心下满闷，可诊断为痰饮，加之平素嗜食生冷且心下坚满、自利、利后反快，可见其证属饮留胃肠证。

8. 下列不属于痰饮常见病因的是（　　　）

A. 外感寒湿　　　　　B. 饮食所伤　　　　　C. 情志失调

D. 劳欲所伤　　　　　E. 久病体虚，年高气弱

【正确答案】C　　　　　【易错答案】D

【答案分析】痰饮的病机主要为中阳素虚，复加外感寒湿，或为饮食、劳欲所伤，致使三焦气化失常，肺、脾、肾通调、转输、蒸化无权，阳虚阴盛，津液停聚而成。故其病因不包括情志所伤。

9. 患者，女，68岁。3日前外感风寒后，自觉身体沉重而疼痛，甚则肢体浮肿，恶寒，无汗，伴咳喘，痰多白沫，胸闷，干呕，口不渴，苔白，脉弦紧。其治疗宜选用（　　　）

A. 小青龙汤　　　　　B. 柴枳半夏汤　　　　　C. 香附旋覆花汤

D. 甘遂半夏汤　　　　　E. 己椒苈黄丸

【正确答案】A　　　　　【易错答案】D

【答案分析】患者自觉身体沉重而疼痛，甚则肢体浮肿，可见病为溢饮。溢饮者，多因外感风寒，玄府闭塞，以致肺脾输布失职，水饮流溢四肢肌肉，寒水相杂为患；或宿有痰饮，复加外寒客表而致。因此，多属表里俱寒，为表寒里饮证，治宜解表化饮，代表方为小青龙汤。

10. 患者，女，45岁，肥胖。平素喜肥甘厚味，近半年觉胸胁支满，心下痞闷，胃中有振水音，脘腹喜温畏冷，泛吐清水痰涎，饮入易吐，口渴不欲饮水，头晕目眩，心悸气短，食少，大便溏，形体逐渐消瘦，舌苔白滑，脉弦细而滑。其治法是（　　　）

A. 温脾化饮　　B. 攻下逐饮　　C. 泻肺祛饮　　D. 理气和络　　E 宣肺化饮

【正确答案】A　　　　　【易错答案】B

【答案分析】根据该患者心下痞闷、脘腹喜温畏冷等症状，可辨证为脾肾阳虚型支饮，治宜温脾化饮。

11. 痰饮阴虚阳盛者应选用的正治法是（　　　）

A. 健脾温肾　　　　　B. 攻下逐饮　　　　　C. 发汗解表

D. 利水祛饮　　　　　E. 宣肺化饮

【正确答案】A　　　　　【易错答案】B、C、D

【答案分析】痰饮阴虚阳盛者，健脾温肾为正治法，发汗、利水、攻逐乃属治标权宜，待水饮渐去，仍当温补脾肾、扶正固本。

12. 张景岳在《景岳全书》中提出："五脏之病，虽俱能生痰，然无不由乎（　　　）"

A. 脾肾　　B. 肺肾　　C. 肺脾　　D. 肝肺　　E. 肝肾

【正确答案】A　　　　　【易错答案】B、C

【答案分析】《景岳全书·杂证谟》云："五脏之病，虽俱能生痰，然无不由乎脾肾。"强

调了脾肾在致痰病因中的主导地位。

13. 患者，女，45岁。胸胁支满，心下痞闷，胃中有水声，伴脘腹喜温畏冷，泛吐清水痰涎，饮入易吐，口渴不欲饮水，头晕目眩，心悸气短，食少，大便或溏，形体逐渐消瘦，舌苔白滑，脉弦细而滑。胸满、心下痞者，治疗宜加（　　）

A. 薤白、瓜蒌　　　　　B.陈皮、半夏　　　　　　　C.柴胡、黄芩

D. 甘遂、芒硝　　　　　E.薏苡仁、吴茱萸

【正确答案】A　　　　　　【易错答案】B

【答案分析】根据该患者的临床表现，辨证属痰饮脾阳虚弱证，治疗代表方为苓桂术甘汤合小半夏加茯苓汤加减。胸满，心下痞者，加薤白、瓜蒌祛痰宽胸消痞。

（二）多选题

1. 痰饮的病理属性是（　　）

A. 本虚标实　　B.标实致虚　　　C.阳虚及阴　　D.阳虚阴盛　　E.阳盛阴虚

【正确答案】AD　　　　　　【易错答案】C

【答案分析】痰饮的病理性质，总属阳虚阴盛，输化失调，因虚致实，水液停积为患。

2. 悬饮的证型包括（　　）

A. 邪犯胸肺证　　　　　B.饮停胸胁证　　　　　　　C.络气不和证

D. 脾肾阴虚证　　　　　E.阴虚内热证

【正确答案】ABCE　　　　　【易错答案】D

【答案分析】痰饮多因素体不强，或原有其他慢性疾病，肺虚卫弱，时邪外袭，肺失宣通，饮停胸胁，络气不和。如若饮阻气郁，久则可以化火伤阴或耗损肺气。故病程发展中可见邪犯胸肺、饮停胸胁、络气不和、阴虚内热。

3. 与痰饮病机有关系的脏腑有（　　）

A. 心　　　　　B.肝　　　　　C.脾　　　　　D.肺　　　　　E.肾

【正确答案】CDE　　　　　【易错答案】A

【答案分析】痰饮的病机主要为中阳素虚，复加外感寒湿，或为水饮、劳欲所伤，致使三焦气化失常，肺、脾、肾通调、转输、蒸化无权，阳虚阴盛，津液停聚而成。

4. 广义的痰饮包括（　　）

A. 痰饮　　　B.悬饮　　　C.溢饮　　　D.流饮　　　E.支饮

【正确答案】ABCE　　　　　【易错答案】D

【答案分析】广义的痰饮包括痰饮、悬饮、溢饮、支饮四类，是诸饮的总称。饮停胃肠为狭义的痰饮。

5. 下列属于痰饮辨证要点的有（　　）

A. 辨清部位　　B.标本虚实　　C.区分寒热　　D.预后转归　　E.辨伴随症状

【正确答案】ABC　　　　　　【易错答案】D、E

【答案分析】痰饮的辨证要点包括辨明饮邪停聚的部位，即可区分不同的证候；掌握阳虚阴盛、本虚标实的特点；痰饮虽为阴邪，寒证居多，但亦有郁久化热者。初起若有寒热见症，为夹表邪；饮积不化，气机升降受阻，常兼气滞饮郁化热。

（三）名词解释

1. 风水证

【正确答案】风水证即水肿之风水相搏证，可分为表实、表虚两个类型。表实者，水肿而无汗，身体疼重，与水泛肌表之溢饮基本相同。如见肢体浮肿而汗出恶风，则属表虚，与溢饮有异。

【易错答案】错答为"是指风水相搏证"。

【答案分析】风水证分为表实证和表虚证，各自的症状及与溢饮的比较。

2. 胸痹

【正确答案】胸痹为胸膺部或心前区闷痛，且可引及左侧肩背或左臂内侧，常于劳累、饱餐、受寒、情绪激动后突然发作，历时较短，休息或用药后得以缓解。

【易错答案】错答为"是指心胸部疼痛，以闷痛为主"。

【答案分析】回答要点包括疼痛性质、放射部位、诱发因素、缓解因素。

3. 痰饮

【正确答案】痰饮是指体内水液输布、运化失常，停积于某些部位的一类病证，有广义和狭义之分。广义痰饮包括痰饮、悬饮、溢饮、支饮四类，是诸饮的总称。狭义的痰饮即饮停胃肠。

【易错答案】错答为"是指体内水液输布异常，停聚于身体某些部位"。

【答案分析】痰饮包括广义和狭义，并进行解释。

4. 支饮

【正确答案】支饮为四饮的一种，咳逆倚息，短气不得卧，其形如肿，属饮邪支撑胸肺。

【易错答案】回答不全面。

【答案分析】支饮为四饮之一，注意临床表现不要漏项。

（四）简答题

1. 痰饮应如何预防调护？

【正确答案】平时应避免风寒湿冷，注意保暖；饮食宜清淡，忌甘肥生冷之物；戒烟酒；注意劳逸适度。

【易错答案】回答不全面。

【答案分析】应从保暖、休息、饮食、生活习惯等多方面回答。

2. 如何区别痰饮与胸痹？

【正确答案】痰饮与胸痹均有胸痛。但胸痹为胸膺部或心前区闷痛，且可引及左侧肩背或左臂内侧，常于劳累、饱餐、受寒、情绪激动后突然发作，历时较短，休息或用药后得以缓解；而悬饮为胸胁胀痛，持续不解，多伴咳唾，转侧、呼吸时疼痛加重，肋间饱满，并有咳嗽、咳痰等肺系证候。

【易错答案】回答不全面。

【答案分析】应从两者的相同点和不同点分别论述。

3. 简述痰饮的治疗原则。

【正确答案】痰饮的治疗以温化为原则。因饮为阴邪，遇寒则凝，得温则行。同时还需根据表里虚实的不同，采用相应的治法。水饮壅盛者，应祛饮以治标；阳微气衰者，宜温阳以治本；在表者，当温散发汗；在里者，当温阳利水；正虚者补之，邪实者攻之；邪实正虚者，消补兼施；饮热相杂者，又当温化清热并用。

【易错答案】缺少治疗原则中根据表里虚实采取不同治法的内容。

【答案分析】治疗原则要对各个分型分别进行叙述。

4. 如何区别支饮、伏饮与肺胀、喘证、哮病。

【正确答案】这些病证均有咳逆上气、喘满、咳痰等表现。但肺胀是肺系多种慢性疾患日久渐积而成；喘证是多种急慢性疾病的重要表现；哮病是呈反复发作的一个独立疾病；支饮是痰饮的一个类型，因饮邪支撑胸肺而致；伏饮是指伏而时发的饮证。其发生、发展、转归均有不同，但其间亦有一定联系。如肺胀在急性发病阶段，可以表现支饮证候；喘证的肺寒、痰饮两证，又常具支饮特点；哮证又属于伏饮范围。

【易错答案】回答不全面。

【答案分析】支饮、伏饮与肺胀、喘证、哮病的发生、发展、转归均有不同，但其间亦有一定联系。

（五）论述题

试述痰饮久病之预后。

【正确答案】痰饮病虽久，若正虚而脉弱者，是脉证相符，可治。正虚而脉实者，若见痰黄稠成块，咯之难出或吐臭痰、绿色痰，或喉中痰鸣，是痰火灼津，正衰邪盛，难治。痰饮为阴邪，其脉当沉，如见弦数实大之脉、痰喘声高、喉中辘辘有声、不能咯出、精神昏瞆、面色晦暗、脉散、汗出如油、通身冰冷者，为邪盛，脉气欲竭，神气溃散之证，此时饮邪尚盛，正气已竭，当属死候。

【易错答案】将痰饮的各种脉象及其预后结果混淆。

【答案分析】痰饮病久，正虚而脉弱者为脉证相符，可治；余者为脉证不符，难治。

（六）病案题

1. 患者，男，42岁。发热伴左侧胸痛3天。近日工作繁忙，频繁出差，十分劳累。3天前受凉后出现发热，体温38.8℃，头痛，身痛，自服维C银翘片等感冒药，头痛、身痛好转，但仍发热，体温38～39℃，左侧胸痛明显，身体转侧及咳嗽时加剧，咳嗽，痰少，气急，咽干，舌苔薄黄，脉弦数。胸片提示：左下肺纹理增粗，左肋膈角变钝。

请写出：中医病名诊断、证型、病机归纳、治法、主方、药物。

【正确答案】

中医病名诊断：痰饮（悬饮）；证型：邪犯胸肺证。

病机归纳：邪犯胸肺，枢机不利，肺失宣降。

治法：和解宣利。

主方：柴枳半夏汤加减。

药物组成：柴胡 12g，黄芩 15g，瓜蒌 12g，法半夏 12g，枳壳 12g，青皮 12g，赤芍 12g，延胡索 15g，桔梗 10g，杏仁 10g，麻黄 9g，石膏 20g，甘草 9g。

【易错答案】病机归纳错误。

【答案分析】该悬饮患者的病机为邪犯胸肺，枢机不利，肺失宣降。

2.患者，女，45 岁，肥胖。平素喜肥甘厚味，近半年觉胸胁支满，心下闷，胃中有振水音，脘腹喜温恶冷，泛吐清水痰涎，饮入易吐，口渴不欲饮水，头晕目眩，心悸气短，食少，形体逐渐消瘦，舌苔白润，脉弦细而滑。

请写出：中医诊断、证候类型、治法及方药。

【正确答案】

中医诊断：支饮；证型：脾肾阳虚证。

治法：温脾补肾，以化水饮。

方药：金匮肾气丸合苓桂术甘汤。金匮肾气丸由干地黄、山药、山茱萸、茯苓、牡丹皮、泽泻、桂枝、制附子组成；苓桂术甘汤由茯苓、桂枝、白术、甘草组成。

【易错答案】方剂选择错误。

【答案分析】方剂应选择金匮肾气丸合苓桂术甘汤，前方补肾行水，后方温脾利水。二方主治各异，合用则温补脾肾，以化水饮。

第四节　消渴

◎ **重点** ◎

1.消渴的概念及其古今变化

2.消渴的范围、病因病机及其并发症、辨证论治

◎ **难点** ◎

1.消渴的病理变化及其并发症的机制

2.消渴的辨证论治

扫码获取
同步习题

精选习题

（一）单选题

1.消渴病名最早见于（　　　）

A.《金匮要略》　　　　　　B.《古今录验》　　　　　　C.《儒门事亲》

D.《黄帝内经》　　　　　　E.《证治要诀》

【正确答案】D 【易错答案】A

【答案分析】消渴之名，首见于《黄帝内经》。

2. "渴而多饮为上消，消谷善饥为中消，渴而便数有膏为下消"，对三消的临床分类进行规范的著作是（ ）

A.《儒门事亲》 B.《诸病源候论》 C.《景岳全书》
D.《证治准绳》 E.《丹溪心法》

【正确答案】D 【易错答案】C

【答案分析】明代王肯堂的《证治准绳·消瘅》对三消的临床分类做了规范，其曰："渴而多饮为上消（经谓膈消），消谷善饥为中消（经谓消中），渴而便数有膏为下消（经谓肾消）。"

3. 消渴的病理主要是（ ）

A.劳累过度，伤肺损脾 B.劳欲过度，损伤元气 C.饮食不节，食积化热
D.燥热偏胜，阴津亏损 E.气郁化火，消灼阴津

【正确答案】D 【易错答案】E

【答案分析】消渴的病机主要是在于阴津亏损，燥热偏胜，而以阴虚为本，燥热为标。

4. 消渴并发视瞻昏渺的机制是（ ）

A.阴虚热炽，痰阻经络 B.肾阴亏损，精血不足 C.阴虚内热，脉络失养
D.燥热伤阴，络脉瘀阻 E.阴损及阳，脾肾衰败

【正确答案】B 【易错答案】D

【答案分析】肾阴亏损，肝失濡养，肝肾精血不足，不能上承耳目，可并发视瞻昏渺、白内障、雀目、耳聋等。阴虚热炽、痰阻经络是消渴并发中风偏瘫的病机。阴虚内热、脉络失养常导致疼痛。燥热伤阴、络脉瘀阻是消渴并发疮疖痈疽的病机。阴损及阳、脾肾衰败是消渴并发昏迷、肢厥等阴竭阳亡证的病机。

5. 患者，男，52岁。口渴多饮2年，目前自觉口舌干燥，尿频量多，烦热多汗，舌边尖红，苔薄黄，脉洪数。其证候诊断是（ ）

A.上消肺热津伤证 B.中消胃热炽盛证 C.中消气阴亏虚证
D.下消肾阴亏虚证 E.下消阴阳两虚证

【正确答案】A 【易错答案】D

【答案分析】根据该患者的临床表现，可诊断为消渴之上消。其以口渴多饮最为突出，病位主要在肺；口干舌燥、尿量频多、苔薄黄、脉洪数，提示热盛伤津。故其辨证为上消肺热津伤证。

6. 患者，女，66岁。发现血糖升高10年，目前多食易饥，口渴，尿多，形体消瘦，大便干燥，苔黄，脉滑实有力。其证机概要是（ ）

A.肺脏燥热，津液失布 B.胃火内炽，胃热消谷，耗伤津液 C.气阴不足，脾失健运
D.肾阴亏虚，肾失固摄 E.肾精不足，失于濡养

【正确答案】B 【易错答案】A

【答案分析】该患者多食易饥、形体消瘦、舌苔黄、脉滑数，提示胃热炽盛，辨证为中消胃热炽盛证。胃火内炽，胃热消谷，耗伤津液，故出现多食易饥，口渴，尿多，形体消瘦，大便干燥，苔黄。

7. 下列不属于消渴典型症状的是（　　　）

A. 多饮　　　　　B. 多食　　　　　C. 多尿　　　　　D. 雀目耳聋　　　　E. 身体消瘦

【正确答案】D　　　　　【易错答案】E

【答案分析】消渴的典型症状是"三多一少"，即多饮、多食、多尿及身体消瘦。

8. 患者，男，49岁。发现血糖升高近12年，小便频数，混浊如膏，甚至饮一溲一，面容憔悴，耳轮干枯，腰膝酸软，四肢欠温，畏寒肢冷，阳痿，舌淡白而干，脉沉细无力。其治疗应首选（　　　）

A 六味地黄丸　　　　　B. 金匮肾气丸　　　　　C. 右归丸

D. 十全大补汤　　　　　E. 七味白术散

【正确答案】B　　　　　【易错答案】D

【答案分析】小便频数，混浊如膏，甚至饮一溲一，可辨证为消渴之下消。面容憔悴，耳轮干枯，腰膝酸软，四肢欠温，畏寒肢冷，舌淡白而干，脉沉细无力，提示为阴阳两虚证，故治疗宜用金匮肾气丸滋阴温阳、补肾固涩。

9. 消渴下消肾阴亏虚证，若出现五心烦热、盗汗、失眠，治疗可加用（　　　）

A. 知母、黄柏　　　　　B. 益智仁、桑螵蛸　　　　　C. 党参、黄芪

D. 天冬、鳖甲　　　　　E. 附子、龙骨

【正确答案】A　　　　　【易错答案】B

【答案分析】五心烦热、盗汗、失眠者，加知母、黄柏；尿量多而浑浊者，加益智仁、桑螵蛸；气阴两虚而伴困倦、气短乏力、舌质淡红者，加党参、黄芪、黄精；水竭火烈，阴伤阳浮者，用生脉散加天冬、鳖甲、龟甲；若见神昏、肢厥、脉微细等阴竭阳亡危象者，合参附龙牡汤。

10. 消渴患者的合理饮食是（　　　）

A. 少食多餐　　　　　B. 定时定量进餐　　　　　C. 粗纤维饮食

D. 低脂饮食　　　　　E. 无糖饮食

【正确答案】B　　　　　【易错答案】C

【答案分析】糖尿病患者，在保证机体合理需要的情况下，应限制粮食、油脂的摄入，忌食糖类，养成定时定量进餐的习惯。

11. 下列关于消渴病因病机的说法，不正确的是（　　　）

A. 基本病机是阴虚为本，燥热为标　　　　　B. 上消是以肺燥为主

C. 中消是以肝热为主　　　　　D. 阴愈虚燥热愈甚，燥热愈盛则阴愈虚

E. 下消是以肾虚为主

【正确答案】C　　　　　【易错答案】B

【答案分析】中消是以胃热为主。

（二）多选题

1. 消渴的病因有（　　　）

A. 禀赋不足　　　　　　　B. 亡血失津　　　　　　　　　C. 劳欲过度

D. 情志失调　　　　　　　E. 饮食失节

【正确答案】ACDE　　　　　【易错答案】漏选

【答案分析】消渴的病因是禀赋不足、劳欲过度、情志失调、饮食失节。

2. 消渴的病变脏腑有（　　　）

A. 肝　　　　B. 肺　　　　C. 脾　　　　D. 胃　　　　E. 肾

【正确答案】BDE　　　　　【易错答案】C

【答案分析】消渴的主要病变脏腑为肺、胃、肾，尤以肾为关键。

3. 消渴日久不愈，常可并发的病证有（　　　）

A. 疮疡　　　　B. 关格　　　　C. 水肿　　　　D. 中风　　　　E. 白内障

【正确答案】ACDE　　　　　【易错答案】B

【答案分析】若燥热煎灼营阴，肉腐成脓，可并发疮疡。阴津亏损，阴损及阳，水湿不行，泛滥肌肤，可并发水肿。阴虚生热，炼液成痰，血脉瘀阻，脑脉闭阻或血溢脉外，可并发中风。肾阴亏损，肝失濡养，肝肾精血不足，无以上承，可并发白内障。关格为脾肾衰惫，气化不利，湿浊毒邪内蕴三焦导致，多由水肿、淋证、癃闭等病证日久不愈导致。

4. 治疗消渴下消的方剂有（　　　）

A. 黄芪汤　　　B. 六味地黄丸　　C. 金匮肾气丸　　D. 鹿茸丸　　　E. 知柏地黄丸

【正确答案】BCDE　　　　　【易错答案】漏选D

【答案分析】消渴之下消，或由肾阴亏虚所致，治宜滋阴固肾，方选六味地黄丸；或由阴阳两虚所致，治宜滋阴温阳、补肾固摄，方选金匮肾气丸；或由阴阳气血俱虚所致，治宜滋阴温阳、益气养血，方选鹿茸丸；或由肾阴亏虚，阴虚火旺所致，治宜滋肾降火，方选知柏地黄丸。黄芪汤的功用为益气润肠。

5. 首选六味地黄丸治疗的病证有（　　　）

A. 心肾不交型不寐　　　　B. 肾阴不足型虚劳　　　　　　C. 阴虚火旺型心悸

D. 肾阴亏虚型消渴　　　　E. 阴虚水停型鼓胀

【正确答案】ADE　　　　　【易错答案】B

【答案分析】不寐心肾不交证，治宜滋阴降火、交通心肾，方选六味地黄丸合交泰丸。消渴肾阴亏虚证，治宜滋阴固肾，方选六味地黄丸。鼓胀阴虚水停证，治宜滋肾柔肝、养阴利水，方选六味地黄丸合一贯煎。虚劳肾阴不足证，治宜滋肾益精，方选左归丸。心悸阴虚火旺证，治宜滋肾清火、养心安神，方选天王补心丹合朱砂安神丸。

6. 消渴需要辨证的有（　　　）

A. 辨病位　　　　　　　　B. 辨标本　　　　　　　　C. 辨气血

D. 辨本症和并发症　　　　E. 辨虚实

【正确答案】ABD　　　　【易错答案】漏选

【答案分析】消渴的病机主要在于阴津亏损，燥热偏盛，阴虚为本，燥热为标。其主要病变脏腑为肺、胃、肾，未及时医治以及病情严重的患者，常可涉及多个脏腑，并发其他多种病症。故消渴需辨病位、辨标本以及辨本症与并发症。

7. 消渴发病常与血瘀有关，其原因有（　　　）

A. 阴虚燥热，耗液灼津而瘀　　　　　　B. 气阴两伤，运血无力而瘀

C. 阴损及阳，阳虚寒凝而瘀　　　　　　D. 阴阳俱虚，痰湿阻滞而瘀

E. 阴虚热炽，痰阻经络而瘀

【正确答案】ABCDE　　　　【易错答案】漏选

【答案分析】消渴的主要病机是阴虚为本，燥热为标。阴虚燥热、灼伤津液，可致血瘀。消渴日久，气阴两伤，津气不足，无力运血，亦可致瘀血。消渴日久，阴损及阳，阳虚寒凝，亦可致瘀血。消渴日久，阴损及阳，阴阳两虚，气化无力，痰湿内生，痰湿阻滞，亦可导致血瘀。

8. 下消阴阳两虚证的诊断依据有（　　　）

A. 小便频数，混浊如膏　　B. 甚则饮一溲一　　　　　C. 大便干燥

D. 腰膝酸软　　　　　　　E. 舌淡苔白而干，脉沉细无力

【正确答案】ABDE　　　　【易错答案】漏选 B

【答案分析】消渴下消阴阳两虚证的临床表现为小便频数，混浊如膏，甚则饮一溲一，面容憔悴，耳轮干枯，腰膝酸软，四肢欠温，畏寒肢冷，阳痿或月经不调，舌淡苔白而干，脉沉细无力。

9. 消渴病日久，常见的两类病机演变是（　　　）

A. 阴损及阳　　　　　　　B. 久病入络　　　　　　　C. 肾阴亏损

D. 肝失濡养　　　　　　　E. 脾虚失运

【正确答案】AB　　　　【易错答案】C、D、E

【答案分析】消渴病日久，常见的病机演变有两类。一是阴损及阳，可见气阴两伤，或阴阳俱虚，甚则肾阳虚衰。二是病久入络，脉络瘀阻，因阴虚燥热，耗津灼液，热郁血瘀；血液凝滞，或因阴伤及气，气虚阳弱，气血运行失畅，血脉瘀滞。

（三）名词解释

消渴

【正确答案】消渴是以多饮、多食、多尿、乏力、消瘦或尿有甜味为主要临床表现的疾病。

【易错答案】错答为"是以多饮、多食、多尿，即'三多'症状为主要表现的一种疾病"。

【答案分析】消渴的表现不仅包括"三多"症状，还有乏力、消瘦或尿有甜味。

（四）简答题

1. 简述消渴与肺、胃、肾的关系。

【正确答案】肺主气，为水之上源，敷布津液。肺受燥热所伤，则津液不能敷布而直趋下行，随小便排出体外，故小便频数量多；肺不布津则口渴多饮。胃主腐熟水谷，脾主运化，为胃行其津液。脾胃受燥热所伤，胃火炽盛，脾阴不足，则口渴多饮，多食善饥；脾气虚不能转输水谷精微，则水谷精微下流注入小便，故小便味甘；水谷精微不能濡养肌肉，故形体日渐消瘦。肾为先天之本，主藏精而寓元阴元阳。肾阴亏虚则虚火内生，上燔心肺则烦渴多饮，中灼脾胃则胃热消谷。肾失濡养，开阖固摄失权，则水谷精微直趋下泄，随小便而排出体外，故尿多味甜。

【易错答案】回答不全面，没有结合消渴的症状进行分析。

【答案分析】从生理、病理两个方面分析消渴的主要症状。

2. 消渴常见的并发症有哪些？并说明其形成机制。

【正确答案】消渴常见以下并发症：①白内障、雀目、耳聋：为肾阴亏损，肝失濡养，肝肾精血不能上承耳目所致。②中风偏瘫：为阴虚燥热，炼液成痰，以及血脉郁滞，痰郁阻络，脑脉闭阻或血溢脉外所致。③疮毒痈疽：为燥热内结，营阴被灼，脉络瘀阻，蕴毒成脓而致。④肺痨：阴虚肺失滋养，日久可成肺痨。⑤水肿：阴损及阳，脾肾衰败，水湿潴留，泛溢肌肤而发为水肿。

【易错答案】并发症回答不够全面。

【答案分析】消渴的常见并发症包括白内障、雀目、耳聋，中风偏瘫，疮毒痈疽，肺痨，水肿等。

3. 消渴如何辨上、中、下三消？

【正确答案】消渴病的"三多"症状往往同时存在，但根据其程度轻重的不同，而有上、中、下三消之分，及肺燥、胃热、肾虚之别。通常以肺燥为主，多饮症状较为突出者，称为上消；以胃热为主，多食症状较为突出者，称为中消；以肾虚为主，多尿症状较为突出者，称为下消。

【易错答案】对"三消"的区别表述不清。

【答案分析】消渴的"三消"分别对应的是肺燥、胃热、肾虚三者，因此应从症状出发说明三者的不同。

4. 如何区别消渴与口渴症？

【正确答案】两者均可出现口渴多饮的表现，但口渴症指口渴饮水的一个临床症状，可出现于多种疾病过程中，尤以外感热病多见，随其所患病证的不同而出现相应伴随症状，不伴多食、多尿、尿甜、消瘦等消渴的特点。

【易错答案】回答不全面。

【答案分析】消渴为一种疾病，口渴症为一种临床表现，各有异同。

（五）论述题

试述消渴的病变机制。

【正确答案】消渴日久，易发生以下病变：一是阴损及阳，导致阴阳俱虚。阴虚为本，燥热为标是消渴的基本病机特点，由于阴阳互根，若病程日久，阴损及阳，可致阴阳俱虚，其中以肾阳虚及脾阳虚较为多见。严重者可因阴液极度耗损，虚阳浮越，而见烦躁、头痛、呕恶、呼吸深快等症，甚则出现昏迷、肢厥、脉细欲绝等阴竭阳亡之危象。二是病久入络，血脉瘀滞。消渴是一种病及多个脏腑的疾病，气血运行失常，阴虚内热，耗伤津液，又可导致血行不畅、血脉瘀滞。

【易错答案】论述不全面。

【答案分析】要从阴损及阳导致阴阳俱虚和病久入络、血脉瘀滞两个方面论述。

（六）病案题

患者，男，45岁。多饮、多尿3个月，加重1周。曾间断服中药治疗，服药后症状略有减轻。近1周工作繁忙，多饮、多尿的症状较突出，故来就诊。刻下症见烦渴多饮，每日饮水量是原来的3倍多，仍觉口渴，尿频量多，夜尿2次，舌边尖红，苔薄黄，脉数。查空腹血糖9.0 mmol/L，尿糖（++）。

请写出：中医病名诊断、证型、病机归纳、治法、主方、药物。

【正确答案】

中医病名诊断：消渴（上消）；证型：肺热津伤证。

病机归纳：肺脏燥热，津液失布。

治法：清热润肺，生津止渴。

主方：消渴方加减。

药物组成：天花粉15g，葛根15g，麦冬12g，生地黄12g，黄连9g，黄芩12g，知母15g，甘草9g。

【易错答案】中医诊断没有明确患者消渴的类型是上消、中消或下消。主方选择错误。

【答案分析】该患者症状以口渴多饮为主，故为上消，治疗方选消渴方，依其症状进行加减。

第五节 汗证

◎ **重点** ◎

1. 汗证、自汗、盗汗、脱汗、战汗、黄汗的概念
2. 汗证的病因病机及辨证论治

◎ **难点** ◎

汗证的辨证论治

精选习题

扫码获取
同步习题

（一）单选题

1. 汗证属营卫不和者，如出现半身或局部出汗，治疗可用桂枝汤配合（　　）

A. 玉屏风散　　　　　　　B. 四君子汤　　　　　　　C. 甘麦大枣汤

D. 当归六黄汤　　　　　　E. 补中益气汤

【正确答案】C　　　　　　【易错答案】A

【答案分析】汗证属营卫不和者，伴见半身或局部出汗，则进一步提示营卫不和，气血失和，治宜以桂枝汤合甘麦大枣汤调和营卫，缓急止汗。玉屏风散的功用为补肺益气、固表止汗，适用于汗证肺卫不固证。四君子汤的功用为健脾益气。当归六黄汤的功用为滋阴清热、固表止汗，适用于汗证阴虚火旺证。补中益气汤的功用为益气升提，适用于中气下陷证。

2. 患者夜寐盗汗，时有自汗，五心烦热，两颧发红，口渴欲饮，舌红少苔，脉细数。其治疗宜选用（　　　）

A. 大补阴丸　　　　　　　B. 知柏地黄丸　　　　　　C. 清骨散

D. 滋水清肝饮　　　　　　E. 当归六黄汤

【正确答案】E　　　　　　【易错答案】B

【答案分析】该患者以夜寐盗汗、时有自汗为主症，故诊断为汗证。由"五心烦热，两颧发红，口渴欲饮，舌红少苔，脉细数"，可辨证为阴虚火旺证，治宜滋阴降火止汗，方选当归六黄汤加减。大补阴丸和知柏地黄丸的功用为滋阴降火，主治阴虚火旺证。清骨散的功用为清退骨蒸虚热。滋水清肝饮的功用为滋阴养血、清热疏肝，主治阴虚肝郁证。

3. 患者自汗或盗汗，汗液黏或衣服黄染，小便色黄，少苔薄黄，脉象沉滑，属湿热内蕴而热势不盛。其治疗宜选用（　　　）

A. 龙胆泻肝汤　　　　　　B. 黄芩滑石汤　　　　　　C. 三仁汤

D. 四妙丸　　　　　　　　E. 麻黄连翘赤小豆汤

【正确答案】D　　　　　　【易错答案】A

【答案分析】自汗或盗汗之湿热内蕴而热势不盛证，当治以除湿为主兼清热，宜选四妙丸。龙胆泻肝汤的功用为清肝泄热、化湿和营，用于治疗汗证邪热郁蒸证。三仁汤的功用为宣畅气机、清利湿热，主治湿温初起及暑温夹湿之湿重于热证。麻黄连翘赤小豆汤的功用为解表利湿退黄，适用于阳黄初起，兼见表证者。

4. 患者，男，65岁。平素有咳喘宿疾，近两年汗出恶风，稍劳汗出尤甚，头部出汗为主，易于感冒，体倦乏力，周身酸楚，面白少华，舌苔薄白，脉细弱。其治法是（　　　）

A. 调和营卫　　　　　　　B. 益气固表　　　　　　　C. 清热养阴生津

D. 补血养心　　　　　　　E. 补益肺肾

【正确答案】B　　　　　　【易错答案】C

【答案分析】根据该患者的临床表现，辨证属肺卫不固证，治疗宜用玉屏风散益气固表。

5. 患者，男，48岁。白昼时时汗出近1年，动辄益甚者，心悸少寐，神疲气短，面色不华，舌质淡，脉细。其证候诊断是（　　　）

A. 肺卫不固证　　　　　　B. 心血不足证　　　　　　C. 阴虚火旺证

D. 邪热郁蒸证　　　　　　　　E. 脾胃虚弱证

【正确答案】B　　　　　　　【易错答案】C

【答案分析】根据该患者的临床表现，可辨证为心血不足证，治宜用归脾汤补养心血。

6. 患者，女，30岁。近1个月蒸蒸汗出，汗黏，汗液易使衣服黄染，面赤烘热，口中黏苦，渴不欲饮，苔薄黄，脉弦数。其证机概要是（　　　）

A. 营卫不和，表卫失司，汗液外泄　　B. 肝郁化火，逼津外泄　　　C. 湿热内蕴，逼津外泄

D. 心血耗伤，心液不藏　　　　　　E. 邪热耗阴，逼津外泄

【正确答案】C　　　　　　　【易错答案】D

【答案分析】根据该患者的临床表现，可辨证为邪热郁蒸证，病机为湿热内蕴、逼津外泄，治宜用龙胆泻肝汤清肝泄热、化湿和营。

7. 盗汗阴虚火旺证，潮热甚者，治疗应加用（　　　）

A. 苍术、牛膝、黄柏、薏苡仁　　　B. 秦艽、银柴胡、白薇　　　C. 黄芩、栀子、柴胡

D. 五味子、牡蛎、浮小麦　　　　　E. 党参、白术

【正确答案】B　　　　　　　【易错答案】D

【答案分析】治疗盗汗阴虚火旺证，潮热甚者，加秦艽、银柴胡、白薇；阴虚及气，气阴两伤者，去黄连、黄芩、黄柏，加太子参、玄参；虚烦不眠者，加阿胶、莲子心、肉桂。

（二）多选题

1. 自汗的病因病机有（　　　）

A. 肺卫不固　　B. 阴虚火旺　　C. 营卫不和　　D. 邪热郁蒸　　E. 心血不足

【正确答案】ACDE　　　　　【易错答案】B

【答案分析】汗证是指由于阴阳失调，腠理不固，而致汗液外泄失常的病证。其病机总属阴阳失调，腠理不固，营卫失和，汗液外泄失常。自汗和盗汗的病理性质有虚实之分，但虚多实少，一般自汗多为气虚，盗汗多为阴虚。属实证者，多由肝火或湿热郁蒸所致。虚实之间还可相互转化，如邪热郁蒸，久则伤阴耗气，转为气虚或阴虚证而见自汗或盗汗。

2. 汗证的主要治法有（　　　）

A. 调和营卫　　B. 清化湿热　　C. 益气固表　　D. 滋阴降火　　E. 养血补心

【正确答案】ABCDE　　　　　【易错答案】漏选

【答案分析】汗证的具体成因包括以下3个方面：一是肺气不足或营卫不和，以致肺卫不固而津液外泄，故治宜益气固表或调和营卫；二是由于阴虚火旺或邪热郁蒸，逼津外泄，故治宜滋阴降火或清化湿热；三是心血耗伤，心液不藏，故治宜养血补心。

3. 治疗汗证属于邪热郁蒸者应选（　　　）

A. 当归六黄汤　　　　　　　　B. 龙胆泻肝汤　　　　　　　C. 泻白散

D. 四妙丸　　　　　　　　　　E. 三仁汤

【正确答案】BD　　　　　　　【易错答案】A

【答案分析】邪热郁蒸型汗证的病机为湿热内蕴，逼津外泄，故治疗以清利湿热为主。龙胆泻肝汤的功用为清肝泄热，化湿和营。四妙丸可清热除湿，适用于汗证湿热内蕴而热势不盛者。当归六黄汤可滋阴降火，适用于自汗、盗汗之阴虚火旺证。泻白散可清泄肺热。三仁汤可清利湿热。

4. 汗证的鉴别要点有（　　　　）

A. 辨自汗、盗汗　　　　　B. 辨伴随症状　　　　　　　C. 辨标本

D. 辨病情轻重　　　　　　E. 辨汗出部位

【正确答案】ABCE　　　　　　【易错答案】漏选 C

【答案分析】汗出的辨证要点包括辨阴阳虚实，辨自汗、盗汗，辨伴随症状，辨汗出部位。

5. 肺卫不固型汗证的表现有（　　　　）

A. 汗出恶风，稍劳尤甚　　　B. 易于感冒　　　　　　　　C. 体倦乏力

D. 心烦失眠　　　　　　　　E. 脉细弱

【正确答案】ABCE　　　　　　【易错答案】D

【答案分析】肺卫不固型汗证的临床表现为汗出恶风，稍劳尤甚，易于感冒，或表现为半身、某一局部出汗，体倦乏力，面色少华，脉细弱，苔薄白，脉细弱。

（三）名词解释

1. 自汗

【正确答案】自汗是指不因外界环境因素的影响，白昼时时汗出，动辄益甚者，称为自汗。

2. 盗汗

【正确答案】寐中汗出，醒来自止者，称为盗汗，亦称为寝汗。

3. 战汗

【正确答案】急性热病过程中，表现为突然恶寒战栗，全身汗出，发热口渴，烦躁不安，为邪正交争的征象。

4. 脱汗

【正确答案】脱汗表现为大汗淋漓或汗出如珠，常同时出现声低息短、精神疲惫、四肢厥冷、脉微欲绝或散大无力等症状，多在疾病危重时出现，为病势危急的征象，又称为"绝汗"。

【易错答案】错答为"表现为大汗淋漓，汗出如珠"。

（四）简答题

1. 简述自汗、盗汗与脱汗的鉴别。

【正确答案】脱汗表现为大汗淋漓或汗出如珠，常同时出现声低息短、精神疲惫、四肢厥冷、脉微欲绝或散大无力等症状，多在疾病危重时出现，为病势危急的征象，故脱汗又称绝汗。其汗出的情况及病情的程度均较自汗、盗汗为重。不因外界环境影响，在头面、颈胸或四肢、全身出汗者，昼日时时汗出，动则益甚为自汗；寐中汗出，醒后汗止为盗汗。

【易错答案】对脱汗的症状叙述不够全面。

【答案分析】脱汗属绝汗，为病势危急的征象，在表述中不但要有其汗出特点，还要写出声低息短、四肢厥冷等危急之象。

2. 简述自汗、盗汗与战汗的鉴别。

【正确答案】不因外界环境影响，在头面、颈胸或四肢、全身出汗者，昼日时时汗出，动则益甚为自汗；寐中汗出，醒后汗止为盗汗。战汗主要出现于急性热病过程中，表现为突然恶寒战栗，全身汗出，发热口渴，烦躁不安，为邪正交争的征象。若汗出之后，热退脉静，气息调畅，为正气拒邪，趋向好转。与阴阳失调、营卫不和之自汗、盗汗迥然有别。

【易错答案】对战汗的症状叙述不够全面。

【答案分析】正确认识自汗、盗汗与战汗在病因、临床表现等方面的不同。

3. 简述自汗、盗汗与黄汗的鉴别。

【正确答案】黄汗汗出色黄，染衣着色，常伴见口中黏苦、渴不欲饮、小便不利、苔黄腻、脉弦滑等湿热内郁之症。不因外界环境影响，在头面、颈胸或四肢、全身出汗者，昼日时时汗出，动则益甚为自汗；寐中汗出，醒后汗止为盗汗。

【易错答案】对黄汗的症状叙述不够全面。

【答案分析】正确认识自汗、盗汗与黄汗在病因、临床表现等方面的不同。

（五）论述题

试述汗证的治疗原则。

【正确答案】虚证当根据证候的不同，治宜益气养阴、固表敛汗；实证治当清肝泄热，化湿和营；虚实夹杂者，根据虚实的主次而适当兼顾。因自汗、盗汗均以腠理不固、津液外泄为共同病变，故可酌加浮小麦、麻黄根、糯稻根、碧桃干、牡蛎、五味子等固涩敛汗药。

【易错答案】未根据汗证的虚实论述。

【答案分析】应从虚证、实证、虚实夹杂3个方面分别回答。

（六）病案题

患者，女，64岁。汗多2个月。平素体质虚弱，易于感冒。时值阳春三月，近2个月白天出汗多，常浸湿内衣，微恶风，稍劳则汗出加剧，体倦乏力，面色不华，睡眠差，纳食不佳，二便调，脉细，苔薄白。

请写出：中医病名诊断、证型、病机归纳、治法、主方、药物。

【正确答案】

中医病名诊断：汗证（自汗）；证型：肺卫不固证。

病机归纳：肺气不足，表虚失固，营卫不和，汗液外泄。

治法：益气固表。

主方：玉屏风散加减。

药物组成：黄芪20g，白术12g，党参12g，桂枝10g，防风12g，熟地黄15g，山茱萸12g，五味子9g，浮小麦12g，甘草9g。

【易错答案】辨病、辨证错误或选方错误。

【答案分析】汗证是临床杂病中较为常见的病证，也可作为虚劳、失血、妇人产后血虚等病证中的一个常见症状出现，辨证论治时要加以区别。对于后者的治疗，在止汗的同时更加侧重于原发病的治疗。

第六节　内伤发热

◎ **重点** ◎

内伤发热的概念及证候特征、病因病机及辨证论治

◎ **难点** ◎

1. 内伤发热与外感发热的区别

2. 内伤发热的治疗原则和辨证论治

精选习题

扫码获取
同步习题

（一）单选题

1. 最先明确提出"内伤发热"这一病名的中医书籍的是（　　　　）

A.《黄帝内经》　　　　B.《太平圣惠方》　　　　C.《症因脉治》

D.《证治汇补》　　　　E.《内外伤辨惑论》

【正确答案】C　　　　【易错答案】D

【答案分析】明代秦景明的《症因脉治·内伤发热》最先明确提出"内伤发热"这一病名，气虚发热用气虚柴胡汤治疗，血虚发热用血虚柴胡汤治疗。

2. 患者午后或夜间潮热，或手足心热，或骨蒸颧红，心烦盗汗，失眠多梦，口干咽燥，大便干结，尿少色黄，舌红而干，或有裂纹，无苔或少苔，脉象细数。其治法是（　　　　）

A. 益气生血，甘温除热　　　B. 滋阴清热　　　　　C. 益气养阴

D. 养血解表　　　　　　　　E. 以上都不是

【正确答案】B　　　　【易错答案】C

【答案分析】午后或夜间潮热，或手足心热，或骨蒸颧红，盗汗，舌红而干，或有裂纹，无苔或少苔，脉象细数，提示胃阴虚火旺证。心阴血亏虚，虚火扰乱心神，故心烦，失眠多梦；阴虚失润，故口干咽燥、大便干结、尿少色黄。其治宜滋阴清热。益气生血、甘温除热适用于内伤发热气虚发热证。益气养阴适用于气阴两虚证。养血解表适用于血虚兼有外感证。

3. 患者劳累后即见低热已5年，近旬每日上午低热，伴头痛头晕，倦怠乏力，舌淡苔薄，脉细弱。其辨证属（　　　　）

A. 阴虚发热　　B. 气虚发热　　C. 血瘀发热　　D. 阳虚发热　　E. 肝郁发热

【正确答案】B　　　　　　【易错答案】D

【答案分析】该患者劳累后即见低热，可诊断为气虚发热证。近旬每日上午低热，伴头疼头晕，倦怠乏力，舌淡苔薄，脉弱，亦可辨证为气虚证，其病机为中气不足，阴火内生。阴虚发热多表现为午后潮热或夜间发热，手足心热，烦躁，少寐多梦，盗汗，口干咽燥，舌质红苔少，脉细数。血瘀发热多表现为午后或夜晚发热，或自觉身体某些部位发热，口燥咽干但不多饮，肢体或躯干有固定痛处或肿块，面色萎黄或晦暗。阳虚发热多表现为发热而欲近衣，形寒怯冷，四肢不温，纳少便溏，舌质淡胖苔白润，脉沉细无力。肝郁发热多表现为低热或潮热，热势常随情绪波动而起伏，精神抑郁，胁肋胀满，烦躁易怒，口干而苦，纳食减少，舌红苔黄，脉弦数。

4. 治疗瘀血阻滞、气血壅遏而导致的内伤发热宜选用（　　）

A. 通瘀煎　　　　　　B. 血府逐瘀汤　　　　　　C. 通窍活血汤

D. 调营饮　　　　　　E. 桃红饮

【正确答案】B　　　　　　【易错答案】A

【答案分析】瘀血阻滞，气血壅遏而导致的内伤发热，治疗当以活血行气为主，兼滋阴清热，方选血府逐瘀汤加减。通窍活血汤的功用为活血通窍。调营饮的功用为活血化瘀、行气利水。桃红饮的功用为活血祛瘀通痹。

5. 患者发热而欲近衣，形寒怯冷，四肢不温，少气懒言，头晕嗜卧，腰膝酸软，纳少便溏，面色㿠白，舌质淡胖，或有齿痕，苔白润，脉沉细无力。其治疗宜选用（　　）

A. 归脾汤　　　　　　B. 补中益气汤　　　　　　C. 金匮肾气丸

D. 黄连温胆汤　　　　E. 清骨散

【正确答案】C　　　　　　【易错答案】B

【答案分析】发热而欲近衣，形寒怯冷，四肢不温，为内伤发热之阳虚证，治宜温补阳气、引火归元，方选金匮肾气丸。归脾汤的功用为益气养血，适用于血虚发热。补中益气汤的功用为益气健脾、甘温除热，适用于气虚发热。黄连温胆汤的功用为燥湿化痰、清热和中，适用于内伤发热之痰湿郁热证。

6. 患者，男，36岁。发热而欲近衣，形寒怯冷，四肢不温，少气懒言，头晕嗜卧，腰膝酸软，纳少便溏，面色㿠白，舌质淡胖，边有齿痕，苔白润，脉沉细无力。其证候诊断是（　　）

A. 气虚发热证　　　　B. 血虚发热证　　　　　　C. 阴虚发热证

D. 阳虚发热证　　　　E. 气郁发热证

【正确答案】D　　　　　　【易错答案】B

【答案分析】由"发热而欲近衣，形寒怯冷，四肢不温，少气懒言，头晕嗜卧，腰膝酸软，纳少便溏，面色㿠白"，可辨证为内伤发热之阳虚证，治宜温补阳气、引火归元，方选金匮肾气丸。

7. 患者，女，42岁。自觉发热近1年，多为低热，热势常随情绪波动而起伏，精神抑郁，胁肋胀满，烦躁易怒，口干而苦，纳食减少，舌红苔黄，脉弦数。其治疗宜首选（　　）

A. 清肝饮　　　　　　　　B. 龙胆泻肝汤　　　　　　　C. 丹栀逍遥散

D. 一贯煎　　　　　　　　E. 黄连温胆汤

【正确答案】C　　　　　　【易错答案】D

【答案分析】该患者辨证属气郁发热，治宜疏肝理气、解郁泄热，方选丹栀逍遥散。

8. 患者，女，36岁。低热半个月，午后热甚，心内烦热，胸闷脘痞，不思饮食，渴不欲饮，呕恶，大便黏滞不爽，舌苔黄腻，脉濡数。其治法是（　　）

A. 滋阴清热　　　　　　　B. 活血化瘀　　　　　　　　C. 燥湿化痰，清热和中

D. 疏肝理气，解郁泄热　　E. 温补阳气，引火归原

【正确答案】C　　　　　　【易错答案】A

【答案分析】该患者辨证属痰湿郁热，治宜用黄连温胆汤合中和汤燥湿化痰、清热和中。

9. 患者，女，50岁。自觉午后发热近2个月，口燥咽干，但不多饮，肢体有固定痛处，面色晦暗，舌质青紫，有瘀点，脉涩。其证机概要是（　　）

A. 血行瘀滞，瘀热内生　　B. 痰瘀互结，壅遏化热　　　C. 气郁日久，化火生热

D. 痰湿内蕴，郁而化热　　E. 阴虚阳盛，虚火内炽

【正确答案】A　　　　　　【易错答案】C

【答案分析】该患者肢体有固定痛处，面色晦暗，舌质青紫，有瘀点，脉涩，可辨证为血瘀发热，其证机为血行瘀滞，瘀热内生。

10. 内伤发热之痰湿郁热证，若出现寒热如疟，寒轻热重，口苦呕逆，治疗应加用（　　）

A. 秦艽、白薇　　　　　　B. 龙胆草、黄芩　　　　　　C. 青蒿、黄芩

D. 竹茹、藿香、白蔻仁　　E 郁金、香附、青皮

【正确答案】C　　　　　　【易错答案】B

【答案分析】治疗内伤发热痰湿郁热证，呕恶者，加竹茹、藿香、白蔻仁；胸闷脘痞、身热不扬、苔腻者，加郁金、佩兰芳香化湿；湿热阻滞少阳枢机，症见寒热如疟、寒轻热重、口苦呕逆者，加青蒿、黄芩。

11. 甘温除热法的代表方剂是（　　）

A. 大建中汤　　　　　　　B. 小建中汤　　　　　　　　C. 黄芪建中汤

D. 补中益气汤　　　　　　E. 人参养荣汤

【正确答案】D　　　　　　【易错答案】B

【答案分析】甘温除热法源于《黄帝内经》，创于李东垣，为中医治疗气虚发热的代表方，代表方剂为补中益气汤。

12. 下列不符合内伤发热临床特征的是（　　）

A. 起病缓慢，病程较长　　B. 多为低热，亦有高热

C. 测量体温都升高   D. 可有气、血、阴、阳亏虚的症状

E. 可有气郁、血瘀、湿阻的症状

【正确答案】C   【易错答案】B

【答案分析】内伤发热多为低热，而外感风热的发热程度（体温）大多较高。

（二）多选题

1. 内伤发热的病因有（   ）

A. 感受外邪   B. 久病体虚   C. 饮食劳倦   D. 情志失调   E. 外伤出血

【正确答案】BCDE   【易错答案】A

【答案分析】内伤发热主要是因久病体虚、饮食劳倦、情志失调、外伤出血等导致脏腑功能失调，气血阴阳亏虚所致。

2. 内伤发热属实证的病机主要有（   ）

A. 气郁化火   B. 瘀血阻滞   C. 痰湿停聚   D. 营卫失和   E. 阳气亢盛

【正确答案】ABC   【易错答案】E

【答案分析】引起内伤发热的病机可分为虚实两类，由气郁化火、瘀血阻滞及痰湿停聚所致者属实；由中气不足，血虚失养、阴精亏虚及阳气虚衰所致者属虚。

3. 内伤发热与外感发热的鉴别要点有（   ）

A. 起病缓与急   B. 热势高与低   C. 体质虚与实

D. 病程长与短   E. 有无表证

【正确答案】ABDE   【易错答案】C

【答案分析】内伤发热与外感发热主要在起病缓急、热势高低、病程长短、有无表证等方面予以鉴别。外感发热多起病急，内伤发热多起病缓；外感发热多热势高，内伤发热多热势低；外感发热病程相对短，内伤发热多病程长；外感发热伴有表证，内伤发热无表证。

4. 内伤发热的常用治法有（   ）

A. 疏肝解郁   B. 活血化瘀   C. 益气养血   D. 滋阴潜阳   E. 燥湿化痰

【正确答案】ABCE   【易错答案】D

【答案分析】内伤发热的病因病机分为虚实两个方面，属虚者，多由气、血、阴、阳的亏虚所致，故治当分别予以益气、养血、滋阴、温阳以除热；属实者，治宜燥湿化痰以除热，并酌情适当配伍清热。滋阴潜阳是阴虚阳亢之头痛、眩晕、中风的常用治法。

5. 瘀血阻滞所致的内伤发热，其主要特征有（   ）

A. 午后或夜间发热   B. 自觉身体局部发热   C. 口干咽燥而多饮

D. 身体有固定痛处   E. 舌质青紫或有瘀点

【正确答案】ABDE   【易错答案】C

【答案分析】瘀血内结之内伤发热，其病机为瘀血内结，瘀久化热，故可见午后或夜间发热，或自觉身体某些部位发热，伴见口燥咽干，但不多饮，肢体或躯干有固定痛处或肿块，肌

肤甲错，面色萎黄或晦暗，舌质青紫或有瘀点、瘀斑，脉弦或涩。

6. 患者低热，午后热甚，心内烦热，胸闷脘痞，不思饮食，渴不欲饮，呕恶，大便稀薄或黏滞不爽，舌苔白腻或黄腻，脉濡数。其治疗宜选用（　　　）

A. 泻心汤　　　　　　B. 黄连温胆汤　　　　　　C. 平胃散

D. 二陈汤　　　　　　E. 中和汤

【正确答案】BE　　　　　　【易错答案】A

【答案分析】由"低热，午后热甚，心内烦热，胸闷脘痞，不思饮食，渴不欲饮，呕恶，大便稀薄或黏滞不爽"，可辨证为内伤发热之痰湿郁热证，治宜燥湿化痰、清热和中，方选黄连温胆汤合中和汤。泻心汤的功用为清热化湿，和胃消痞。平胃散与二陈汤的功用为除湿化痰，理气和中。

7. 内伤发热涉及的病变脏腑有（　　　）

A. 肺　　　B. 脾　　　C. 心　　　D. 肝　　　E. 肾

【正确答案】ABCDE　　　　　　【易错答案】漏选

【答案分析】内伤发热的病变涉及多个脏腑，包括肺、脾（胃）、心、肝、肾，而以肝、脾、肾为主。

8. 内伤发热的调摄护理包括（　　　）

A. 注意休息　　　　　　B. 情绪乐观　　　　　　C. 饮食清淡

D. 保暖避风　　　　　　E. 防止外感

【正确答案】ABCDE　　　　　　【易错答案】漏选

【答案分析】内伤发热患者应注意休息，保持情绪乐观，饮食宜清淡、富于营养而又易于消化之品。由于内伤发热的患者常卫表不固而有自汗、盗汗，故应注意保暖、避风，防止感受外邪。

9. 内伤发热的辨证要点有（　　　）。

A. 辨证候虚实　　　　　　B. 辨气血病位　　　　　　C. 辨病情轻重

D. 辨标本缓急　　　　　　E. 辨伴随症状

【正确答案】ABC　　　　　　【易错答案】D、E

【答案分析】内伤发热的辨证要点为辨证候虚实、辨气血病位、辨病情轻重。

（三）名词解释

1. 内伤发热

【正确答案】内伤发热是指以内伤为病因，脏腑功能失调，气、血、阴、阳失衡为基本病机，以发热为主要临床表现的病证。

【易错答案】要点回答不全。

【答案分析】本题的回答要点包括病因、病机、临床表现。

2.外感发热

【正确答案】外感发热起病较急，病程较短，发热初期大多伴有恶寒，其恶寒得衣被而不减。发热的程度（体温）大多较高，发热的类型随病种的不同而有所差异。初起常兼有头身疼痛、鼻塞、流涕、咳嗽、脉浮等表证。外感发热由感受外邪，正邪相争所致，属实证者居多。

【易错答案】要点回答不全面。

【答案分析】本题的回答要点包括病程、病因、病机、临床表现等。

（四）简答题

简述内伤发热与外感发热的鉴别。

【正确答案】内伤发热起病缓慢，病程较长，多为低热，或自觉发热，而体温并不升高，表现为高热者较少，不恶寒，或虽有怯冷，但得衣被则温，常兼有头晕、神疲、自汗、盗汗、脉弱等症。外感发热因感受外邪而起，起病较急，病程较短，发热初期大多伴有恶寒，其恶寒得衣被而不减，发热的热度大多较高，发热的类型随病种的不同而有所差异，初起常兼有头身疼痛、鼻塞、流涕、咳嗽、脉浮等表证。

【易错答案】鉴别要点有遗漏。

【答案分析】从起病、发热特点、临床表现、兼症进行鉴别。

（五）论述题

1.试述内伤发热的治疗原则。

【正确答案】属实者，治宜解郁、活血、除湿、化痰为主，适当配伍清热。属虚者，则应益气、养血、滋阴、温阳，除阴虚发热可适当配伍清退虚热的药物外，其余均应以补为主。对虚实夹杂者，当两者兼顾，临证时应综合联系分析，分主次处理。

【易错答案】没有按照虚实分型进行表述。

【答案分析】内伤发热以虚证、实证、虚实夹杂三者为主，应根据分型来表述治法。

2.试述内伤发热的病机。

【正确答案】内伤发热的基本病机主要为脏腑功能失调，阴阳失衡，气血阴阳亏虚，或气、血、湿郁遏化热，病变涉及多个脏腑，包括肺、脾（胃）、心、肝、肾，而以肝、脾、肾为主。其病机大致可归纳为虚实两类。由气机郁结、瘀血阻滞及痰湿停聚所致者属实，气、血、湿等郁结，壅遏化热，而引起发热；由中气不足、血虚失养、阴精亏虚及阳气虚衰所致者属虚，或因阴血不足，阴不制阳，水不济火而发热，或因中气不足，阴火内生而发热，或因阳气虚衰，虚阳外浮而发热。

【易错答案】要点回答不全面。

【答案分析】本题的回答要点包括基本病机、病位、病机分类等。

（六）病案题

患者，女，50岁。午后低热2年。近2年午后低热，体温在37.5℃左右，心中烦热，双足心热，夜间双足不能盖被子，否则自觉发热，但扪之不热，少寐多梦，盗汗，口干咽燥，舌质红，苔少乏津，脉细数。实验室检查未有阳性发现。

请写出：中医病名诊断、证型、病机归纳、治法、主方、药物。

【正确答案】

中医病名诊断：内伤发热；证型：阴虚发热证。

病机归纳：阴虚阳盛，虚火内炽。

治法：滋阴清热。

主方：清骨散加减。

药物组成：银柴胡 10g，知母 12g，胡黄连 12g，地骨皮 12g，青蒿 12g，秦艽 12g，鳖甲 15g，玄参 15g，麦冬 15g，五味子 9g，甘草 9g。

【易错答案】辨证分型错误。

【答案分析】内伤发热首辨虚实，然后可根据兼症及舌脉进行辨证。

第七节 厥证

◎ 重点 ◎

1. 厥证的概念及范围、病机特点、急救措施及辨证论治

2. 邪正盛衰对厥证转归的影响

◎ 难点 ◎

1. 厥证的分类及病机、急救、诊断

2. 厥证与昏迷、中风、痫病的鉴别诊断

精选习题

扫码获取
同步习题

（一）单选题

1. 首先明确区分外感发厥与内伤杂病厥证的医著是（　　　）

A.《卫生宝鉴》　　　　　　B.《景岳全书》　　　　　　C.《儒门事亲》

D.《医学入门》　　　　　　E.《医门法律》

【正确答案】D　　　　　　【易错答案】C

【答案分析】金元时期，张从正的《儒门事亲》将昏厥分为尸厥、痰厥、酒厥、气厥、风厥等证。

2. 下列关于厥证的描述，错误的是（　　　）

A. 突然昏倒，不省人事

B. 昏厥时间较长，甚至一厥不复

C. 短时内苏醒，醒后无偏瘫

D. 伴有号叫、抽搐、口吐涎沫、两目上视、小便失禁等

E. 发病前或有精神刺激，或有大失血病史

【正确答案】D 　　　　　　【易错答案】C

【答案分析】厥证是以突然昏倒、不省人事、四肢逆冷为主要临床表现的一种病证。病情轻者，一般在短时间内会逐渐苏醒，清醒后无偏瘫、失语、口眼㖞斜等后遗症。病情重者，则昏厥时间较长，严重者甚至一厥不复而导致死亡。厥证的发生多由情志内伤、体虚劳倦、亡血失津、饮食不节等引起。

3. 厥证的主要治疗原则是（　　　）

A. 开窍化痰　　B. 回阳救逆　　C. 醒神回厥　　D. 开窍辟秽　　E. 益气回阳

【正确答案】C 　　　　　　【易错答案】B

【答案分析】厥证乃危急之候，当以及时救治为要，醒神回厥是主要的治疗原则，但具体治法又当辨其虚实。实证宜开窍、化痰、辟秽而醒神；虚证宜益气、回阳、救逆而醒神。

4. 厥证虚证的主症是（　　　）

A. 面红气粗　　　　　　B. 口开手撒　　　　　　C. 声高息促

D. 脉洪大有力　　　　　E. 多发于形体壮实者

【正确答案】B 　　　　　　【易错答案】A

【答案分析】面红气粗、声高息促、脉洪大有力、多发于形体壮实者，属厥证实证的特点。

5. 治疗气厥实证的最佳方剂为（　　　）

A. 四磨汤　　B. 五磨饮子　　C. 六磨汤　　D. 逍遥散　　E. 大七气汤

【正确答案】B 　　　　　　【易错答案】D

【答案分析】治疗气厥实证宜用五磨饮子顺气开郁。方中以沉香、乌药降气调肝；槟榔、枳实、木香行气破滞。

6. 血厥实证的治法是（　　　）

A. 平肝潜阳，理气通瘀　　　B. 清热泻火，化瘀开窍　　　C. 涤痰息风，开窍通络

D. 清肝泄热，凉血开窍　　　E. 涤痰息风，行气豁痰

【正确答案】A 　　　　　　【易错答案】D

【答案分析】血厥实证症见突然昏倒，不省人事，牙关紧闭，面赤唇紫，舌红，脉多沉弦；治当用通瘀煎平肝潜阳、理气通瘀。

7. 患者因失血过多而发，突然昏厥，面色苍白，口唇无华，四肢震颤，自汗肢冷，目陷口张，呼吸微弱，舌质淡，脉芤或细数无力。其治法宜首选（　　　）

A. 补气活血　　B. 回阳救逆　　C. 补气回阳　　D. 补养气血　　E. 养血活血

【正确答案】D 　　　　　　【易错答案】B

【答案分析】该患者辨证属血厥虚证，治宜补养气血。

8. 患者形体肥胖，痰涎壅盛，与人争吵后突然昏厥，喉中痰鸣，呼吸气促，舌苔白腻，脉沉滑。其治疗宜选用（　　　）

A. 半夏白术天麻汤 　　　　　 B. 涤痰汤 　　　　　 C. 温胆汤

D. 导痰汤 　　　　　 E. 苓桂术甘汤

【正确答案】D 　　　　　 【易错答案】B

【答案分析】该患者形体肥胖，痰涎壅盛为多湿多痰之体；与人争吵后突然昏厥，喉中痰鸣，呼吸气促，为厥证之痰厥；舌苔白腻，脉沉滑为痰湿之征。故其证机概要为肝郁肺闭，痰随气升，上闭清窍。治宜行气豁痰，方选导痰汤。

9. 厥证与中风的主要区别是（　　　）

A. 患者的年龄 　　　　　 B. 发病时有无四肢厥冷 　　　　　 C. 神昏时间的长短

D. 醒后有无后遗症 　　　　　 E. 发病时有无牙关紧闭

【正确答案】D 　　　　　 【易错答案】B

【答案分析】中风以中老年人为多见，常有素体肝阳亢盛。其中脏腑者，突然昏仆，并伴有口眼㖞斜、偏瘫等症；若神昏时间较长，苏醒后有偏瘫、口眼㖞斜及失语等后遗症。厥证可发生于任何年龄，昏倒时间较短，醒后无后遗症，但血厥之实证重者可发展为中风。

（二）多选题

1. 厥证的病机有（　　　）

A. 气机逆乱 　　　　　 B. 升降乖戾 　　　　　 C. 痰瘀互阻

D. 气血阴阳不相顺接 　　　　　 E. 肝郁气滞

【正确答案】ABD 　　　　　 【易错答案】C

【答案分析】厥证主要是由于气机突然逆乱，升降乖戾，气血阴阳不相顺接造成的。

2. 引起厥证的病因主要有（　　　）

A. 时邪外感 　　 B. 情志内伤 　　 C. 饮食劳倦 　　 D. 亡血失津 　　 E. 痰饮内伏

【正确答案】BCD 　　　　　 【易错答案】E

【答案分析】厥证的发生多因情志内伤、体虚劳倦、亡血失津、饮食不节等致气机逆乱，升降乖戾，气血阴阳不相顺接而发病。

3. 厥证之虚证的特点有（　　　）

A. 眩晕昏厥 　　 B. 面色苍白 　　 C. 声低息微 　　 D. 口开手撒 　　 E. 舌胖或淡

【正确答案】ABCDE 　　　　　 【易错答案】漏选

【答案分析】厥证之气虚证和血虚证均可出现眩晕昏厥、面色苍白、声低息微。口开手撒可见于厥证之血虚证。

4. 厥证的辨证要点包括（　　　）

A. 辨病因 　　 B. 辨虚实 　　 C. 分气血 　　 D. 辨阴阳 　　 D. 分脏腑

【正确答案】ABC　　　　【易错答案】D、E

【答案分析】厥证的辨证要点包括辨病因、辨虚实、分气血。与阴阳、脏腑无明显关系。

5.下列关于厥证预防调护的说法，正确的有（　　　　）

A.厥证的预防应避免情志过极，应卧床休息，减少活动

B.对已发厥证者，要严密观察患者的神志、瞳孔、汗出、二便、舌脉象等变化

C.厥证患者应严禁烟酒及香辣燥热之品

D.厥证患者要时刻保持呼吸道通畅，促进排痰，以防止窒息

E.应给予厥证患者营养丰富、易消化的流质或半流质饮食

【正确答案】BCDE　　　　【易错答案】A

【答案分析】厥证的预防应不妄劳作，加强锻炼，增强体质。对已发厥证者，应卧床休息，减少活动。

（三）名词解释

厥证

【正确答案】厥证是以突然昏倒、不省人事、四肢逆冷为主要临床表现的一种病证。病情轻者，一般在短时间内会逐渐苏醒，清醒后无偏瘫、失语、口眼㖞斜等后遗症。病情重者，则昏厥时间较长，严重者甚至一厥不复而导致死亡。

【易错答案】错答为"是指突然昏倒，不省人事为主要表现"。

【答案分析】厥证不仅包括神志异常，还包括四肢的厥冷，并对厥证的预后进行分析。

（四）简答题

1.简述厥证的病理转归。

【正确答案】厥证的病理转归主要有三：一是阴阳气血相失，进而阴阳离决，发展为一厥不复之死证。二是阴阳气血失常，或为气血上逆，或为中气下陷，或气血痰浊内闭，气机逆乱而阴阳尚未离决。三是表现为各种证候之间的转化，如气厥和血厥之实证，常转化为气滞血瘀证；失血致厥的血厥虚证，严重者可转化为气随血脱之脱证等。

【易错答案】缺失证候之间转化的具体例子。

【答案分析】证候之间相互转化是厥证的三大病理转归之一，具体包括气厥和血厥之实证常转化为气滞血瘀证，失血致厥的血厥虚证，严重者可转化为气随血脱之脱证等。

2.简述厥证之实证的治法方药。

【正确答案】治疗厥证之实证宜开窍、化痰、辟秽而醒神。开窍法适用于邪实窍闭之厥证，以辛香走窜的药物为主，具有通关开窍的作用。主要通过开泄痰浊闭阻、温通辟秽化浊、宣窍通利气机而达到苏醒神志的目的。在使用剂型上应选择丸、散、气雾、含化以及注射类的药物，宜吞服、鼻饲、注射。本法系急救治标之法，苏醒后应按病情辨证治疗。

【易错答案】遗漏剂型的选择。

【答案分析】厥证患者常不能服用正常的口服汤剂，因此在剂型的选择上常用到丸、散、气雾、含化以及注射类等。

3. 厥证的预后主要取决于哪些因素？

【正确答案】厥证的预后主要取决于正气的强弱、病情的轻重以及抢救治疗是否及时得当。发病之后，若呼吸比较平稳，脉象有根，表示正气尚强，预后良好；若气息微弱，脉象沉伏，多属危候，预后不良。

【易错答案】要点回答不全面。

【答案分析】厥证的预后主要取决于正气的强弱、病情的轻重以及抢救治疗是否及时得当，注意避免漏项。

4. 简述厥证的治则治法。

【正确答案】厥证乃危急之候，当以及时救治为要，发作时的治疗原则是回厥醒神，醒后则需辨证论治、调治气血。气厥实证治宜顺气开郁，气厥虚证治宜补气回阳；血厥实证治宜活血顺气；血厥虚证治宜补养气血；痰厥治宜行气豁痰；食厥治宜和中消导。对于失血、失津过急过多者，还应配合止血、输血、补液，以挽其危。

【易错答案】要点回答不全面。

【答案分析】厥证的治则治法有发作时和醒后的不同，并且要按气厥、血厥、痰厥、食厥分别回答。

（五）论述题

厥证应如何与眩晕、中风、痫证、昏迷鉴别？

【正确答案】厥证可发生于各种年龄，有明显的诱发因素，其昏倒时间较短，发时或伴四肢逆冷，醒后无明显后遗症。

眩晕是指头晕目眩，视物旋转不定，甚则不能站立，耳鸣，但无神志异常的表现。

中风是以中老年人多见，常素体有肝阳亢盛，其中脏腑者，突然昏仆，伴有口眼㖞斜、偏瘫等症；若神昏时间较长，苏醒后有偏瘫、口眼㖞斜及失语等后遗症。

痫证常有先天因素，以青少年多见。痫之重者亦为突然昏仆、不省人事，但发作时间短暂，且发作时常伴有号叫、抽搐、口吐涎沫、两目上视、小便失禁等。常反复发作，每次症状均相似，苏醒缓解后如常人。此外还可经脑电图检查，不难鉴别。

昏迷为多种疾病发展到一定阶段出现的危重证候。一般来说，发生较为缓慢，有一个昏迷前的临床过程，先轻后重，由烦躁、嗜睡、谵语渐次发展；一旦昏迷后，持续时间较长，恢复较难，苏醒后原发病仍然存在。

【易错答案】鉴别要点回答不全面。

【答案分析】对眩晕、中风、痫证、昏迷进行解释，并与厥证进行鉴别。

第八节　虚劳

◎ **重点** ◎

虚劳的辨证论治

◎ **难点** ◎

虚劳气虚、血虚、阴虚、阳虚的证治异同

扫码获取
同步习题

精选习题

（一）单选题

1. 最先提出"虚劳"病名的著作是（　　）

A.《黄帝内经》　　　　　　B.《金匮要略》　　　　　　C.《难经》

D.《医宗必读》　　　　　　E.《诸病源候论》

【正确答案】B　　　　　【易错答案】A

【答案分析】早在《黄帝内经》《难经》中就有关于虚、劳、损的论述。《素问·通评虚实论》载有"精气夺则虚"；东汉张仲景的《金匮要略·血痹虚劳病脉证并治》首提"虚劳"病名。

2. 与虚劳预后关系最密切的脏腑是（　　）

A.肺、脾　　　B.脾、胃　　　C.肝、肾　　　D.脾、肾　　　E.心、肾

【正确答案】D　　　　　【易错答案】E

【答案分析】虚劳预后，与体质的强弱、脾肾的盛衰有密切关系。

3. 虚劳患者，症见咳嗽无力，痰液清稀，短气自汗，声音低怯，时寒时热，平素易于感冒，苔薄白，脉弱。其辨证属（　　）

A.肺阴虚证　　B.肺气虚证　　C.心气虚证　　D.脾气虚证　　E.肾气虚证

【正确答案】B　　　　　【易错答案】D

【答案分析】肺气亏虚，呼吸功能减弱，气逆于上，故咳嗽无力；肺气虚，宗气衰少，发声无力，则声音低怯；肺气虚，津液不得布散，聚而为痰，故吐痰清稀；肺气亏虚，不能宣发卫气于肤表，腠理失密，卫表不固，故时寒时热、易于感冒；苔薄白、脉弱均为气虚之象。故该患者辨证属肺气虚证。

4. 虚劳患者，症见面色萎黄，食少，形寒，神疲乏力，少气懒言，肠鸣腹痛，大便溏薄，舌质淡，脉弱。其辨证属（　　）

A.脾气虚证　　B.脾阳虚证　　C.脾胃阴虚证　　D.肾阳虚证　　E.肾气虚证

【正确答案】B　　　　　【易错答案】C

【答案分析】脾阳虚衰，运化失权，则食少、大便稀溏；阳虚失运，寒从内生，寒凝气滞，故肠鸣腹痛；脾阳虚衰，温煦失职，故形寒；阳虚气血不荣，故面色萎黄、神疲乏力；舌质淡、

下篇
各论

脉弱为阳虚失运所致。故该患者辨证属脾阳虚证。

5.下列对虚劳与肺痨鉴别最有意义的是（　　）

A.有无咳血　　　　　　　B.有无午后低热　　　　　　C.有无盗汗

D.有无消瘦　　　　　　　E.有无传染性

【正确答案】E　　　　　　【易错答案】A

【答案分析】肺痨系正气不足，结核杆菌侵袭所致；病位主要在肺；具有传染性；阴虚火旺为其病机特点；临床主要表现为咳嗽、咯血、潮热、盗汗、消瘦等症状。虚劳由外感、内伤等诸多病因引起；涉及多个脏腑，以脾肾为主；无传染性；脏腑气血阴阳亏损，久虚不复为其基本病机；临床表现为脏腑气血阴阳亏虚的多种证候。

6.患者，女，60岁。年老体虚，近1年心悸气短，劳则尤甚，自汗，面色㿠白，头昏神疲，肢体无力，苔淡白，脉细软弱。其治疗宜首选（　　）

A.天王补心丹　　　　　　B.养心汤　　　　　　　　　C.大补元煎

D.七福饮　　　　　　　　E.加味四君子汤

【正确答案】D　　　　　　【易错答案】B

【答案分析】该患者辨证属心气虚证，治宜益气养心，首选七福饮。

7.患者，男，38岁。平素长期熬夜工作，自觉腰酸背痛多年，近期腰痛加重，遗精，阳痿，夜尿多，下利清谷，怕冷，手足不温，出冷汗，精神疲倦，面色苍白，舌质胖嫩，边有齿印，苔淡白而润，脉沉迟。其治法是（　　）

A.健脾益气　　B.滋补肾阴　　C.补血养肝　　D.温中健脾　　E.温补肾阳

【正确答案】E　　　　　　【易错答案】B

【答案分析】该患者腰酸背痛多年，遗精，阳痿，夜尿多，下利清谷，故辨证属肾虚证，加之怕冷、手足不温、出冷汗，可辨证为肾阳虚证。舌质胖嫩、边有齿印、苔淡白而润、脉沉迟均为肾阳虚之象。因此，其治疗宜温补肾阳。

8.肾气虚证患者，若出现尿频较甚及小便失禁，治疗应加用（　　）

A.黄芪、党参、白术　　　B.沙参、五味子、百合　　　C.肉豆蔻、补骨脂

D.补骨脂、五味子、蛤蚧　E.菟丝子、五味子、益智仁

【正确答案】E　　　　　　【易错答案】C

【答案分析】尿频较甚及小便失禁者，加菟丝子、五味子、益智仁；脾失健运而兼见大便溏薄者，去熟地黄、当归，加肉豆蔻、补骨脂。

（二）多选题

1.属于虚劳病因病机的有（　　）

A.先天不足，体质薄弱　　B.情志不舒，肝气郁滞　　　C.饮食不节，气血匮乏

D.烦劳过度，损伤五脏　　E.重病久病，失于调理

【正确答案】ACDE　　　　【易错答案】B

【答案分析】虚劳的病因病机包括先天不足，体质薄弱；饮食不节，气血匮乏；误治失治，损耗精气；烦劳过度，损伤五脏；重病久病，失于调理。

2. 虚劳的辨证要点包括（　　　）

A. 辨脏腑病位 　　　　　B. 辨证候的标本主次 　　　　　C. 辨有无兼夹病证

D. 辨五脏、气血、阴阳亏虚的不同 　　　　　E. 辨病势顺逆与轻重

【正确答案】BCD 　　　　　【易错答案】E

【答案分析】虚劳的辨证要点包括辨五脏、气血、阴阳亏虚的不同，辨证候的标本主次，辨有无兼夹病证，辨有无兼夹病证。

3. 虚劳的治疗原则是（　　　）

A. 虚则补之 　　　　　B. 强调肝肾同补 　　　　　C. 辨证结合辨病论治

D. 重视补益脾肾 　　　　　E. 注意药物治疗与饮食调养及生活调摄相结合

【正确答案】ACDE 　　　　　【易错答案】B

【答案分析】虚劳应重视补益脾肾，维护先后天之本不败，以促进各脏虚损的修复。

（三）名词解释

虚劳

【正确答案】虚劳又称虚损，是以脏腑亏损，气血阴阳虚衰，久虚不复成劳为主要病机，以五脏虚证为主要临床表现的多种慢性虚弱证候的总称。

【易错答案】要点回答不全。

【答案分析】从病机、临床表现进行解释。

（四）简答题

1. 简述虚劳的诊断要点。

【正确答案】①脏腑、气血、阴阳的亏虚以一组或多组有内在联系的症候群出现，并呈慢性演变的过程。起病多缓慢或隐匿，亦可明显、急骤，但以前者为多见。②临床可见消瘦憔悴，面色无华，身体羸弱，甚或形神衰败，大肉尽脱，食少便溏，心悸气促，呼多吸少，自汗盗汗，或五心烦热，或畏寒肢冷，脉虚无力等诸多证候。③病因复杂，涉及外感六淫、内伤七情、饮食劳倦、痰饮、瘀血等。常有慢性疾病史。④应排除内科其他疾病出现的虚证。

【易错答案】临床症状表述不够全面，缺失"应排除内科其他疾病出现的虚证"。

【答案分析】虚劳的临床表现是重点内容，在确诊虚劳前，应首先排除内科其他疾病出现的虚证。

2. 简述虚劳与肺痨的鉴别诊断。

【正确答案】肺痨系正气不足，结核杆菌侵袭所致；病位主要在肺；具有传染性；阴虚火旺为其病机特点；临床主要表现咳嗽、咯血、潮热、盗汗、消瘦等症状。肺痨亦可由肺病波及他脏，

发生气阴亏耗，或阴损及阳、阴阳两虚的病变。虚劳由外感、内伤等诸多病因引起；涉及多个脏腑，以脾肾为主；无传染性；脏腑气血阴阳亏损，久虚不复为其基本病机；临床表现为脏腑气血阴阳亏虚的多种证候。

【易错答案】肺痨的鉴别要点不够全面。

【答案分析】从病因、病位、病机、临床表现及转归进行鉴别。

3. 虚劳补益脾肾的重点包括哪些？

【正确答案】虚劳补益脾肾时，应以平调阴阳为主，即用药不可峻烈，剂量宜因病、因人、因时而宜，不可默守，亦不可过激；目的是以平为期，不可因温伤阴、因凉伤阳。虚劳病兼外感时，不可独补其虚，以防留寇之弊，可借鉴吴氏解托法或补托法。

【易错答案】要点回答不全面。

【答案分析】从治法、临床用药、目的以及兼外感的治疗方法进行解释。

4. 简述虚劳的相关病位。

【正确答案】一般而言，气虚以肺、脾为主，但病重者每可影响心、肾；血虚以心、肝为主，并与脾之化源不足有关；阴虚以肾、肝、肺为主，涉及心、胃；阳虚以脾、肾为主，重者每易影响心。

【易错答案】回答不全面。

【答案分析】虚劳有气虚、血虚、阴虚、阳虚之不同，其病位也不同。

（五）论述题

试述虚劳的预防调护。

【正确答案】消除及避免诱因是预防虚劳发生的重要举措。因此，须顺应四时寒温变化，调节情志，不妄劳作，保养正气，以防止病邪侵袭。对已病患者及早施治，注意病情传变以防并发其他疾病。治疗中重视固护脾肾，积极采取措施安未病之脏。还要谨防初愈之时气血未充，调治不当而致反复。虚劳患者由于正气不足，卫外不固，容易招致外邪入侵，应尽量减少感触外邪。饮食调理以富于营养、易于消化、不伤脾胃为准。少食辛辣厚味、滋腻、生冷之物，戒除烟酒。生活起居规律，动静结合，劳逸适度，节制房事。保持情绪稳定，舒畅乐观，有利于虚劳的康复。

【易错答案】缺失治疗方法在调护中的作用。

【答案分析】在对虚劳的预防调护中，适宜的治疗方法也是要点之一，不可缺失。

（六）病案题

患者，女，64岁。反复大便溏5年。5年来大便溏，每日2次，于凌晨5点左右，肠鸣腹通，继则大便2次，泻下溏薄，无里急后重，无黏液脓血，饮食稍有不慎，如多油、多食生冷，则大便次数增多至5次，面色萎黄，爪甲不荣，食少，怕冷，神疲乏力，舌淡苔白，脉细。曾两次做结肠镜检查未有阳性表现。

请写出：中医病名诊断、证型、病机归纳、治法、主方、药物。

【正确答案】

中医病名诊断：虚劳；证型：脾阳虚证。

病机归纳：中阳亏虚，温煦乏力，运化失常。

治法：温中健脾。

主方：附子理中汤加减。

药物组成：炮附子（先煎）12g，干姜12g，党参15g，黄芪15g，白术12g，茯苓12g，肉苁蓉12g，厚朴12g，陈皮12g，乌药12g，神曲12g，甘草9g。

【易错答案】辨证分析错误，易辨为脾肾阳虚。

【答案分析】该患者虽为中老年人，但无明显的肾阳虚表现。

第九节 肥胖

◎ **重点** ◎

肥胖的概念及其危害、病机特点及临床表现、辨证论治、预防

◎ **难点** ◎

肥胖的病机、诊断和防治方法

扫码获取
同步习题

精选习题

（一）单选题

1.认为肥胖应从湿热及气虚两方面论治的说法见于（ ）

A.《黄帝内经》 B.《丹溪心法》 C.《景岳全书》

D.《石室秘录》 E.《女科切要》

【正确答案】B 【易错答案】C

【答案分析】元代朱震亨的《丹溪心法》提出肥胖具有多湿、多痰且气盛于外而歉于内的特点，认为肥胖应从湿热及气虚两方面论治。

2.肥胖的病位主要在（ ）

A.脾与肌肉 B.胃与肾 C.脾与肺 D.心与肺 E.脾与肝

【正确答案】A 【易错答案】C

【答案分析】肥胖的病位在脾与肌肉，与肾虚关系密切，亦与心肺的功能失调及肝失疏泄有关。

3.患者形体肥胖，神疲乏力，身体困重，胸闷脘胀，四肢轻度浮肿，晨轻暮重，舌质淡胖，边有齿印，苔薄白或白腻，脉濡细。其辨证属（ ）

下篇
各论

A. 胃热滞脾证　　　　　　　B. 痰湿内盛证　　　　　　　C. 脾虚不运证

D. 脾肾阳虚证　　　　　　　E. 气虚血瘀证

【正确答案】C　　　　　　　【易错答案】B

【答案分析】肥胖痰湿内盛证的临床表现为形体肥胖，身体沉重，肢体困倦，脘痞胸满，可伴头晕，口干而不欲饮，大便黏滞不爽，嗜食肥甘醇酒，喜卧懒动，舌质淡胖或大，苔白腻或白滑，脉滑。二者应加以鉴别。

4. 治疗肥胖脾肾阳虚证的首选方是（　　　　　）

A. 导痰汤　　　　　　　　　B. 小承气汤合保和丸　　　　C. 参苓白术散合防己黄芪汤

D. 真武汤合苓桂术甘汤　　　E. 补阳还五汤

【正确答案】D　　　　　　　【易错答案】E

【答案分析】肥胖脾肾阳虚证的临床表现为形体肥胖，易于疲劳，四肢不温，甚或四肢厥冷，喜食热饮，小便清长，舌淡胖，舌苔薄白，脉沉沉细。治宜补益脾肾、温阳化气，首选真武汤合苓桂术甘汤。

5. 治疗肝气郁结，中焦健运失常，三焦升降失调，水湿内停的肥胖患者，宜选用（　　　　　）

A. 柴芍乌苓汤　　　　　　　B. 达原饮　　　　　　　　　C. 降脂减肥饮

D. 导痰汤合血府逐瘀汤　　　E. 栝楼薤白半夏汤

【正确答案】A　　　　　　　【易错答案】E

【答案分析】肝气郁结，中焦健运失常，三焦升降失调，水湿内停的肥胖，治宜选用柴芍乌苓汤；对于痰湿伏结，腑气不通，湿浊内停导致的肥胖，治宜选用达原饮化湿祛痰；对于肺脾气虚，水湿运化输布异常导致的肥胖，治宜选用降脂减肥饮。无论痰湿内盛证还是气郁血瘀证，病延日久均可转化为痰瘀互结证，治疗当以活血化瘀、祛瘀通络为主，方用导痰汤合血府逐瘀汤，或栝楼薤白半夏汤合桃红四物汤加减。

（二）多选题

1. 肥胖的病因病机有（　　　　　）

A. 年老体弱　　B. 饮食不节　　C. 劳逸失调　　D. 先天禀赋　　E. 情志所伤

【正确答案】ABCDE　　　　　【易错答案】漏选 E

【答案分析】肥胖多因年老体弱、饮食不节、劳逸失调、先天禀赋、情志所伤等导致湿浊痰瘀内聚，留着不行，形成肥胖。

2. 肥胖在辨证时应注意区别（　　　　　）

A. 寒热　　　　B. 虚实　　　　C. 脏腑病位　　　D. 标本　　　　E. 舌象

【正确答案】BCD　　　　　　【易错答案】A

【答案分析】肥胖的辨证要点包括辨虚实、辨标本、辨脏腑病位。

3. 肥胖患者的饮食应注意（　　　　　）

A. 忌肥甘醇酒　　　　B. 忌食零食　　　　　　C. 忌盐

D. 宜富含纤维食物　　E. 宜清淡饮食

【正确答案】ABDE　　【易错答案】C

【答案分析】肥胖患者应适当补充蛋白质，宜低糖、低脂、低盐，而不是忌盐。

（三）简答题

1. 简述肥胖的病机、病理因素、病理性质及临床病机之间的转化。

【正确答案】肥胖的基本病机总属阳气虚衰，痰湿偏盛。脾气虚弱则运化转输无力，水谷精微失于输布，化为膏脂和水湿，留滞体内；胃热食纳太过，壅滞脾士，转化痰湿膏脂，留滞体内；脾肾阳气虚衰，水液气化失常，痰湿水饮内停；肝失疏泄，或心肺气虚，致使津血失于输布，血行迟缓，水湿内停，均可导致肥胖。

本病的病理因素以痰湿为主，与气滞、血瘀、郁热有关。病理性质有虚实之分，本虚多为脾肾阳气虚衰，或兼心肺气虚；标实为痰湿膏脂内停，或兼水湿、血瘀、气滞、郁热等。临床病机之间的转化常见于3种情况：一是虚实之间的转化；二是病理产物之间的相互转化；三是肥胖病变日久，常变生他病。

【易错答案】要点回答不全面。

【答案分析】肥胖的病位涉及脾胃，并从生理、病理两个方面分析，分析痰湿、气郁、血瘀的形成。

2. 简述肥胖与水肿的鉴别诊断。

【正确答案】两者均形体肥胖，甚则臃肿。肥胖多因饮食不节、缺乏运动、先天禀赋等原因引起，经治疗体重可减轻，但较慢。水肿多因风邪袭表、疮毒内犯、外感水湿、久病劳倦等导致，以颜面、四肢浮肿为主，严重者可见腹部胀满、全身皆肿，经治疗体重可迅速减轻并降至正常。

【易错答案】遗漏相同点或鉴别要点分析不全。

【答案分析】不同点可从病因、病位、特点、体重的变化进行鉴别。

3. 简述肥胖与黄胖的鉴别诊断。

【正确答案】两者均有面部肥胖。肥胖多由于年老体弱、饮食不节、缺乏运动、情志所伤、先天禀赋等原因引起。黄胖多与虫证和食积有关，诸虫尤其是钩虫居于肠内，耗伤气血，脾虚生湿，导致水湿停聚，肌肤失养，以面部肿胖色黄、好食异物为特征。

【易错答案】回答不全面。

【答案分析】肥胖与黄胖的病因各不相同，注意避免漏项。

第十节　癌病

◎ 重点 ◎

癌病的鉴别要点及辨证论治

◎ **难点** ◎

癌病的辨证论治

精选习题

扫码获取
同步习题

（一）单选题

1. 下列不属于癌病病理因素的是（　　）

A. 气郁　　　　B. 痰浊　　　　C. 湿阻　　　　D. 血瘀　　　　E. 血虚

【正确答案】E　　　　　　【易错答案】D

【答案分析】癌病的主要病理因素为气郁、痰浊、湿阻、血瘀、毒聚（热毒、寒毒）。

2. 肺癌患者，胸部灼热疼痛，发热，口咽干燥，心烦寐差，发热，久稽不退，咳嗽咳痰，痰中带血，小便短赤，大便秘结，舌质红，舌苔薄黄少津，脉细数。其治疗宜选用（　　）

A. 越鞠丸合化积丸　　　　B. 犀角地黄汤合犀黄丸　　　　C. 龙胆泻肝汤合五味消毒饮

D. 血府逐瘀汤　　　　E. 生脉地黄汤

【正确答案】B　　　　　　【易错答案】C

【答案分析】该患者辨证属热毒炽盛证，治宜选用犀角地黄汤合犀黄丸清热凉血、解毒散结。

3. 下列不属于癌病阴虚证症状的是（　　）

A. 干咳或痰少　　　　B. 口咽干燥　　　　C. 潮热盗汗

D. 颧红目赤　　　　E. 声音低怯

【正确答案】E　　　　　　【易错答案】B

【答案分析】癌病阴虚证常见干咳或痰少，口咽干燥，形体消瘦，潮热盗汗，颧红目赤，舌红少津，脉细数。声音低怯见于气虚证。

（二）多选题

1. 癌病的病因有（　　）

A. 六淫邪毒　　　B. 内伤七情　　　C. 饮食失调　　　D. 素体内虚　　　E. 误治失治

【正确答案】ABCDE　　　　【易错答案】漏选E

【答案分析】癌病的发生，多由正气内虚、外感邪毒、内伤七情、饮食失调，或宿有旧疾等因素致脏腑功能失调，气血津液运行失常，产生气郁、血瘀、痰凝、湿浊、毒聚等病理产物，蕴结于脏腑，相互搏结，日久渐积而成的一类恶性疾病。

2. 中医治疗癌病常用的祛邪之法有（　　）

A. 理气除湿　　　B. 活血化瘀　　　C. 化痰散结　　　D. 疏风解表　　　E. 清热解毒

【正确答案】ABCE　　　　【易错答案】D

【答案分析】癌病的基本治疗原则是扶正祛邪，攻补兼施。扶正采用补气、养血、温阳、滋阴；祛邪采用理气、除湿、化痰、祛瘀、解毒（热毒、寒毒）、软坚散结等法。

3.癌病按肿瘤部位不同可选择适当的药物治疗，常用于治疗肝癌的药物有（　　　　）

A. 藤梨根　　　　B. 茵陈　　　　C. 田基黄　　　　D. 平地木　　　　E. 片姜黄

【正确答案】BCDE　　　　【易错答案】A

【答案分析】治疗肝癌常选茵陈、田基黄、平地木、片姜黄；治疗胃癌常选石斛、麦冬、藤梨根。

（三）简答题

1.简述不同癌病病理因素的特性。

【正确答案】不同癌病的病理因素各有特性，如脑瘤常以风火痰瘀上蒙清阳为主，肺癌则多属痰瘀郁热，食道癌、胃癌多属痰气瘀阻，甲状腺癌多属火郁痰瘀，肝癌、胆囊癌多属湿热瘀毒，大肠癌多湿浊瘀滞，肾癌、膀胱癌多为湿热浊瘀等。

【易错答案】回答要点有遗漏。

【答案分析】本题的回答要点包括脑瘤、肺癌、食道癌、胃癌、甲状腺癌、肝癌、胆囊癌、大肠癌、肾癌、膀胱癌。

2.简述癌病与良性肿瘤的鉴别。

【正确答案】①发展速度：良性肿瘤生长缓慢，可几年甚至十几年；癌病生长较快，呈进行性、倍数级生长。②皮肤改变：良性肿瘤无改变，除皮脂腺囊肿外，与皮肤无粘连；癌病常与皮肤粘连，凹陷或形成溃疡。③肿块表面：良性肿瘤光滑，与周围不粘连，边界清，活动度好；癌病表面粗糙，无包膜，常与周围或皮肤粘连，活动度差或固定。④肿块硬度：良性肿瘤一般质地较软；癌病质地硬或固定，无弹性。⑤全身状况：良性肿瘤一般无症状，肿瘤体积较大或发生于特殊部位，可产生压迫症状；癌病早期症状隐匿，如不明原因的消瘦、发热、出血，或发病部位的相应症状。

【易错答案】遗漏两者在全身状况方面的不同。

【答案分析】良性肿瘤和癌病两者之间的区别要从发展速度、皮肤改变、肿块表面、肿块硬度、全身状况等多个方面进行表述。

第十一章　肢体经络病证

第一节　痹证

◎ **重点** ◎

痹证的概念及历史沿革、病因病理及辨证论治

◎ **难点** ◎

痹证的预后转归及调护

精选习题

（一）单选题

1. 首载独活寄生汤、犀角汤治疗痹证的医著是（　　　　）

A.《备急千金要方·治诸风方》　　　　　　B.《景岳全书》

C.《医宗必读》　　　　　　D.《金匮要略·中风历节病脉证并治》

E.《素问·咳论》

【正确答案】A　　　　　　【易错答案】B、C、D、E

【答案分析】《黄帝内经》提出痹之病名，并对其病因病机、证候分类以及转归、预后等均进行了较详细的论述。《备急千金要方·治诸风方》首载独活寄生汤、犀角汤治疗痹证，且为临床常用方;《金匮要略·中风历节病脉证并治》中载有"历节"之名;明代张景岳的《景岳全书·风痹》认为，痹证虽以风寒湿合痹为原则，但须分阴证、阳证，阳证即热痹，"有寒者宜从温热，有火者宜从清凉"，其认为痹证乃"寒证多而热证少"。

2. 痹证的内在致病因素是（　　　　）

A. 正气不足　　　　　D. 感受风寒湿邪　　　　　C. 情志不畅

D. 饮食不节　　　　　E. 瘀血阻滞

【正确答案】A　　　　　　【易错答案】E

【答案分析】痹证的病因分为外因和内因。外因是痹证发生的条件，主要为感受风寒湿邪和风湿热邪。内因为发病的基础，主要为劳逸不当和体质亏虚。而瘀血阻滞是感受外邪后产生痹证的病理基础。

3. 关节肿胀，肌肤红，灼热疼痛者，辨证属（　　　）

　　A. 痰　　　　　　　B. 瘀　　　　　　　C. 湿　　　　　　　D. 寒　　　　　　　E. 热

【正确答案】E　　　　　　　【易错答案】B

【答案分析】凡痹证，游走不定者为行痹，属风邪盛；痛势较甚，痛有定处，遇寒加重者为痛痹，属寒邪盛；关节酸痛、重着、漫肿者为着痹，属湿邪盛；关节肿胀、肌肤红，灼热疼痛者为热痹，属热邪盛。关节疼痛日久，肿胀局限，或见皮下结节者为痰；关节疼痛部位固定、僵硬、变形、疼痛不移，肌肤紫暗或有瘀斑者为瘀。

4. 患者，女，21岁。近1周双侧肩、肘、膝关节游走性疼痛，局部灼热红肿，痛不可触，得冷则舒，有皮下结节，伴有发热、恶风、汗出、口渴，舌质红，舌苔黄腻，脉滑数。其诊断是（　　　）

　　A. 痹证之风寒湿痹　　　　　B. 痹证之寒热错杂　　　　　C. 痹证之痰瘀痹阻

　　D. 痹证之风湿热痹　　　　　E. 痹证之气血虚痹

【正确答案】D　　　　　　　【易错答案】A、B

【答案分析】根据该患者的临床表现，关节游走性疼痛，属风；局部灼热红肿，得冷则舒，属热；有皮下结节，苔黄腻，脉滑数，属湿热。故可诊断为风湿热痹，治宜清热通络、祛风除湿，方选白虎加桂枝汤。

5. 患者久病，肢体关节疼痛，屈伸不利，关节肿大、僵硬、变形，有硬结、瘀斑，肌肉萎缩，舌质暗，脉细涩。其治法为（　　　）

　　A. 清热通络，祛风除湿　　　B. 培补肝肾，通络止痛　　　C. 化痰祛瘀，蠲痹通络

　　D. 温经散寒，祛风除湿　　　E. 益气养血，和血通络

【正确答案】C　　　　　　　【易错答案】D、E

【答案分析】根据该患者的临床表现，可诊断为痰瘀痹阻型痹证，治宜化痰祛瘀、蠲痹通络，方选双合汤加减。

6. 患者肢体关节、肌肉疼痛，遇寒痛甚，得热则痛缓，关节屈伸不利，舌质淡，苔薄白，脉弦紧。其治疗宜选用（　　　）

　　A. 桂枝芍药知母汤　　　　　B. 双合汤　　　　　　　C. 黄芪桂枝五物汤

　　D. 蠲痹汤　　　　　　　　　E. 白虎加桂枝汤

【正确答案】D　　　　　　　【易错答案】A、B

【答案分析】根据该患者的临床表现，可诊断为痹证之风寒湿痹。其发病为风、寒、湿三气杂至，治宜祛风散寒、除湿通络，方选蠲痹汤。桂枝芍药知母汤适用于治疗寒热错杂；黄芪桂枝五物汤适用于治疗气血虚痹；双合汤适用于治疗痰瘀痹阻型痹证；白虎加桂枝汤适用于治疗风湿热痹。

（二）多选题

1. 痹证的外邪致病因素有（　　　）

A. 风 　　　　 B. 寒 　　　　 C. 湿 　　　　 D. 瘀 　　　　 E. 虚

【正确答案】ABC 　　　　【易错答案】D

【答案分析】风、寒、湿三气杂至，合而为痹。风邪甚者，病邪流窜，病变部位游走不定为行痹；寒邪甚者，肃杀阳气，疼痛剧烈为痛痹；湿邪甚者，病邪重着、黏滞，病变部位固定不移为着痹。痹证日久不愈，气血津液运行不畅则血脉瘀阻，津液凝聚，痰瘀互结，闭阻经络。病变部位在经脉，累及肢体、关节、肌肉、筋骨，日久则耗伤气血，损伤肝肾，故形成肝肾两虚证。

2. 痹证之肝肾两虚证的临床表现有（　　　　）

A. 疼痛呈游走性 　　 B. 关节疼痛酸楚 　　　 C. 随气候变化，活动后加重

D. 乏力、消瘦 　　　 E. 骨蒸潮热，面色潮红

【正确答案】BDE 　　　　【易错答案】A、C

【答案分析】痹证日久不愈，耗伤气血，损及脏腑，致肝肾亏虚，可见关节肿大、僵硬变形、屈伸不利，肌肉瘦削，腰膝酸软，或畏寒肢冷、阳痿遗精，或头晕目眩、骨蒸潮热、面色潮红、心烦口干、失眠，舌质红，少苔，脉细数。

（三）名词解释

痹证

【正确答案】痹证是由于感受风、寒、湿、热之邪，闭阻经络，气血运行不畅，引起以肢体筋骨、关节、肌肉等处发生疼痛、重着、酸楚、麻木，或关节屈伸不利、僵硬、肿大、变形及活动障碍为主要症状的病证。

【易错答案】回答要点不全面。

【答案分析】注意痹证的病因、发病机制和临床表现。

（四）简答题

1. 简述痹证和痿证的鉴别诊断。

【正确答案】痹证是由风、寒、湿、热之邪侵袭肌腠经络，痹阻筋脉关节而致；痿证则以邪热伤阴，五脏精血亏损，经脉肌肉失养为患。鉴别要点首先在于痛与不痛，痹证以关节疼痛为主，而痿证则为肢体痿弱不用，一般无疼痛的症状；其次在于肢体活动障碍与否，痿证是无力运动，痹证是痛而影响活动；其三，部分痿证病初即有肌肉萎缩，而痹证则是由于疼痛甚或关节僵直不能活动，日久废而不用导致肌肉萎缩。

【易错答案】回答要点不全面。

【答案分析】痹证与痿证有相同点，但相同的临床表现发生的病因病机不同，痹证和痿证最大的鉴别点是疼痛与否。

2. 简述痹证的辨证要点。

【正确答案】①辨病邪偏盛：大凡痹证，游走不定者为行痹，属风邪盛；痛势较甚，痛有定处，遇寒加重者为痛痹，属寒邪盛；关节酸痛、重着、漫肿者为着痹，属湿邪盛；关节肿胀，肌肤红，灼热疼痛者为热痹，属热邪盛。关节疼痛日久，肿胀局限，或见皮下结节者为痰；关节疼痛部位固定、僵硬、变形、疼痛不移，肌肤紫暗或有瘀斑者为瘀。②辨别虚实：痹证初起多以

邪实为主，有风寒湿与风湿热之不同；病久多属正虚邪实，虚中夹实。其正虚者，有气血亏虚、肝肾不足主次不同；邪实者，痰瘀痹阻，或兼风寒湿热之邪。

【易错答案】回答要点不全面。

【答案分析】痹证是正气不足，感受风、寒、湿、热之邪，阻滞经络，闭阻气血，引起肌肉、筋骨、关节等部位酸痛、麻木、重着、肿胀、屈伸不利或关节肿大变形为临床表现的病证，随着病情的发展，可形成痰瘀痹阻，甚至内传脏腑。故首先应分清虚实及病邪的偏盛。

（五）论述题

试述痹证的病机演变。

【正确答案】痹证的病机演变常见于本虚标实之间。本病初起因风、寒、湿、热之邪相互作用所致，故属实；痹证日久，耗伤气血，损及肝肾，病理性质为虚实相兼；部分患者肝肾气血大伤，而筋骨肌肉疼痛酸楚症状较轻，呈现以正虚为主的虚痹。因此，痹证日久可发生3个方面的病机演变：一是风寒湿痹或风湿热痹日久不愈，气血运行不畅，出现瘀血痰浊，痹阻经络；二是病久正气耗伤，呈现不同程度的气血亏虚或肝肾不足证候；三是痹证日久不愈，病邪由经络累及脏腑，出现脏腑痹的证候。

【易错答案】回答要点不全面。

【答案分析】痹证的病机演变常见于本虚标实之间，注意掌握其病机演变过程。

（六）病案题

患者，男，46岁。素有肢体关节疼痛，近日因天气变化，关节疼痛又发，其痛游走不定，关节肿大，伴恶风发热，口渴，苔薄黄，脉浮数。

请写出：中医诊断、辨证分型、治法、代表方。

【正确答案】

中医诊断：痹证；辨证分型：风寒湿痹。

根据影响因素及临床表现特点，疼痛游走不定，伴恶风发热、口渴，苔薄黄、脉浮数，皆为风的特点，故诊断为风寒湿痹。

治法：祛风通络，散寒除湿。

代表方：蠲痹汤。

药物组成：羌活9g，独活9g，桂枝9g，秦艽9g，海风藤9g，桑枝9g，当归9g，川芎9g，乳香9g，木香9g，甘草3g。

【易错答案】辨证分型和选方用药错误。

【答案分析】注意根据患者的临床表现、舌苔、脉象准确辨证。

第二节　痉证

◎ **重点** ◎

痉证的历史沿革、病因病机和辨证论治

◎ **难点** ◎

痉证的鉴别诊断

扫码获取
同步习题

精选习题

（一）单选题

1. 痉证的病名首见于（　　　）

A.《黄帝内经》　　　　　B.《温病条辨》　　　　　　　C.《五十二病方》

D.《诸病源候论》　　　　E.《医学明理》

【正确答案】C　　　　　　【易错答案】A、B

【答案分析】痉证的病名首见于《五十二病方》。《黄帝内经》指出痉证的发生与风、寒、湿、热等邪气有关，如《素问·至真要大论》曰："诸痉项强，皆属于湿""诸暴强直，皆属于风"。

2. 痉证的病位在（　　　）

A. 筋脉　　　　B. 肌肉　　　　C. 皮毛　　　　D. 气血　　　　E. 脏腑

【正确答案】A　　　　　　【易错答案】B

【答案分析】痉证的病位在筋脉，属肝所主，与心、脾、胃、肾等脏腑关系密切。其病理性质有虚实两方面，虚者为脏腑虚损，阴阳、气血、津液不足；实者为邪气壅盛。痉证的病理变化主要在于阴血虚少，筋脉失养。

3. 痉证的基本治疗原则是（　　　）

A. 清热化湿　　　　　　B. 祛风散寒　　　　　　　　C. 活血通窍

D. 清肝息风　　　　　　E. 急则治其标，缓则治其本

【正确答案】E　　　　　　【易错答案】D

【答案分析】急则治其标、缓则治其本是痉证治疗的基本原则，切勿滥用镇肝息风之品。外感发痉以邪实为主，当祛其邪，常用祛风散寒、清热除湿、豁痰开窍等治法；内伤发痉以本虚为主，当扶正，治疗以滋阴养血、舒筋解痉等为主。

4. 患者高热头痛，手足躁动，项背强急，角弓反张，舌质红绛，舌苔薄黄，脉弦细而数。其治法为（　　　）

A. 平肝潜阳，通络止痉　　　B. 益气补血，缓急止痉　　　　C. 益气化瘀，活络止痉

D. 化痰通络，息风止痉　　　E. 清肝潜阳，息风止痉

【正确答案】E　　　　　　【易错答案】A

【答案分析】根据该患者的临床表现，可诊断为肝经热盛型痉证，治宜清肝潜阳、息风止痉，方选羚角钩藤汤。

5. 患者，男，40岁。头痛昏蒙，神志呆滞，项背强直，四肢抽搐，胸脘满闷，呕吐痰涎，

舌苔白腻，脉滑。其治疗宜选用（　　）

　　A. 羌活胜湿汤　　　　　　　B. 涤痰汤　　　　　　　　C. 大定风珠

　　D. 增液承气汤　　　　　　　E. 导痰汤

【正确答案】E　　　　　　　　【易错答案】B

【答案分析】根据该患者的临床表现，可诊断为痰浊阻滞型痉证，治宜豁痰开窍、息风止痉，方选导痰汤。

（二）多选题

1. 痉证的发病特点有（　　）

　　A. 项背强直　　　　　　　　B. 四肢抽搐　　　　　　　C. 角弓反张

　　D. 口噤　　　　　　　　　　E. 口舌歪斜

【正确答案】ABCD　　　　　　【易错答案】E

【答案分析】痉证是以项背强直、四肢抽搐，甚至口噤、角弓反张为主症的疾病。而口舌歪斜是中风的表现之一，注意区分。

2. 患者壮热汗出，项背强直，手足挛急，角弓反张，腹满便结，口渴喜冷饮，舌质红，苔黄燥，脉弦数。其治疗宜选用（　　）

　　A. 白虎汤　　　　　　　　　B. 羚角钩藤汤　　　　　　C. 竹叶石膏汤

　　D. 增液承气汤　　　　　　　E. 清营汤

【正确答案】AD　　　　　　　【易错答案】B、C、E

【答案分析】根据该患者的临床表现，可诊断为阳明热盛型痉证，治宜清泄胃热、增液止痉，方选白虎汤合增液承气汤。前方以清泄阳明实热为主；后方重在滋阴增液、泄热通便。

3. 患者产后失血，四肢麻木，直视口噤，头晕目眩，自汗气短，低热，舌淡红，苔薄少津，脉细数。其治疗的主方宜选（　　）

　　A. 羌活胜湿汤　　B. 四物汤　　　　C. 大定风珠　　　D. 增液承气汤　　E. 圣愈汤

【正确答案】BC　　　　　　　【易错答案】E

【答案分析】根据该患者的临床表现，可诊断为阴血亏虚型痉证，治宜滋阴养血、息风止痉，方选四物汤合大定风珠。前方以补血调血为主；后方重在滋液育阴、柔肝息风。

4. 下列关于痉证预防调护的说法，正确的有（　　）

　　A. 病床需平整松软，并设床栏，发病时尽量减少搬动患者

　　B. 病室保持安静、光线柔和，减少噪音刺激

　　C. 急性发作注意保护舌体和防止窒息，保持呼吸道通畅

　　D. 对频繁肢体抽动者，避免强行按压或捆绑，防止骨折

　　E. 因高热发痉者需给予降温处理，并确保水分充足，促进痉证的恢复

【正确答案】ABCDE　　　　　【易错答案】漏选

【答案分析】以上选项均属于痉证的针对性预防调护措施。

下篇
各论

5. 需要与痉证鉴别的疾病有（　　　　）

A. 痫证　　　　　B. 厥证　　　　　C. 颤证　　　　　D. 破伤风　　　　　E. 痿证

【正确答案】ABCD　　　　　【易错答案】E

【答案分析】痫证是一种发作性的神志异常疾病，以突然仆倒、口吐涎沫、两目上视、四肢抽搐为主症，大多数发作片刻即自行苏醒，醒后如常人；痉证发作多呈持续性；厥证以突然昏倒、不省人事、四肢厥冷为主症；颤证起病较慢，以头颈、手足不自主颤动、振摇为主症；破伤风古称"金疮痉"，发痉多始于头面部，肌肉痉挛，口噤，苦笑面容，逐渐延及四肢或全身。

（三）名词解释

痉证

【正确答案】痉证是以项背强直、四肢抽搐，甚至口噤、角弓反张为主症的疾病。起病急骤，病情危重，可伴发于高热、昏迷等病症过程中。

【易错答案】回答要点不全面。

【答案分析】注意痉证的临床表现及发作特点。

（四）简答题

1. 简述痉证与痫证、破伤风的鉴别诊断。

【正确答案】痫证是以突然仆倒、昏不知人、口吐涎沫、两目上视、四肢抽搐，或口中如作猪羊声为特征；大多发作片刻即自行苏醒，醒后如常人。破伤风，古称"金疮痉"，现属外科疾病范畴；多因金疮破伤，伤口不洁，感受风毒之邪痉所致；发痉多始于头面部，表现为肌肉痉挛、口噤、苦笑面容等。痉证是以项背强直、四肢抽搐，甚至口噤、角弓反张为主症的疾病，起病急骤，病情危重，可伴发于高热、昏迷等病症过程中。

【易错答案】回答要点不全面。

【答案分析】痉证与痫证、破伤风在发病机制上有相似之处，皆有风象，但是三者各有不同，需注意明确诊断，必要时结合西医检查，明确诊断。

2. 简述痉证的辨证要点。

【正确答案】①辨外感与内伤：一般来说，外感致痉多有恶寒、发热、脉浮等表证，即使热邪直中，可无恶寒，但必有发热。内伤致痉多无恶寒发热之象。②辨虚证与实证：颈项强直，牙关紧闭，角弓反张，四肢抽搐频繁有力而幅度较大者，多为实证；手足蠕动，或抽搐时休时止，神疲倦怠者，多属虚证。

【易错答案】回答要点不全面。

【答案分析】痉证的诊断及治疗，必须首先详辨外感与内伤、虚证与实证。必要时可结合血常规、脑脊液等实验室检查和CT、MRI等影像学检查，以明确疾病的诊断。

（五）论述题

1. 试述痉证的治疗原则。

【正确答案】急则治其标、缓则治其本是痉证治疗的基本原则，切勿滥用镇肝息风之品。外感发痉以邪实为主，当祛其邪，常用祛风散寒、清热除湿、豁痰开窍等治法。内伤发痉以本虚为主，当扶正，治疗以滋阴养血、舒筋解痉等为主。

痉证多起病急，发展迅速。若见口张目瞪、昏昧无知、戴眼反折、遗尿、汗出如油如珠等，均属预后不良的征象。若痉证除项背强直、四肢抽搐、角弓反张外，还可见恶寒发热、肢体酸重、高热心烦等，乃外感风、寒、湿、热等所致，常用祛风、散寒、除湿、清热等法治疗；若痉证见头晕目眩、神疲乏力、气短自汗等症状，乃气血亏虚所致，病属内伤致痉，常用四物汤或八珍汤以益气养血，柔筋止痉；必要时需配伍息风止痉之药，实证可以用羚角钩藤汤等平肝息风止痉，虚证可以用大定风珠等柔肝息风止痉；临证中还当根据病理转化兼顾其变证。

【易错答案】回答要点不全面。

【答案分析】痉证的治疗当以急则治其标、缓则治其本为首要治疗原则。同时详辨外感与内伤、虚证与实证以对症治疗。

2. 试述痉证的证型及代表方。

【正确答案】邪壅经络——羌活胜湿汤；肝经热盛——羚角钩藤汤；阳明热盛——白虎汤合增液承气汤加减；心营热盛——清营汤；瘀血内阻——通窍活血汤；痰浊阻滞——导痰汤；阴血亏虚——四物汤合大定风珠加减。

【易错答案】回答要点不全面。

【答案分析】痉证根据病因及患者的体质不同，痉证的发病机制不同，临床表现的特点，可分为 7 个证型。

（六）病案题

患者，女，36 岁。形体肥胖，近 3 天头痛昏蒙，神识呆滞，项背强急，四肢抽搐，胸脘满闷，呕吐痰涎，舌苔白腻，脉弦滑。

请写出：中医诊断、辨证分型、治法、代表方。

【正确答案】

中医诊断：痉证；辨证分型：痰浊阻滞型。

根据临床表现特点，该患者素体痰湿重，头痛昏蒙，神识呆滞，项背强急，四肢抽搐，胸脘满闷，呕吐痰涎，皆为痰湿阻滞之象，故诊断为痰浊阻滞型痉证。舌苔白腻、脉弦滑皆为痰浊阻滞型的佐证。

治法：豁痰开窍，息风止痉。

代表方：导痰汤。

药物组成：制半夏 6g，橘红 3g，茯苓 3g，枳实 3g，胆南星 3g，甘草 1.5g。

【易错答案】辨证分型和选方用药错误。

【答案分析】抓住该患者的主要临床表现，如胸脘满闷、呕吐痰涎等痰湿阻滞之象，对症选方用药。

第三节 痿证

◎ **重点** ◎

痿证的临床表现、发病机制、治则治法及辨证论治

◎ **难点** ◎

经典中对痿证治法的论述及痿证的转归

扫码获取
同步习题

精选习题

（一）单选题

1. "痿" 之病名首见于（ 　　 ）

A.《景岳全书》　　　　　　B.《五十二病方》　　　　　　C.《金匮要略》

D.《温病条辨》　　　　　　E.《素问》

【正确答案】E　　　　　　【易错答案】A、B

【答案分析】"痿" 之病名首见于《素问·痿论》，并提出 "治痿者独取阳明" 的基本原则。《黄帝内经》对痿证的病名、病因、病机、病证分类及治疗原则都有详细描述。

2. 痿证的病变部位在（ 　　 ）

A. 津液　　　　　　B. 筋脉、肌肉　　　　　　C. 心包

D. 经脉　　　　　　E. 脾胃

【正确答案】B　　　　　　【易错答案】A、D

【答案分析】痿证的病机为五脏受损，津液不足，气血亏耗，肌肉筋脉失养，而发痿证，故其病变部位在筋脉、肌肉，但根柢在于五脏虚损。

3. 朱丹溪治痿 "泻南方，补北方" 是指（ 　　 ）

A. 清热滋阴　　　B. 健脾益气　　　C. 补益肝肾　　　D. 清热润肺　　　E. 清热燥湿

【正确答案】A　　　　　　【易错答案】C

【答案分析】张子和的《儒门事亲·指风痹痿厥近世差玄说》把风、痹、厥与痿证进行了鉴别，强调 "痿病无寒"，认为痿证的病机是 "由肾水不能胜心火，心火上烁肺金。肺金受火制，六叶皆焦，皮毛虚弱，急而薄著，则生痿躄"。其临床表现为 "四末之疾，动而或劲者为风，不仁或痛者为痹，弱而不用者为痿，逆而寒热者为厥，此其状未尝同也"。朱丹溪承张子和之说，力纠 "风痿混同" 之弊，提出了 "泻南方，补北方" 的治疗原则，"泻南方则肺金清而东方不实……补北方则心火降而西方不虚"，在具体辨证方面又有湿热、湿痰、气虚、瘀血之别，对后世影响颇深。

4. 患者久病体虚，四肢微弱肌肉瘦削，手足麻木不仁，四肢青筋显露，伴有肌肉活动时引

痛不适，舌痿不能伸缩，舌质暗淡有瘀点，脉细涩。其辨证属（　　　）

  A.湿热浸淫型痿证   B.肺热津伤型痿证   C.脾胃虚弱型痿证

  D.肝肾亏损型痿证   E.脉络瘀阻型痿证

  【正确答案】E   【易错答案】A、B

  【答案分析】该患者手足麻木不仁，四肢青筋显露，伴有肌肉活动时引痛不适，舌痿不能伸缩，为痿证的主要临床表现，舌质暗淡有瘀点、脉细涩为瘀象，故诊断为脉络瘀阻型痿证，治宜益气养营、活血行瘀，方选圣愈汤合补阳还五汤。

  5.患者，女，46岁。渐见肢体痿软无力，尤以下肢明显，腰膝酸软，不能久立，甚至步履全废，腿胫大肉渐脱，眩晕耳鸣，舌咽干燥，遗尿，月经不调，舌红少苔，脉细数。其治疗代表方为（　　　）

  A.参苓白术散   B.虎潜丸   C.圣愈汤合补阳还五汤

  D.二妙丸   E.清燥救肺汤

  【正确答案】B   【易错答案】A

  【答案分析】根据该患者的临床表现，可以诊断为肝肾亏损型痿证，治宜用虎潜丸。清燥救肺汤适用于治疗肺热津伤型痿证；二妙丸适用于湿热浸淫型痿证；参苓白术散适用于治疗脾胃虚弱型痿证；圣愈汤合补阳还五汤适用于治疗脉络瘀阻型痿证。

  6.患者，男，33岁。病起发热，热后突然出现肢体软弱无力，肌肉瘦削，皮肤干燥，心烦口渴，咳呛少痰，咽干不利。其治疗宜选用（　　　）

  A.桑杏汤   B.六味地黄丸   C.虎潜丸   D.加味二妙散   E.清燥救肺汤

  【正确答案】E   【易错答案】A

  【答案分析】根据该患者的临床表现，可诊断为肺热伤津型痿证，治疗宜选用清燥救肺汤以清热润燥、养阴生津。而虎潜丸适用于治疗肝肾亏损型痿证，桑杏汤适用于治疗温燥，六味地黄丸滋阴补肾。

  7.患者，男，42岁。患重症肌无力多年，近日劳累后肢体痿软无力逐渐加重，食少，便溏，腹胀，面浮而色不华，气短，神疲乏力，苔薄白，脉细。若其中气不足，治疗可选用（　　　）

  A.补中益气汤   B.四君子汤   C.六君子汤

  D.归脾汤   E.香砂六君子汤

  【正确答案】A   【易错答案】B

  【答案分析】根据该患者的临床表现，可诊断为脾胃虚弱型痿证。虽然四君子汤可补脾胃之气，六君子汤可燥湿化痰、补脾气，香砂六君子汤宜行气化痰、补脾益气，皆可补脾胃之气，但补中益气汤可补脾益气、升提中气，适用于中气不足。

  8.患者起病缓慢，肢体软弱无力逐渐加重，神疲肢倦，肌肉萎缩，少气懒言，面色萎黄无华，舌淡苔薄白，脉细弱。其治疗可选用（　　　）

  A.参苓白术散合补中益气汤加减   B.清燥救肺汤

C. 补中益气汤　　　　　　　　　　D. 虎潜丸

E. 参苓白术散

【正确答案】A　　　　　　【易错答案】C、E

【答案分析】该患者神疲肢倦、肌肉萎缩、少气懒言，辨证属脾胃虚弱型痿证，多由脾虚不健，生化乏源，气血亏虚，筋脉失养所致，治疗宜选参苓白术散合补中益气汤加减，前方以健脾益气利湿为主，后者重在健脾益气养血。

（二）多选题

1. 与痿证发病有关的脏腑有（　　　　）

A. 肝　　　　　B. 肾　　　　　C. 肺　　　　　D. 心　　　　　E. 胃

【正确答案】ABCE　　　　　【易错答案】D

【答案分析】痿证的病因有感受温毒、湿热浸淫、饮食毒物所伤、劳病体虚、跌仆瘀阻五端，可在一定条件下相互影响、相互转化，引起五脏受损，精津不足，气血亏耗，肌肉筋脉失养，而发痿证。肺热叶焦，精津失其宣布，久则五脏失濡而致痿；热邪内盛，肾水下亏，水不制火，则火灼肺金，又可加重肺热津伤；脾虚不运与湿热蕴积也可互为因果；湿热亦能下注于肾，伤及肾阴；温热毒邪，灼伤阴津，或湿热久稽，化热伤津，易致阴津耗损；脾胃虚弱，运化无力，又可津停成痰，痹阻经脉，也发本病。临床上，五端之间常互相影响，或兼见，或同病。其病变部位在筋脉、肌肉，与肝、肾、肺、脾胃最为密切。

2. 痿证的临床症状有（　　　　）

A. 肢体筋脉弛缓　　　　　B. 软弱无力　　　　　　　C. 肌肉萎缩

D. 关节筋骨肌肉疼痛　　　E. 不能随意运动

【正确答案】ABCE　　　　　【易错答案】D

【答案分析】痿证是肢体筋脉弛缓，软弱无力，不能随意运动，或伴有肌肉萎缩的一种病证。而关节筋肉疼痛是痹证的主要临床表现，此为两者最关键的鉴别点。

3. 痿证的病因主要有（　　　　）

A. 感受温毒　　　　　　B. 湿热浸淫　　　　　　　C. 饮食毒物所伤

D. 劳病体虚　　　　　　E. 跌仆瘀阻

【正确答案】ABCDE　　　　【易错答案】漏选

【答案分析】痿证的发生主要因感受温毒、湿热浸淫、饮食毒物所伤、劳病体虚、跌仆瘀阻等，引起五脏受损，精津不足，气血亏耗，进而肌肉筋脉失养，发为痿证。

4. 久痿虚极，脾肾精气虚败，病情危笃，常出现的并病或变证有（　　　　）

A. 汗出如油　　　B. 吞咽困难　　　C. 舌体瘫软　　　D. 呼吸困难　　　E. 神昏谵语

【正确答案】BCD　　　　　【易错答案】A、E

【答案分析】久痿虚极，脾肾精气虚败，病情危笃。足少阴脉贯行舌根，足太阴脉上行夹咽，连舌本，散于舌下。脾气虚损，无力升清，肾气虚衰，宗气不足，可见舌体瘫软、呼吸和吞咽困难等凶险之候。

（三）名词解释

痿证

【正确答案】痿证是肢体筋脉弛缓，软弱无力，不能随意运动，或伴有肌肉萎缩的一种病证。临床以下肢痿弱较为常见，亦称"痿躄"。"痿"是指机体痿弱不用，"躄"是指下肢软弱无力，不能步履之意。

【易错答案】回答要点不全面。

【答案分析】注意痿证的临床表现，其病位在筋脉、肌肉。

（四）简答题

简述痿证的辨证要点。

【正确答案】痿证辨证，重在辨脏腑病位，审标本虚实。痿证初起，症见发热、咳嗽、咽痛，或在热病之后出现肢体软弱不用者，病位多在肺；凡见四肢痿软、食少便溏、面浮、下肢微肿、纳呆腹胀，病位多在脾胃；凡以下肢痿软无力明显者，甚则不能站立、腰脊酸软、头晕耳鸣、遗精阳痿、月经不调、咽干目眩，病位多在肝肾。痿证以虚为本，或本虚标实。因感受温热毒邪或湿热浸淫者，多急性发病，病程发展较快，属实证。热邪最易耗津伤正，故疾病早期就常见虚实错杂。内伤积损，久病不愈，主要为肝肾阴虚和脾胃虚弱，多属虚证，可兼夹郁热、湿热、痰浊、瘀血，而虚中有实。跌打损伤，瘀阻脉络，或痿证日久，气虚血瘀，也属常见。

【易错答案】回答要点不全面。

【答案分析】痿证的辨证应辨明脏腑病位及标本虚实，以便对症治疗。

（五）论述题

1. 如何理解"治痿独取阳明"的意义？

【正确答案】所谓"独取阳明"，主要是指采用补益脾胃的方法治疗痿证。肺之津液来源于脾胃，肝肾的精血亦有赖于脾胃的生化，脾胃功能健旺，则气血津液充足，脏腑功能旺盛，筋脉得以濡养，有利于痿证的恢复。临床可以从以下3个方面来理解：一是不论选方用药、针灸取穴，都应该重视补益脾胃；二是"独取阳明"尚包括清胃火、祛湿热，以调理脾胃；三是临证要重视辨证论治。

【易错答案】回答要点不全面。

【答案分析】注意"治痿独取阳明"不只是补脾胃，亦有清胃火、祛湿热等，包括对于脾胃的各种调理。

2. 试述痿证的主要病机。

【正确答案】痿证的主要病机概而论之，有感受温毒、湿热浸淫、饮食毒物所伤、劳病体虚、跌仆瘀阻五端，可在一定条件下相互影响、相互转化，引起五脏受损，精津不足，气血亏耗，肌肉筋脉失养，而发痿证。肺热叶焦，精津失其宣布，久则五脏失濡而致痿；热邪内盛，肾水下亏，水不制火，则火灼肺金，又可加重肺热津伤；脾虚不运与湿热蕴积也可互为因果；湿热亦能下注于肾，伤及肾阴；温热毒邪，灼伤阴津，或湿热久稽，化热伤津，易致阴津耗损；脾胃虚弱，运化无力，又可津停成痰，痹阻经脉，也发本病。临床上，五端之间常互相影响，或兼见，或同病。其病变部位在筋脉、肌肉，与肝、肾、肺、脾胃最为密切。本病病机演变常见于本虚标实之间。一般而言，本病以热证、虚证为多，虚实夹杂者亦不少见。外感温邪、湿热所致者，病初阴津耗伤不甚，邪热偏重，故属实证，但久延肺胃津伤，肝肾阴血耗损，则由实转虚，或虚实夹杂。内伤致病，脾胃虚弱，肝肾亏损，病久不已，气血阴津亏耗，则以虚证为主，但可夹湿、夹热、夹痰、夹瘀，表现本虚标实之候。故临床常呈现因实致虚、因虚致实和虚实错杂的复杂病机。

【易错答案】回答要点不全面。

【答案分析】熟练掌握痿证的病机及病机演变。

（六）病案题

患者，男，28 岁。双下肢痿软麻木 1 年。1 年前冬季救火时被水淋后，出现四肢末端麻木不仁，腿软无力，步履艰难，病情逐渐加重。刻下症见双下肢痿软、无力、麻木，肌肉萎缩，足胫热蒸，小便赤涩，苔黄腻，脉滑数。

请写出：病名诊断、辨证分型、治则治法、代表方。

【正确答案】

诊断：痿证；辨证分型：湿热浸淫型。

病史、病因仅为一方面，在诊断时重在刻下症，患者双下肢痿软、无力、麻木，肌肉萎缩，为痿证的主要临床表现；加之足胫热蒸、小便赤涩，故可诊断为湿热浸淫型痿证。苔黄腻、脉滑数为湿热浸淫型的佐证。

治法：清热利湿，通利经脉。

代表方：加味二妙丸。

药物组成：黄柏 10g，苍术 10g，牛膝 10g，当归 10g，泽兰 10g，薏苡仁 10g，乳香 10g，没药 10g，穿山甲 5g，甘草 5g，水蛭 3g。

【易错答案】辨证分型和选方错误。

【答案分析】注意根据临床表现、舌苔、脉象准确辨证。

第四节　颤证

◎ **重点** ◎

颤证的定义、诊断及辨证论治

◎ **难点** ◎

颤证的发病机制及预后

精选习题

（一）单选题

1. 最早记载"诸风掉眩，皆属于肝"的医著是（　　）

A.《素问·五常政大论》　　　B.《素问·脉要精微论》　　　C.《素问·至真要大论》

D.《金匮要略》　　　　　　　E.《诸病源候论》

【正确答案】C　　　　　　　【易错答案】A、B

【答案分析】颤证又称"振掉""颤振""震颤"。《黄帝内经》有最早认识，如《素问·至真要大论》云："诸风掉眩，皆属于肝。"其"掉"字，即含震颤之义。《素问·脉要精微论》有"骨者，髓之府，不能久立，行则振掉，骨将惫矣"之论。《素问·五常政大论》又有"其病摇动""掉眩巅疾""掉振鼓栗"等，阐述了本病以肢体摇动为其主要症状，属风象，与肝、肾有关，为后世对颤证的认识奠定了基础。

2. 颤证的基本病机是（　　）

A. 肌肉筋脉失养　　　　　　B. 肝风内动，筋脉失养　　　　C. 筋脉失养而挛急

D. 劳逸不当，筋脉损伤　　　E. 肢体筋脉拘急失控

【正确答案】B　　　　　　　【易错答案】A、C

【答案分析】颤证的发生主要因年老体虚、情志过极、饮食不节、劳逸失当等，引起风阳内动，或痰热动风，或瘀血夹风，或虚风内动，或肾精气血亏虚，进而筋脉失养或风邪扰动筋脉而发为颤证。颤证的病位在筋脉。

3. 颤证的病位在（　　）

A. 肌肉　　　　B. 筋脉　　　　C. 肝　　　　D. 肾　　　　E. 脾

【正确答案】B　　　　　　　【易错答案】A、C

【答案分析】颤证的病变部位在筋脉，与肝、肾、脾等脏关系密切。

4. 治疗髓海不足型颤证的方药是（　　）

A. 导痰汤合羚角钩藤汤　　　B. 人参养荣汤　　　　　　　C. 地黄饮子

D. 天麻钩藤饮合镇肝熄风汤　E. 龟鹿二仙膏合大定风珠

【正确答案】E　　　　　　　【易错答案】C

【答案分析】龟鹿二仙膏合大定风珠适宜于治疗髓海不足型颤证；气血亏虚型颤证治疗宜选用人参养荣汤；阳气虚衰型颤证治疗宜选用地黄饮子；风阳内动型颤证治疗宜选用天麻钩藤饮合镇肝熄风汤；痰热风动型颤证治疗宜选用导痰汤合羚角钩藤汤。

5. 患者，男，65岁。头摇不止，肢麻震颤，头晕目眩，口苦口黏，舌体胖大，有齿痕，舌质红，舌苔黄腻脉，弦滑数。其辨证属（　　）

A. 痰热风动证　　　　　　　B. 髓海不足证　　　　　　　C. 气血亏虚证

D. 阳气虚衰证　　　　　　　　　　E. 风阳内动证

【正确答案】A　　　　　　　　　【易错答案】B

【答案分析】由"头晕目眩，口苦口黏，舌体胖大，有齿痕，舌质红，舌苔黄腻脉，弦滑数"，可辨证为痰热风动型颤证，治宜清热化痰、平肝息风，方选导痰汤合羚角钩藤汤加减。

6. 患者，男，67岁。头摇肢颤，头晕目眩，持物不稳，腰膝酸软，失眠心烦，神呆痴傻，舌质红，舌苔薄白，脉细数。其辨证属（　　　）

A. 阳气虚衰证　　　　　　B. 气血亏虚证　　　　　　　C. 痰热风动证

D. 髓海不足证　　　　　　E. 风阳内动证

【正确答案】D　　　　　　　　　【易错答案】A、B

【答案分析】根据该患者的临床表现，辨证属髓海不足型颤证，治宜填精补髓、育阴息风，方选龟鹿二仙膏合大定风珠加减。

7. 临床治疗各种证型的颤证均可适当配伍（　　　）

A. 化瘀之品　　B. 祛痰之品　　　C. 息风之品　　　D. 清热之品　　　E. 滋阴之品

【正确答案】C　　　　　　　　　【易错答案】E

【答案分析】颤证属于"风病"的范畴，临床对各证候的治疗均可在辨证的基础上配合息风之法，而清热、平肝、滋阴、潜阳等也常与息风相伍。常用的药物有钩藤、白蒺藜、天麻、珍珠母、生龙骨、生牡蛎、全蝎、蜈蚣、白僵蚕等，其中虫类药不但息风定颤，且有搜风通络之功。

（二）多选题

1. 颤证的特征性症状有（　　　）

A. 肢体颤抖　　B. 头摇震颤　　C. 肢体拘急　　D. 肢体痿软　　E. 口眼歪斜

【正确答案】ABC　　　　　　　　【易错答案】D、E

【答案分析】颤证是以头部或肢体摇动、颤抖，不能自制，重者可见头部振摇、肢体震颤不止，甚则肢体拘急，失去活动自理能力为主要临床表现的一种病证。肢体痿软是痿证的主要临床表现，口眼歪斜是中风的主要临床表现。

2. 颤证的病因有（　　　）

A. 年老体虚　　　　　　　B. 情志过极　　　　　　　　C. 饮食不节

D. 跌仆瘀阻　　　　　　　E. 劳逸失当

【正确答案】ABCE　　　　　　　【易错答案】D

【答案分析】颤证的病因有年老体虚、情志过极、饮食不节及劳逸失当。

3. 阳气虚衰型颤证的临床表现有（　　　）

A. 肢体颤动，筋脉拘挛　　B. 心悸懒言，动则气短　　　C. 口苦口黏，甚则口吐痰涎

D. 自汗，小便清长，大便溏　E. 畏寒肢冷，四肢麻木

【正确答案】ABDE　　　【易错答案】C

【答案分析】阳气虚衰型颤证主要表现为头摇肢颤，筋脉拘挛，畏寒肢凉，四肢麻木，心悸懒言，动则气短，自汗，小便清长或自遗，大便溏，治宜补肾助阳、温煦筋脉。

4. 颤证的病理因素主要有（　　　）

A. 风　　　　　B. 火　　　　　C. 痰　　　　　D. 气　　　　　E. 瘀

【正确答案】ABCE　　　【易错答案】D

【答案分析】颤证为本虚标实之证。本为气血阴阳亏虚，其中以阴津精血亏虚为主，标为风、火、痰、瘀为患，四者在一定条件下相互影响，相互转化，引起气血阴精亏虚，不能濡养筋脉；或痰浊、瘀血壅阻经脉，气血运行不畅，筋脉失养；或热甚动风，扰动筋脉，而致肢体拘急颤动而发颤证。

5. 患者，女，38岁。近1周头摇肢颤，面色㿠白，表情淡漠，神疲乏力，动则气短，纳呆，舌体胖大，舌质淡红，舌苔薄白滑，脉沉濡无力。其治法为（　　　）

A. 益气养血　　　　　B. 清热化痰　　　　　C. 濡养筋脉

D. 育阴息风　　　　　E. 补肾助阳

【正确答案】AC　　　【易错答案】B、D、E

【答案分析】根据该患者的临床表现，可诊断为气血亏虚型颤证，多因气血两虚，筋脉失养，虚风内动所致，治宜益气养血、濡养筋脉，方选人参养荣汤。

（三）名词解释

颤证

【正确答案】颤证是以头部或肢体摇动、颤抖，不能自制为主要临床表现的一种病证。轻者表现为头摇动或手足微颤，重者可见头部振摇、肢体颤动不止，甚则肢节拘急、失去生活自理能力。

【易错答案】回答要点不全面。

【答案分析】注意颤证的临床表现，西医学的震颤麻痹、肝豆状核变性、小脑病变的姿势性震颤、原发性震颤、甲状腺功能亢进症以及具有颤证临床特征的锥体外系疾病和某些代谢性疾病，均属本病范畴。

（四）简答题

1. 简述颤证的辨证要点。

【正确答案】辨清标本虚实：本病为本虚标实。肝肾阴虚、气血不足为病之本，属虚；风、火、痰、瘀等病理因素多为病之标，属实。一般震颤较剧、肢体僵硬、烦躁不宁、胸闷体胖、遇郁怒而发者，多为实证；颤抖无力、缠绵难愈、腰膝酸软、体瘦眩晕、遇烦劳而加重者，多为虚证。但病久常标本虚实夹杂，临证需仔细辨别其主次偏重。

【易错答案】回答要点不全面。

【答案分析】分清本虚标实为诊断颤证的第一原则，勿犯虚虚实实之弊。

2. 简述颤证与瘛疭的鉴别诊断。

【正确答案】 颤证表现为头部及肢体颤抖、摇动、不能自制，甚者颤动不止、四肢强急，常伴动作笨拙、活动减少、多汗流涎、语言缓慢不清、烦躁不寐、神识呆滞等症状。其多发生于中老年人，一般呈隐匿起病，逐渐加重，不能自行缓解，部分患者发病与情志有关，或继发与脑部病变。而瘛疭即抽搐，多见于急性热病或某些慢性疾病急性发作，抽搐多呈持续性，有时伴短阵性间歇，手足屈伸牵引，弛纵交替，部分患者可有发热、两目上视、神昏等症状，结合病史分析，二者不难鉴别。

【易错答案】回答要点不全面。

【答案分析】结合病史及临床表现，二者不难鉴别。

（五）论述题

试述颤证的治疗原则。

【正确答案】 本病的初期，本虚之象并不明显，常见风火相煽、痰热壅阻之标实证，治疗当以清热、化痰、息风为主；病程较长，年老体弱，其肝肾亏虚、气血不足等本虚之象逐渐突出，治疗当以滋补肝肾、益气养血、调补阴阳为主，兼以息风通络。由于本病多发于中老年人，常在本虚的基础上导致标实，因此，治疗更应重视补益肝肾，治病求本。

颤证属于"风病"范畴，临床对各证候的治疗均可在辨证的基础上配合息风之法，而清热、平肝、滋阴、潜阳等也常与息风相伍。常用的药物有钩藤、白蒺藜、天麻、珍珠母、生龙骨、生牡蛎、全蝎、蜈蚣、白僵蚕等。其中虫类药不但息风定颤，且有搜风通络之功。正如叶天士所言："久病邪正混处其间，草木不能见效，当以虫蚁疏通逐邪。"

【易错答案】回答要点不全面。

【答案分析】本病病性为本虚标实。本为气血阴阳亏虚，其中以阴津精血亏虚为主；标为风、火、痰、瘀为患。标本之间密切联系，甚至可以相互转化。对于本虚标实、虚实夹杂者，宜标本兼治，灵活变通。

（六）病案题

患者，男，78岁。头摇肢颤2年余。刻下症见头摇肢颤，较前加重，伴神疲乏力，气短懒言，头晕心悸，自汗，大小便失控，舌淡胖，苔薄白，脉沉细。

请写出：中医诊断、辨证分型、治则治法、代表方。

【正确答案】

中医诊断：颤证；辨证分型：阳气虚衰证。

患者年老体衰且病久，易阳气不足。根据临床表现特点，患者头摇肢颤，气短懒言，头晕心悸，自汗，大小便失控，故诊断为阳气虚衰型颤证。舌淡胖、苔薄白、脉沉细皆为阳气虚衰的佐证。

治则治法：补肾助阳，温煦经脉。

代表方：地黄饮子。

药物组成：熟地黄 30g，巴戟天 21g，山茱萸 15g，肉苁蓉 9g，石斛 30g，炮附子 9g，五味子 12g，官桂 6g，白茯苓 30g，麦门冬 30g，石菖蒲 21g，远志 15g，薄荷 6g，生姜 6片，大枣(掰) 3 枚。

【易错答案】本证易与气血亏虚型颤证相混淆。

【答案分析】根据该患者的临床表现，诊断为颤证并不困难。阳气虚衰型颤证多伴阳气不足的表现，如畏寒肢冷，小便清长或自遗，舌淡苔薄白等；气血亏虚型颤证多伴气血不足的表现，如面色㿠白、神疲乏力、动则气短、心悸健忘、眩晕、纳呆等。应根据二者的临床表现、舌苔、脉象等加以鉴别。

第五节　腰痛

◎ 重点 ◎

腰痛的定义、诊断及辨证论治

◎ 难点 ◎

腰痛的兼证分型及预后转归

扫码获取
同步习题

精选习题

（一）单选题

1. 首次出现"腰痛"病名，并对腰痛病机有较为深入论述的是（　　）

A.《黄帝内经》　　　　　　B.《金匮要略》　　　　　　C.《诸病源候论》

D.《丹溪心法》　　　　　　E.《景岳全书》

【正确答案】A　　　　　　【易错答案】B

【答案分析错】春秋战国时期，《黄帝内经》中首次出现"腰痛"病名及其专篇，并对腰痛的病机有较为深入的论述。就病因学发展而言，其认为本病的发生与肾精亏虚、外邪侵袭、外伤瘀血、情志内伤等有关。如《素问·脉要精微论》云："腰者，肾之府，转摇不能，肾将惫矣。"张仲景的《金匮要略》提出"肾著"病名，描述了寒湿腰痛的病因病机及其症状特点，治以甘姜苓术汤。巢元方的《诸病源候论》认为腰痛与肾关系密切，肾虚是发病之本，在证候分类上，首先提出急慢性腰痛的分类。朱丹溪的《丹溪心法》提出腰痛的病因有"肾虚、瘀血、湿热、痰积、闪挫"，首次提出"湿热、痰饮留滞，气血不通，引起腰痛"。张介宾的《景岳全书》提出腰痛的辨证治疗应辨明虚实，认为肝脾病变亦能引起腰痛。

2. 腰痛的病机为（　　）

A. 寒湿闭阻，滞碍气血，经脉不利　　　　　B. 湿热壅遏，经气不畅，筋脉失舒

C. 经脉痹阻，腰府失养　　　　　　　　　　D. 肾阴不足，腰脊失濡

E. 肾阳不足，不能温养筋脉

【正确答案】C 　　　　　　　【易错答案】A、B、D、E

【答案分析】腰痛的主要病机概而论之为邪阻经脉，腰府失养。寒为阴邪，其性收引，郁遏卫阳，凝滞营阴，以致腰府气血不通；湿邪侵袭，其性黏滞，留着筋骨肌肉，闭阻气血，阳气不运，以致肌肉筋脉拘急而痛；感受热邪，常与湿合，或湿蕴生热而滞于腰府，经脉不畅而生腰痛。内伤腰痛多因肾之精气亏虚，腰府失养，偏于阴虚则腰府不得濡养，偏于阳虚则腰府不得温煦，故发生腰痛。内外二因，相互影响，风、寒、湿、热诸邪，常因肾虚而乘袭，痹阻经脉，发生腰痛。

3. 发生内伤腰痛的最主要因素是（　　　　）

A. 风邪为患　　　　　　　B. 暑邪为患　　　　　　　C. 热邪为患

D. 燥邪为患　　　　　　　E. 精气亏虚

【正确答案】E 　　　　　　　【易错答案】A、C

【答案分析】内伤腰痛多因肾之精气亏虚，腰府失养所致，偏于阴虚则腰府不得濡养，偏于阳虚则不得温煦。外感腰痛，起病较急，腰痛明显，常伴有风、寒、湿、热等感染外邪的症状。寒湿者，腰部冷痛重着，转侧不利，静卧病痛不减；湿热者，腰部热痛重着，暑湿天加重，活动后或可减轻；湿夹寒为寒湿，湿夹热为湿热，湿性重着黏腻，易阻滞气机，为主要致病因素。

4. 腰痛辨证首先应分辨（　　　　）

A. 在经在络　　　　　　　B. 在腑在脏　　　　　　　C. 在气在血

D. 虚实　　　　　　　　　E. 阴证阳证

【正确答案】D 　　　　　　　【易错答案】A、C、E

【答案分析】腰痛的诊断及治疗首先要辨虚实。外感腰痛多起病较急，腰痛明显，常伴表证，多属实；内伤者多起病隐匿，腰部酸痛，病程缠绵，常伴有脏腑症状，多属虚；跌仆闪挫所致者起病急，疼痛部位固定，多属瘀血为患，亦以实证为主。

5. 患者，男，35岁。腰部疼痛，重着而热，暑湿阴雨天加重，身体困重，舌质红，苔黄腻，脉濡数。其辨证属（　　　　）

A. 寒湿腰痛　　B. 湿热腰痛　　C. 肾虚腰痛　　D. 瘀血腰痛　　E. 痛痹

【正确答案】B 　　　　　　　【易错答案】A、E

【答案分析】根据该患者的临床表现，可诊断为腰痛。其暑湿阴雨天加重，身体困重，重着而热，故辨证属湿热腰痛，常因湿热壅遏，经气不畅，筋脉不舒所致，治宜清热利湿、舒筋止痛。

6. 腰痛的病位在（　　　　）

A. 肌肉　　　　B. 肾　　　　C. 腰　　　　D. 骨　　　　E. 经络

【正确答案】C 　　　　　　　【易错答案】B、E

【答案分析】腰痛的基本病机为经脉痹阻，腰府失养，病位在腰，与肾及足太阳经、足少阴经、任脉、督脉、带脉等经脉密切相关。

7.患者，男，45岁。腰痛2月余，冷痛重着，转侧不利，寒冷加重，舌质淡，苔白腻，脉沉而迟缓。若患者风湿结合腰痛引及肩背、腿膝，治疗可加用（　　）

A.青蒿、鳖甲　　　　　　B.生地黄、赤芍　　　　　　C.胡黄连、银柴胡

D.玄参、麦冬、五味子　　E.防风、独活、秦艽

【正确答案】E　　　　　　【易错答案】A、C、D

【答案分析】该患者腰痛，冷痛重着，寒冷加重，多因寒湿闭阻，滞碍气血，经脉不利所致，治宜散寒行湿、温经通络。若风湿结合腰痛引及肩背、腿膝，则加防风、独活、秦艽祛风通络止痛。

8.患者，男，52岁。腰部冷痛、重着，遇寒加重，得温则缓，舌淡胖大，苔白腻，脉沉迟。其治疗宜选用（　　）

A.散寒行湿，温经通络　　B.温补肾阳　　　　　　　　C.滋补肾阴

D.清热利湿，舒筋活络　　E.活血化瘀，理气止痛

【正确答案】A　　　　　　【易错答案】B、C、D、E

【答案分析】患者腰部冷痛，遇寒加重，得温痛减，可诊断为寒湿腰痛，治宜散寒行湿、温经通络，方选甘姜苓术汤加减。

（二）多选题

1.腰痛的辨证要点有（　　）

A.辨虚实　　　　　　　　B.病理性质　　　　　　　　C.病邪偏盛

D.外感内伤　　　　　　　E.脏腑定位

【正确答案】AB　　　　　　【易错答案】D、E

【答案分析】实证腰痛多起病较急，腰痛明显；内伤腰痛多起病隐匿，腰部隐隐作痛，伴酸软无力，病程缠绵。腰部冷痛，得热则舒，足寒肢冷，为寒；腰部疼痛重着，难以转侧，身体困重，为湿；身热汗出，小便热赤，为热；腰痛如刺，痛处拒按，多为闪挫或瘀血；腰痛酸软无力，劳则为甚，多属肾虚。

2.腰痛的病因有（　　）

A.外邪侵袭　　　　　　　B.年老体虚　　　　　　　　C.情志失调

D.饮食不节　　　　　　　E.跌仆闪挫

【正确答案】ABE　　　　　　【易错答案】C、D

【答案分析】腰痛的发生主要因外邪侵袭、跌仆闪挫引起经脉受阻，气血不畅，或年老体虚，肾气亏虚，腰府失养，或气血阻滞，瘀血留着，痹阻经脉，气血不通。

3.寒湿腰痛的主症特点有（　　）

A.腰部冷痛重着　　　　　B.静卧腰痛减轻　　　　　　C.寒冷或阴雨天气加重

D.脉象沉而迟缓　　　　　E.腰部转侧不利

【正确答案】ACDE　　　　【易错答案】B

【答案分析】寒湿腰痛表现为腰部冷痛重着，转侧不利，静卧腰痛不减，寒冷或阴雨天气加重，舌质淡，苔白腻，脉沉而迟缓，治宜散寒行湿、温经通络，方选甘姜苓术汤。

4.下列关于腰痛预防调护的说法，正确的有（　　　　）

A.注意腰部保暖，避免风、寒、湿邪侵袭

B.日常生活中保持正确的坐、卧、行体位，劳逸适度，不可强力负重

C.暑季湿热蕴蒸时，应避免夜宿室外、贪冷喜凉，避免坐卧湿地

D.避免活动腰部，应严格卧床休息

E.可以加用腰托固护，避免腰部损伤

【正确答案】ABCE　　　　【易错答案】D

【答案分析】腰痛的预防调护，应首先针对腰痛的危险因素采取预防性干预措施。如避免坐卧湿地；暑季湿热蕴蒸时，应避免夜宿室外、贪冷喜凉；注意保暖，免受风、寒、湿邪侵袭；涉水冒雨或运动汗出后应立即换衣擦身；在日常生活中保持正确的坐、卧、行体位，劳逸适度，不可强力负重。急性腰痛应及时治疗。慢性腰痛应注意腰部保暖，或加用腰托固护，避免腰部损伤。避免劳欲过度，防止感受外邪，经常活动腰部，或进行腰部自我按摩、打太极拳等活动，有助于腰部的康复。

（三）名词解释

腰痛

【正确答案】腰痛又称"腰脊痛"，是以腰脊或脊旁部位疼痛为主要表现的病证。其发病有急性和慢性之分。急性腰痛病程较短，腰部多拘急疼痛、刺痛，脊柱两旁常有明显的按压痛；慢性腰痛病程较长，时作时止，腰部多隐痛或酸痛。

【易错答案】回答要点不全面。

【答案分析】牢记腰痛的定义，注意腰痛的发病有急性与慢性之分，症状不同代表了不同的病因病机。

（四）简答题

简述腰痛的辨证要点。

【正确答案】①辨虚实：外感腰痛多起病较急，腰痛明显，常伴表证，多属实；内伤者多起病隐匿，腰部酸痛，病程缠绵，常伴有脏腑症状，多属虚；跌仆闪挫所致者起病急，疼痛部位固定，多属瘀血为患，亦以实证为主。②辨病理性质：腰部冷痛，得热则舒，足寒肢冷，为寒；腰部疼痛重着，难以转侧，身体困重，为湿；腰部热痛，身热汗出，小便热赤，为热；腰痛如刺，痛处拒按，多为闪挫或瘀血。

【易错答案】回答要点不全面。

【答案分析】腰痛的发病机制因人而异，须辨清虚实及病理性质，以便对症治疗。

（五）论述题

试述肾虚腰痛的临床表现、治法及代表方。

【正确答案】

（1）肾阴虚：临床表现为腰部隐隐作痛，酸软无力，缠绵不愈，心烦少寐，口燥咽干，面色潮红，手足心热，舌红少苔，脉弦细数。治法为滋补肾阴，濡养筋脉。代表方为左归丸。

（2）肾阳虚：临床表现为腰部隐隐作痛，酸软无力，缠绵不愈，局部发凉，喜温喜按，遇劳更甚，卧则减轻，常反复发作，面色㿠白，肢冷畏寒，舌质淡，苔薄白，脉沉细无力。治法为补肾壮阳，温煦经脉。代表方为右归丸。

【易错答案】回答要点不全面。

【答案分析】肾虚腰痛须辨清阴阳，包括肾阴虚或肾阳虚，亦有阴阳无偏或阴阳两虚。然阴阳互根的道理提示在以补肾阴为主或以补肾阳为主的基础上，兼补肾阳或肾阴。

（六）病案题

患者，男，40岁。素嗜饮酒食肥甘厚味，2个月前正值暑湿天气，开始出现腰部重着疼痛，痛处固定，身体困重易疲劳，诸症活动后减轻，小便短赤，舌质红，苔黄腻，脉濡数。

请写出：中医诊断、辨证分型、治则治法、代表方。

【正确答案】

中医诊断：腰痛；辨证分型：湿热腰痛。

从患者的体质和诱发因素可见其病为湿热所发，加之腰部重着疼痛，痛处固定，身体困重易疲劳，故诊断为湿热腰痛。舌质红、苔黄腻、脉濡数皆为湿热腰痛的佐证。

治则治法：清热利湿，舒筋止痛。

代表方：四妙丸。

药物组成：黄柏15g，苍术15g，牛膝21g，薏苡仁30g。

【易错答案】本证易与寒湿腰痛混淆，注意鉴别。

【答案分析】注意鉴别寒湿腰痛与湿热腰痛的临床表现。寒湿腰痛表现为腰部冷痛重着，寒冷或阴雨天加重；湿热腰痛表现为腰部疼痛，重着而热，暑湿阴雨天气加重。

模拟试卷

A 卷

一、单选题（每题1分，共25分）

1. 感冒的基本病机是（　）
   - A. 邪犯于肺，肺气上逆
   - B. 风寒外束，卫阳被郁
   - C. 风热犯表，卫表失和
   - D. 卫表不和，肺失宣肃
   - E. 外邪袭肺，肺失宣肃

2. 痰湿蕴肺型咳嗽的主症特点为（　）
   - A. 咳声气促、痰多质黏
   - B. 咳声重浊、痰黄量少
   - C. 咳嗽频剧、痰少而黏
   - D. 咳声重浊、痰多胸闷
   - E. 咳嗽气促、痰黄稠厚

3. 下列对哮与喘鉴别无意义的是（　）
   - A. 有无宿根
   - B. 喉中有无哮鸣声
   - C. 哮必兼喘
   - D. 喘未必兼哮
   - E. 呼吸急促

4. 下列不属于心悸病因的是（　）
   - A. 药物中毒
   - B. 饮食、外邪
   - C. 七情所伤
   - D. 心阳衰弱
   - E. 体虚劳倦

5. 治疗心肾阳虚所致胸痹的首选方剂是（　）
   - A. 参附汤合右归饮
   - B. 天王补心丹合炙甘草汤
   - C. 归脾汤合左归饮
   - D. 金匮肾气丸合桂枝汤
   - E. 枳实薤白桂枝汤合当归四逆汤

6. 不寐的病位在心，可累及（　）
   - A. 脾、肝、肾
   - B. 肝、脾、肾、胃
   - C. 肝、胆、脾、肾
   - D. 肺、脾、肾
   - E. 肺、胃、肾

7. 厥阴经头痛的部位是（　）
   - A. 头后部及两侧
   - B. 枕部及项部
   - C. 前额部及眉棱处
   - D. 头之两侧并连及耳部
   - E. 颠部或连于目系

8. 辨别中风之中经络与中脏腑的要点是（　）
   - A. 有无半身不遂
   - B. 有无神志改变
   - C. 有无口舌歪斜
   - D. 有无偏身麻木
   - E. 有无大小便闭

9. 下列不属于癫狂主症的是（　）
   - A. 喜怒无常
   - B. 神智痴呆
   - C. 流涎抽搐
   - D. 躁狂打骂
   - E. 语无伦次

10. 治疗胃痛胃阴不足证的首选方剂是（　）
    - A. 益胃汤
    - B. 麦门冬汤
    - C. 一贯煎合芍药甘草汤
    - D. 化肝煎
    - E. 柴胡疏肝散

11. 泄泻的治疗原则是（　　）
   A. 温补脾肾　　　B. 涩肠止泻
   C. 运脾化湿　　　D. 抑肝健脾
   E. 淡渗利湿

12. 便秘的病理关键是（　　）
   A. 热盛伤津，肠道津枯
   B. 大肠传导功能失常
   C. 气机阻滞，胃肠障碍
   D. 气血亏虚，大肠无力
   E. 阴寒内生，胃肠凝滞

13. 下列与胁痛发病无关的是（　　）
   A. 情志不遂　　　B. 饮食所伤
   C. 外感湿热　　　D. 劳欲久病
   E. 感受寒邪

14. 下列不属于阳黄与阴黄鉴别要点的是（　　）
   A. 小便黄与不黄
   B. 病程较短与较长
   C. 黄疸鲜明与晦暗
   D. 热证与寒证
   E. 实证与虚证

15. 喻嘉言曾指出"胀病亦不外（　　）"
   A. 气滞、血瘀
   B. 水停、气滞、血瘀
   C. 水裹、气结、血瘀
   D. 气滞、水停
   E. 瘀水互结

16. 患者患肝病多年，近1周出现腹大按之不坚，胁下胀满，时有疼痛，纳食欠佳，小便短少，嗳气不爽，食后作胀，舌苔白腻，脉弦。其辨证属（　　）
   A. 水湿浸渍型水肿
   B. 水湿困脾型鼓胀
   C. 气滞湿阻型鼓胀
   D. 肝郁气滞型鼓胀
   E. 肝气郁结型胁痛

17. 关于水肿的治疗，《黄帝内经》提出"开鬼门"一法，其属于八法中的（　　）
   A. 吐法　　　　　B. 补法
   C. 汗法　　　　　D. 消法
   E. 和法

18. 患者小便不甚赤涩，溺痛不甚，但淋沥不已，时作时止，遇劳即发，腰酸膝软，神疲乏力，舌淡，脉细弱。其治疗首选（　　）
   A. 无比山药丸　　B. 补中益气汤
   C. 知柏地黄丸　　D. 膏淋汤
   E. 七味都气丸

19. 治疗关格肝肾阴虚、肝风内动证首选（　　）
   A. 温脾汤合吴茱萸汤
   B. 杞菊地黄丸合羚角钩藤汤
   C. 参附汤合苏合香丸
   D. 左归丸合小半夏汤
   E. 程氏萆薢分清饮

20. 患者，男，65岁。久嗜辛辣之品，大便下血，色鲜红，便下不爽，伴有腹痛，肛门灼热，口苦，舌红，苔黄厚腻，脉滑数。其辨证属（　　）
   A. 胃热壅盛　　　B. 肠道湿热
   C. 热灼胃络　　　D. 脾胃虚寒
   E. 脾胃湿热

21. 下列不属于《血证论》提出的治血四法的是（　　）
   A. 止血　　　　　B. 消瘀
   C. 宁血　　　　　D. 凉血
   E. 补虚

22. 消渴上消的突出症状是（　　）
   A. 烦躁不安　　　B. 烦渴引饮
   C. 尿量频多　　　D. 消谷善饥
   E. 身体消瘦

23. 《脾胃论》提出的"甘温除热"的代表方剂是（　　）
   A. 小建中汤
   B. 黄芪建中汤
   C. 升阳益胃汤
   D. 补中益气汤
   E. 六君子汤

24. 厥证发生的基本病机是（　　）
   A. 外邪内侵，扰乱心神
   B. 气虚血亏，不能荣养
   C. 气机逆乱，气血阴阳不能顺接
   D. 脾虚无力运化，痰湿内生
   E. 阴阳失调

25. 治疗风寒湿痹的方剂是（　　）
   A. 三痹汤　　　B. 防风汤
   C. 大秦艽汤　　D. 蠲痹汤
   E. 桂枝芍药知母汤

二、多选题（每题1分，共15分）

26. 可以治疗实喘的治法有（　　）
   A. 温化宣肺　　B. 培补摄纳
   C. 清化肃肺　　D. 化痰理气
   E. 祛邪利气

27. 肺痨的四大主症是（　　）
   A. 咳嗽　　　B. 咯血
   C. 潮热　　　D. 盗汗
   E. 痰多

28. 胸痹的基本病机为"本虚标实"，其中"标实"是指（　　）
   A. 血瘀　　　B. 寒凝

C. 水湿　　　D. 痰浊
E. 气滞

29. 治疗少阳头痛可选用的引经药物有（　　）
   A. 柴胡　　　B. 黄芩
   C. 藁本　　　D. 川芎
   E. 吴茱萸

30. 患者猝然昏仆，不省人事，牙关紧闭，口噤不开，两手握固，大小便闭，肢体强痉，面赤身热，气粗口臭，躁扰不宁，苔黄腻，脉弦滑而数。其辨证属中风之（　　）
   A. 闭证　　　B. 中脏腑
   C. 中经络　　D. 阳闭
   E. 阴闭

31. 腹痛的辨证要点有（　　）
   A. 辨虚实　　　B. 辨寒热
   C. 辨阴阳　　　D. 辨脏腑
   E. 辨部位

32. 八旬老妪，患五更泻2年未愈，近2个月久泻不禁，完谷不化，形寒肢冷，腰膝酸软，舌淡苔白，脉沉细。其治疗宜选用（　　）
   A. 乌梅丸
   B. 理中丸
   C. 补中益气汤
   D. 桃花汤
   E. 四神丸

33. 痢疾的治疗方法有（　　）
   A. 初痢宜通
   B. 久痢宜涩
   C. 大便赤多重用血药
   D. 大便白多重用气药
   E. 宜利小便

34. 黄疸胆腑郁热证的特点有（   ）
    A. 黄疸鲜明
    B. 右胁腹疼痛
    C. 疼痛牵引肩背
    D. 寒热往来
    E. 脉弦滑数

35. 下列关于水肿预防调护的说法，正确的有
    （   ）
    A. 注意适寒温、避风邪
    B. 平素饮食宜清淡
    C. 适当参加体育锻炼
    D. 戒烟、戒酒，避辛辣
    E. 定期验尿、复查肾功能

36. 癃闭与淋证的症状鉴别要点有（   ）
    A. 排尿是否困难
    B. 排尿是否涩痛
    C. 排尿次数多少
    D. 每日尿量是否减少
    E. 小腹是否疼痛

37. 患者小便不甚赤涩，但淋沥不已，时作时
    止，遇劳即发，腰膝酸软，神疲乏力，少
    腹坠胀，舌质淡，脉虚弱。其治法可选用
    （   ）
    A. 补脾   B. 疏肝
    C. 养心   D. 益肾
    E. 益气升陷

38. 治疗郁证实证应注意（   ）
    A. 理气而不耗气
    B. 活血而不破血
    C. 清热而不败胃
    D. 祛痰而不伤正
    E. 燥湿而不伤阴

39. 消渴日久不愈，常可并发的病证有（   ）
    A. 疮疡   B. 关格
    C. 水肿   D. 中风
    E. 白内障

40. 虚劳的基本治疗法则是（   ）
    A. 损者益之
    B. 劳者温之
    C. 塞因塞用
    D. 形不足者，温之以气
    E. 精不足者，补之以味

三、名词解释（每题3分，共15分）

41. 肺胀
42. 胸痹
43. 中风
44. 关格
45. 消渴

四、简答题（每题5分，共15分）

46. 阳黄、急黄、阴黄之间如何相互转化？
47. 简述腹痛的治疗原则。
48. 如何鉴别内伤发热与外感发热？

五、论述题（每题10分，共20分）

49. 试述中风的诊断要点。
50. 试述风寒湿痹的症状、治法与代表方。

六、病案题（共10分）

51. 患者，男，36岁。平素嗜酒，因工作原因出汗多而饮水少。半天前突然出现左侧少腹拘急，左腰腹绞痛难忍，小便艰涩，尿中带血，排尿时突然中断，舌红，苔黄，脉弦数。

请写出：疾病诊断、证候诊断与分析、治法和方药（包括用量及煎服法）。

A卷答案解析

一、单选题

1．D。**解析**：感冒的基本病机为邪犯肺卫，卫表不和。其病位在肺卫，肺处胸中，位于上焦，主呼吸，气道为出入升降的通路，喉为其系，开窍于鼻，外合皮毛，职司卫外，为人身之藩篱，故外邪从口鼻、皮毛入侵，肺卫首当其冲，感邪之后，肺卫功能失调，导致卫表不和，肺失宣肃，尤以卫表不和为主要方面。

2．D。**解析**：咳嗽反复发作，咳声重浊，因痰而嗽，痰出则咳缓，痰多色白，黏腻或稠厚成块，每于晨起或食后咳甚痰多，胸闷脘痞，纳差乏力，大便时溏，舌苔白腻，脉濡滑，均为痰湿蕴肺型咳嗽的临床表现。

3．E。**解析**：哮病和喘证都有呼吸急促的表现。哮必兼喘，但喘未必兼哮。哮指声响言，以发作时喉中哮鸣有声为主要临床特征；喘指气息言，以呼吸气促困难为主要临床特征。哮是一种反复发作的独立性疾病，喘证是并发于多种急慢性疾病的一个症状。哮病的发生为痰伏于肺，此为哮病发生的夙根。而哮病之热哮、喘证痰热郁肺证都有苔黄；哮病之寒哮、喘证风寒壅肺型都会出现痰清晰。

4．D。**解析**：饮食劳倦、七情所伤、感受外邪、药食不当、体质虚弱等都会导致气血阴阳亏损，心神失养，心神不安，或痰、饮、火、瘀阻滞心脉，扰乱心神。

5．A。**解析**：心肾阳虚所致胸痹的病机为阳气虚衰，胸阳不振，气机痹阻，血行瘀滞，治宜温补阳气、振奋心阳。代表方为参附汤合右归饮加减，前方重在温补心阳，大补元气；后方重在温肾助阳，补益精气。

6．A。**解析**：不寐的病位主要在心，与肝、脾、肾关系密切。因心主神明，神安则寐，神不安则不寐。

7．E。**解析**：太阳头痛，痛在脑后，下连于项；阳明头痛，痛在前额部及眉棱骨处；少阳头痛，痛在头之两侧，并连及于耳；厥阴头痛，多在颠顶部位，或连目系；太阴、少阴头痛多以全头疼痛为主。偏头痛，也称"偏头风"，常以一侧头痛暴作为特点，痛势剧烈，可连及眼、齿，痛止则如常人，反复发作，经久不愈，多系肝经风火上扰所致。

8．E。**解析**：中风之中经络与中脏腑之分在于有无神志不清，病变部位的深浅及病情轻重。

9．C。**解析**：癫狂是以精神失常为主症的疾病，分为癫证和狂证。癫证以精神抑郁、表情淡漠、沉默呆钝、语无伦次、静而少动为特征；狂证以精神亢奋、狂躁刚暴、喧扰不宁、毁物打骂、动而多怒为特征。流涎抽搐为痫证的临床表现。

10．C。**解析**：治疗胃痞胃阴不足证宜选益胃汤，治疗呕吐胃阴亏虚证宜选麦门冬汤，而治疗胃痛胃阴不足证首选一贯煎合芍药甘草汤，三者易混淆。

11．C。**解析**：泄泻的治疗原则为运脾化湿。急性暴泻以湿盛为主，应着重化湿，参以淡渗利湿，根据寒湿、湿热与暑湿的不同，分别采用温化寒湿、清化湿热和清暑祛湿之法，结合健运脾胃。慢性久泻以脾虚为主，当以健运脾气为要，佐以化湿利湿。若夹有肝郁者，宜配合抑肝扶脾；肾阳虚衰者，宜补火暖土；虚实夹杂者，标本兼顾；寒热错杂者，更当寒热并用。

12．B。**解析**：便秘主要由邪滞胃肠、壅塞不通，或肠失温润，推动无力，糟粕内停，大便排出困难而发病，其病理关键为大肠传导失常。

13．E。**解析**：胁痛的发生主要由情志不遂、饮食不节、跌仆损伤、久病体虚等因素所致。上述因素引起肝气郁结，肝失条达，或瘀血停着，痹阻胁络，或湿热蕴结，肝失疏泄，或肝阴不足，络脉失养等诸多病理变化，最终发为胁痛，感受寒邪不属于胁痛的病因。

14．A。**解析**：阳黄多由湿热之邪所致，发病急，病程短，其黄色泽鲜明如橘，伴发热，口干苦，小便短赤，大便燥结，舌红苔黄腻，脉弦滑数。阴黄由脾胃虚寒，寒湿内阻所致，病程长，病势缓，其色虽黄，但色泽晦暗，伴脘腹痞闷，神疲乏力，纳少便溏，舌淡苔白腻，脉濡缓。

15．C。**解析**：鼓胀的基本病机主要为肝、脾、肾三脏受损，气滞、血瘀、水停于腹中。病理因素无外乎气滞、血瘀、水液停聚。清代喻嘉言的《医门法律·胀病论》言：“胀病亦不外水裹、气结、血凝。”气、血、水三者既各有侧重，又常相互为因，错杂同病。

16．C。**解析**：由“腹大按之不坚，胁下胀满”，可辨为鼓胀，加之嗳气、食后作胀，为气滞的特点，苔白腻乃湿阻之征，故辨证为气滞湿阻型鼓胀。

17．C。**解析**：“鬼门”指体表的汗毛孔。在宣肺发汗的过程中，即宣发肺气，通过皮毛使从皮肤而出。“开鬼门”是发汗的意思。“净府”是指膀胱，“洁净府”是利小便的意思。

18．A。**解析**：根据患者小便不甚赤涩，溺痛不甚，但淋沥不已且兼见腰膝酸软的症状，可以诊断为劳淋，治宜补脾益肾，代表方剂为无比山药丸。

19．B。**解析**：治疗脾肾阳虚，湿浊内蕴之关格选用温脾汤合吴茱萸汤加减；治疗肝肾阴虚，虚风内动之关格选用杞菊地黄丸合羚角钩藤汤加减；治疗肾气衰微，邪陷心包之关格急用参附汤合苏合香丸加减，继用涤痰汤。

20．B。**解析**：该患者大便下血，血色鲜红，为近血，故病位在肠，加之便下不爽、舌红、苔黄腻、脉滑数，故辨证为肠道湿热证。虽然其常有饮食伤胃史，但热灼胃络型便色如柏油。

21．D。**解析**：《血证论》是论述血证的专著，对各种血证的病因病理、辨证施治均有许多精辟论述，该书所提出的止血、消瘀、宁血、补血的治血四法，是通治血证之大纲。

22．B。**解析**：消渴如有典型“三多”症状，可根据其程度的轻重不同，分为上、中、下三消，病机分别为肺燥、胃热、肾虚。以肺燥为主，多饮症状较突出者，称为上消；以胃热为主，多食症状较为突出者，称为中消；以肾虚为主，多尿症状较为突出者，称为下消。

23．D。**解析**：甘温除热法源于《黄帝内经》，创于李东垣，为中医治疗气虚发热的代表方，代表方剂为补中益气汤。

24．C。**解析**：厥证的基本病机是气机逆乱，升降乖戾，气血阴阳不相顺接。《景岳全书·厥逆》言：“盖厥者尽也，逆者乱也，即气血败乱之谓也。”

25．D。**解析**：风寒湿痹证主要是由风寒湿邪留滞经络，气血闭阻不通造成，治宜祛风散寒、除湿通络，代表方为蠲痹汤。

二、多选题

26．ACDE。**解析：**实喘治肺，以祛邪利气为主，区别寒、热、痰、气的不同，分别采用温化宣肺、清化肃肺、化痰理气的方法。培补摄纳为虚喘的主要治法。

27．ABCD。**解析：**肺痨是以咳嗽、咯血、潮热、盗汗及身体逐渐消瘦为主症的传染性疾病。

28．ABDE。**解析：**胸痹的病理性质为本虚标实，虚实夹杂。本虚有气虚、气阴两虚及阳气虚衰；标实有寒凝、血瘀、痰浊、气滞、热蕴。标本二者常可相兼为病，如气虚血瘀、气滞血瘀、寒凝气滞、痰瘀交阻等。

29．ABD。**解析：**一般太阳头痛选用羌活、蔓荆子、川芎；阳明头痛选用葛根、白芷、知母；少阳头痛选用柴胡、黄芩、川芎；厥阴头痛选用吴茱萸、藁本；少阴头痛选用细辛；太阴头痛选用苍术。

30．ABD。**解析：**该患者猝然昏仆，不省人事，牙关紧闭，口噤不开，两手握固，大小便闭，肢体强痉，可诊断为闭证。由面赤身热、气粗口臭，可辨证为阳闭。

31．AB。**解析：**腹痛的辨证要点为辨虚实与辨寒热。实证腹痛起病急，病程短，痛势急剧，暴痛拒按，其中又要辨气滞、血瘀、食积的不同；虚证腹痛起病缓，病程长，痛势绵绵不绝，喜暖喜按，时缓时急，为虚痛。疼痛暴作，痛势拘急，遇冷痛剧，得热则减者，为寒痛；痛势急迫，痛处灼热，拒按，口渴，喜冷饮食，得凉痛减，或伴发热，或有便秘者，为热痛。

32．DE。**解析：**黎明前腹部作痛，肠鸣即泻，泻后痛减，完谷不化，腹部喜暖喜按，形寒肢冷，腰膝酸软，舌淡苔白，脉沉细，为肾阳虚衰型泄泻的表现，又称五更泻。治宜温肾健脾、固涩止泻，代表方为四神丸。

33．ABCD。**解析：**痢疾的治疗方法为热痢清之，寒痢温之，初痢实则通之，久痢虚则补之，寒热交错者清温并用，虚实夹杂者攻补兼施。刘河间提出："调气则后重自除，行血则便脓自愈。"此气和血之法，可用于痢疾的多个证型，赤多重用血药，白多重用气药，而在掌握扶正祛邪的辨证治疗过程中，始终应顾护胃气。治疗痢疾之禁忌为忌过早补涩，忌峻下攻伐，忌分利小便。

34．ABCDE。**解析：**黄疸胆腑郁热证的临床表现为身目发黄，黄色鲜明，上腹、右胁胀闷疼痛，牵引肩背，身热不退，或寒热往来，口苦咽干，呕吐呃逆，尿黄赤，大便秘，苔黄舌红，脉弦滑数；治宜疏肝泄热，利胆退黄；代表方为大柴胡汤。注意不要漏选。

35．ABCDE。**解析：**水肿因感受外邪而发病或加重，故应注意适寒温、避风邪；注意调摄饮食，平素宜清淡；劳逸结合，调畅情志。体虚易于外感者，可服用玉屏风散以补气固表，适当参加体育锻炼，提高机体抗病能力。水肿患者宜戒烟、戒酒，避辛辣；定期验尿、复查肾功能。

36．BD。**解析：**癃闭与淋证都有小便量少、排尿困难之症状。但淋证尿频而尿痛，且每日排尿总量多为正常；癃闭则无尿痛，每日排尿量少于正常，严重时甚至无尿。《医学心悟·小便不通》曰："癃闭与淋症不同，淋则便数而茎痛，癃闭则小便点滴而难通。"但癃闭复感湿热，常可并发淋证，而淋证日久不愈，亦可发展成癃闭。

37．ADE。**解析**：根据该患者的临床表现，可诊断为劳淋，多因湿热留恋，脾肾亏虚，气化无权造成，治宜补脾益肾。又因其中气下陷，症见少腹坠胀，故治宜补脾益肾，益气升陷。

38．ABCDE。**解析**：理气开郁、调畅气机、怡情易性是治疗郁证的基本原则。对于实证，首当理气解郁，并应依据是否兼有血瘀、火郁、痰结、湿滞、食积等而分别采用活血、降火、祛痰、化湿、消食等法。

39．ACDE。**解析**：若燥热煎灼营阴，肉腐成脓，可并发疮疡。阴津亏损，阴损及阳，水湿不行，泛滥肌肤，可并发水肿。阴虚生热，炼液成痰，血脉瘀阻，脑脉闭阻或血溢脉外，可并发中风。肾阴亏损，肝失濡养，肝肾精血不足，无以上承，可并发白内障。关格为脾肾衰惫，气化不利，湿浊毒邪内蕴三焦导致，多由水肿、淋证、癃闭等病证日久不愈导致。

40．ABDE。**解析**：虚劳的治疗当根据"虚则补之""损则益之"的理论，以补益为基本原则，同时还需根据病性之不同，分别采取益气、养血、滋阴、温阳等治法，并要结合五脏病位的不同而选方用药，以加强治疗的针对性。同时，重视补益脾肾。因虚感邪或因虚致实，虚实夹杂时，治当权衡标本、轻重、缓急，选用扶正祛邪、攻补兼施等法。虚不受补者，应先扶养脾胃之气，用药尤贵轻灵不滞。因病致虚者，既要补正以复其虚，又要求因以治其病。

三、名词解释

41．肺胀是以喘息气促，咳嗽咳痰，胸部膨满，憋闷如塞，或唇甲发绀，心悸，肢体浮肿，经久难愈，严重者可出现喘脱、昏迷等为主症的疾病。西医学中的慢性阻塞性肺疾病、慢性肺源性心脏病等均属本病范畴。

42．胸痹是以胸部闷痛，甚则胸痛彻背，喘息不得卧为主症的疾病，轻者仅感胸闷如窒，呼吸欠畅，重者则有胸痛，严重者心痛彻背，背痛彻心。

43．中风是以半身不遂、肌肤不仁、口舌歪斜、言语不利，甚则突然昏仆，不省人事为主要表现的病证。

44．关格是以脾肾虚衰，气化不利，浊邪壅塞三焦，致小便不通与呕吐并见为主要表现的危重病证。小便不通谓之关，呕吐时作称之格。多见于水肿、淋证、癃闭的晚期。

45．消渴是以多饮、多食、多尿、乏力、消瘦或尿有甜味为主要临床表现的一种病证。

四、简答题

46．阳黄、急黄、阴黄在一定条件下可以相互转化。若阳黄治疗不当，病症加剧，侵犯营血，内蒙心窍，发为急黄。若急黄救治得当，亦可转危为安。若阳黄误治失治，迁延日久，脾阳损伤，湿从寒化，则可转为阴黄。阴黄复感外邪，湿郁化热，又可呈阳黄表现。

解析：注意阳黄、急黄、阴黄在一定条件下才可以相互转化。

47．腹痛治疗以"通"字立法，但"通"并不是仅指通下之法，在临床上应根据辨证的虚实寒热，实则攻之，虚则补之，热者寒之，寒者热之，滞者通之。对于虚实夹杂及寒热错杂证，应随病机兼夹变化，或寒热并用，或攻补兼施，灵活运用。

　　解析：腹痛病的基本病机为"不通则痛"或"不荣则痛"。《医学真传》云："夫通则不痛，理也，但通之之法，各有不同。调气以和血，调血以和气，通也；下逆者使之上行，中结者使之旁达，亦通也。虚者，助之使通，寒者，温之使通，无非通之之法也。若必以下泄为通，则妄矣。"

　　48. 内伤发热起病缓慢，病程较长，多为低热，或自觉发热，而体温并不升高，表现为高热者较少，不恶寒，或虽有怯冷，但得衣被则温，常兼有头晕、神疲、自汗、盗汗、脉弱等症分。外感发热因感受外邪而起，起病较急，病程较短，发热初期大多伴有恶寒，其恶寒得衣被而不减，发热的热度大多较高，发热的类型随病种的不同而有所差异，初起常兼有头身疼痛、鼻塞、流涕、咳嗽、脉浮等表证。

　　解析：本题应从起病、发热特点、临床表现、兼症进行鉴别。

五、论述题

　　49. 中风的诊断要点主要有以下几方面。

　　（1）以猝然昏仆、不省人事、半身不遂、口舌歪斜为主症，病轻者可无昏仆而仅见口舌歪斜及半身不遂等症。

　　（2）一般急性起病，渐进加重。发病前多有情志失调、饮食不节或劳累等诱因。

　　（3）发病前常有先兆症状，如眩晕、头痛、耳鸣，或一过性言语不利或肢体麻木、视物昏花，一日内发作数次，或几日内多次发作。

　　（4）发病年龄多在40岁以上。

　　50. 风寒湿痹主要包括行痹、痛痹和着痹。

　　（1）行痹：临床表现为肢体关节、肌肉疼痛，屈伸不利，可累及多个关节，疼痛呈游走性，初起可见恶风、发热等表证，舌质淡，苔薄白或薄腻，脉浮或浮缓。治法为祛风通络，散寒除湿。代表方为防风汤。

　　（2）痛痹：临床表现为肢体关节疼痛，疼势较剧，痛有定处，关节屈伸不利，局部皮肤或有寒冷感，遇寒痛甚，得热痛减，口淡不渴，恶风寒，舌质淡，苔薄白，脉弦紧。治法为温经散寒，祛风除湿。代表方为乌头汤。

　　（3）着痹：临床表现为肢体关节、肌肉酸楚、重着、疼痛，关节活动不利，肌肤麻木不仁，或有肿胀，手足困重，舌质淡，苔白腻，脉濡缓。治法为除湿通络，祛风散寒。代表方为薏苡仁汤。

六、病案题

　　51. 诊断：淋证（石淋）。

　　证候诊断与分析：湿热内盛证。患者嗜酒太过，酿成湿热，下注膀胱，尿液受其煎熬，尿中杂质结为砂石，不能随尿排出，阻滞气机，则突发患侧少腹拘急，腰腹绞痛难忍；水道不利，则小便艰涩；砂石阻塞尿路，则排尿突然中断；结石伤络，则尿中带血；舌红、苔黄、脉弦数为湿热内盛之候。

治法：清热利湿，通淋排石。

代表方：石韦散加减。

药物与用量：石韦 12g，冬葵子 12g，瞿麦 10g，车前子（包煎）12g，金钱草 15g，海金沙（包煎）15g，鸡内金 10g，白芍 30g，甘草 6g。3 剂，水煎服，日 1 剂，早、晚分服。

解析：抓住"腰腹绞痛难忍，小便艰涩，尿中带血，排尿时突然中断，舌红，苔黄"这一要点即可辨证。药物有特殊用法要标注，服药方法容易忽视。

B 卷

一、单选题（每题1分，共25分）

1. 患者脘腹胀满，疼痛拒按，痛而欲泻，泻后痛减，嗳腐吞酸，厌食，舌苔厚腻，脉滑。其诊断是（　　）

　A. 腹痛湿热壅滞证

　B. 腹痛肝郁气滞证

　C. 腹痛饮食积滞证

　D. 腹痛气滞血瘀证

　E. 腹痛痰湿阻滞证

2. 患者溏泻日久，食少纳呆，面色萎黄，舌淡苔白，脉细弱。其治法为（　　）

　A. 清热燥湿，分消止泻

　B. 温肾健脾，固涩止泻

　C. 温中散寒，化湿止泻

　D. 健脾益气，化湿止泻

　E. 补中益气，固涩止泻

3. 患者平素头痛眩晕，突发左侧肢体抽搐，颜面口唇青紫，舌暗红，苔薄白，脉弦。其证型属（　　）

　A. 心脾两虚　　　B. 心肾阴虚

　C. 风痰闭阻　　　D. 瘀阻脑络

　E. 肝阳上亢

4. 患者平素头痛眩晕，频发右侧肢体抽搐，心悸健忘，腰膝酸软，舌红少苔，脉沉。其证型为（　　）

　A. 心脾两虚　　　B. 心肾阴虚

　C. 风痰闭阻　　　D. 瘀阻脑络

　E. 肝肾阴虚

5. 患者，女，36岁。咳嗽咯血，胸胁灼痛，烦热口苦。其辨证属（　　）

　A. 肝火犯肺证　　B. 风热犯肺证

　C. 燥热伤肺证　　D. 痰热壅肺证

　E. 风燥伤肺证

6. 根据《素问·宣明五气》所说，久视则（　　）

　A. 伤血　　　　　B. 伤肉

　C. 伤骨　　　　　D. 伤筋

　E. 伤脉

7. 郁证属气郁化火者，其主症有（　　）

　A. 嘈杂吞酸，口干而苦

　B. 胸中胀痛，痛无定处

　C. 心悸少眠，心烦易怒

　D. 胸中窒闷，或兼胁痛

　E. 心神不宁，悲忧善哭

8. 提出治吐血三要法，并强调行血、补肝、降气在治疗吐血中的重要作用的医著是（　　）

　A.《灵枢》

　B.《济生方》

　C.《金匮钩玄》

　D.《先醒斋医学广笔记》

　E.《血证论》

9. 患者，女，45岁。胸胁支满，心下痞闷，胃中有水声，伴脘腹喜温畏冷，泛吐清水痰涎，饮入易吐，口渴不欲饮水，头晕目眩，心悸气短，食少，大便或溏，形体逐渐消瘦，舌苔白滑，脉弦细而滑。胸满、心下痞者，治疗可加（　　）

　A. 薤白、瓜蒌　　B. 陈皮、半夏

　C. 柴胡、黄芩　　D. 甘遂、芒硝

　E. 薏苡仁、吴茱萸

10. 患者咳喘，胸部胀满，咳痰黏稠，伴恶寒

身痛，身热无汗，舌红苔黄，脉滑。其治疗宜选用（　　）

A．麻杏石甘汤　　　B．桑白皮汤

C．苏子降气汤　　　D．三子养亲汤

E．越婢加半夏汤

11．中风后遗症若见肝阳上亢、痰邪阻窍之语言不利，治疗可选用（　　）

A．镇肝熄风汤　　　B．天麻钩藤饮

C．两者均可　　　　D．两者均不可

E．以上都不对

12．患者食后脘腹胀痛，朝食暮吐，暮食则朝吐。其治疗首选（　　）

A．黄芪建中汤　　　B．补气运脾汤

C．附子理中丸　　　D．香砂六君子汤

E．丁香透隔散

13．患者久痢不愈，痢下赤白脓血，或下鲜血黏稠，脐腹灼痛，虚坐努责，食少，心烦口干，舌质红绛，少苔，或光红乏津，脉细弱。其治疗宜选用（　　）

A．连理汤

B．驻车丸

C．地榆散合槐角散

D．香连丸

E．乌梅丸

14．患者大便干结，面色无华，头晕目眩，舌淡苔白，脉细。其治疗宜选用（　　）

A．黄芪汤　　　　　B．六磨汤

C．增液汤　　　　　D．润肠丸

E．归脾汤

15．患者多梦易醒，头晕目眩，心悸健忘，纳呆，面色不华，舌淡苔白，脉细弱。其治疗宜选用（　　）

A．温胆汤　　　　　B．归脾汤

C．安神定志丸　　　D．丹栀逍遥散

E．苓桂术甘汤

16．患者，女，20岁。因情志不畅引起月经不调，经治疗后经期已正常，仍有痛经，时有腹中结块，按之柔软，时聚时散，脘胁胀闷。其治疗宜选用（　　）

A．逍遥散　　　　　B．化积丸

C．六磨汤　　　　　D．膈下逐瘀汤

E．少腹逐瘀汤

17．瘿病的病机是（　　）

A．气滞血瘀

B．气滞血瘀水停

C．气滞湿阻血瘀

D．气滞痰凝血瘀

E．气虚饮停血瘀

18．患者腹大坚满，脘腹绷紧，烦热口苦，渴不欲饮，小便赤涩，大便秘结，舌暗，苔黄腻，脉弦数。其治法宜选（　　）

A．清热化湿，理气利水

B．清肝泄热，通腑泻下

C．通阳利水，化瘀通络

D．理气化瘀，攻下逐水

E．清热利湿，攻下逐水

19．治疗湿热蕴结型鼓胀宜选用（　　）

A．逍遥散　　　　　B．木香顺气丸

C．六磨汤　　　　　D．枳实导滞丸

E．中满分消丸

20．患者夜寐盗汗，时有自汗，五心烦热，两颧发红，口渴欲饮，舌红少苔，脉细数。其治疗宜选用（　　）

A．大补阴丸　　　　B．知柏地黄丸

C．清骨散　　　　　D．滋水清肝饮

E．当归六黄汤

21. 消渴并发中风偏瘫的机制是（　）
    A. 燥热内结，营阴被灼，络脉瘀阻，蕴毒而成
    B. 肾阴亏损，肝失濡养，肝肾精血不足，无以上承
    C. 阴虚燥热，肺失滋润
    D. 阴虚热炽，炼液成痰，痰阻经络，蒙蔽心窍
    E. 阴损及阳，脾肾衰败

22. 患者突发呕吐，伴有发热恶寒，头身疼痛，胸脘满闷，苔白，脉濡。其治疗宜选用（　）
    A. 荆防败毒散　　B. 新加香薷饮
    C. 藿香正气散　　D. 半夏厚朴汤
    E. 保和丸

23. 下列不属于惊悸与怔忡鉴别要点的是（　）
    A. 致病多由外因或内因引起
    B. 诱因常与惊恐、恼怒或劳累有关
    C. 全身情况较好或较差
    D. 病性属实或属虚
    E. 病位在肝或在心

24. 热病之后，胃阴耗伤所致呃逆者，其特点为（　）
    A. 呃声沉缓，得寒则去
    B. 呃声洪亮，冲逆而出
    C. 呃逆连声，遇怒加重
    D. 呃声低弱，气难接续
    E. 呃声急促，常不连续

25. 下列不属于不寐主要病机的是（　）
    A. 思虑劳倦，伤及心脾
    B. 心虚胆怯，心神不安
    C. 阴虚火旺，肝火扰心
    D. 阳不交阴，水火不济

    E. 瘀血阻络，心失所养

二、多选题（每题1分，共15分）

26. 徐灵胎在评《临证指南医案·噎膈反胃》时认为，因阻隔胃气与噎膈有关的因素有（　）
    A. 逆气　　　　　B. 顽痰
    C. 邪毒　　　　　D. 瘀血
    E. 水湿

27. 消渴发病常与血瘀有关，其原因有（　）
    A. 阴虚燥热，耗液灼津而瘀
    B. 气阴两伤，运血无力而瘀
    C. 阴损及阳，阳虚寒凝而瘀
    D. 阴阳俱虚，痰湿阻滞而瘀
    E. 以上都正确

28. 癃闭与淋证的症状鉴别要点有（　）
    A. 排尿是否困难
    B. 排尿是否涩痛
    C. 排尿次数多少
    D. 每日尿量是否减少
    E. 是否点滴不通

29. 治疗感冒风寒束表证宜选（　）
    A. 荆防败毒散　　B. 葱豉桔梗汤
    C. 荆防达表汤　　D. 小青龙汤
    E. 葱豉桔梗汤

30. 治疗夏令暑湿感冒宜用（　）
    A. 清暑益气汤　　B. 六一散
    C. 藿香正气散　　D. 新加香薷饮
    E. 三仁汤

31. 内伤咳嗽常见的证候有（　）
    A. 痰热郁肺　　　B. 肺阴亏耗
    C. 肝火犯肺　　　D. 痰湿蕴肺
    E. 风寒外袭

32. 胸痹总属本虚标实之证，标实应辨析的病机有（　　）
    A. 阴寒凝滞　　　　B. 痰浊壅塞
    C. 气滞血瘀　　　　D. 水气凌心
    E. 以上都对

33. 不寐的常见病因有（　　）
    A. 禀赋不足　　　　B. 饮食不节
    C. 劳逸失调　　　　D. 情志内伤
    E. 久病体虚

34. 阴虚胃痛的主要特点有（　　）
    A. 胃痛隐隐　　　　B. 饥不欲食
    C. 口淡不渴　　　　D. 胃痛连胁
    E. 攻窜疼痛

35. 患者呕吐吞酸，嗳气频繁，胸胁闷痛，舌边红，苔薄腻，脉弦。其治疗宜选用（　　）
    A. 柴胡疏肝散　　　B. 半夏厚朴汤
    C. 六磨汤　　　　　D. 左金丸
    E. 一贯煎

36. 导致胁痛的病机有（　　）
    A. 肝气郁结　　　　B. 瘀血阻滞
    C. 肝胆湿热　　　　D. 肝阴不足
    E. 肾阳虚弱

37. 与黄疸发生有关的脏腑有（　　）
    A. 肝　　　　　　　B. 脾
    C. 胆　　　　　　　D. 胃
    E. 心

38. 与肺、脾、肾三脏功能失调有关的病证有（　　）
    A. 饮证　　　　　　B. 窍闭
    C. 水肿　　　　　　D. 肺胀
    E. 不寐

39. 瘀血阻滞型内伤发热的主要特征有（　　）

A. 午后或夜间发热
B. 自觉身体局部发热
C. 口干咽燥而不欲饮
D. 身体有固定痛处
E. 神疲乏力，气短懒言

40. 运用攻下逐饮治疗痰饮可选用（　　）
    A. 甘遂半夏汤
    B. 椒目瓜蒌汤
    C. 葶苈大枣泻肺汤
    D. 己椒苈黄丸
    E. 小青龙汤

三、名词解释（每题3分，共15分）

41. 喘证

42. 鼓胀

43. 痢疾

44. 中风

45. 郁证

四、简答题（每题5分，共15分）

46. 简述淋病的分类及特点。

47. 简述肺胀的病理因素及其相互影响。

48. 简述内伤头痛与肝、脾、肾三脏的关系。

五、论述题（每题10分，共20分）

49. 试述痰饮的治疗原则。

50. 试述哮病发作期和缓解期治疗原则。

六、病案题（共10分）

51. 患者，女，52岁。平素体质虚弱，近1个月出现干咳，咳声短促，咯少量黏痰，有时痰中带有血丝、色鲜红，胸部闷痛，自觉手足心热，时有盗汗，口干咽燥。近期曾有与肺痨患者接触史。舌苔薄白，脉细数。

请写出：中医疾病诊断、证型诊断、辨病辨证依据以及治法方药。

B卷答案解析

一、单选题

1. C。**解析**：由"脘腹胀满，疼痛拒按"，可辨病为腹痛；"痛而欲泻，泻后痛减，嗳腐吞酸，厌食，舌苔厚腻，脉滑"是由于饮食积滞导致中焦腑气不通所致，故辨证为腹痛饮食积滞证。

2. D。**解析**：患者溏泻日久，故辨病为久泻；脾胃虚弱，脾之主色为黄色，故面色萎黄；脾气不能运化致血虚，故舌淡苔白，脉微细。治疗应健脾益气，化湿止泻。清热燥湿，分消止泻为泄泻湿热中阻证的治法；温肾健脾，固涩止泻为泄泻肾阳虚衰证的治法。

3. D。**解析**：患者平素头痛眩晕，突发左侧肢体抽搐，可辨病为痫证；"颜面口唇青紫，舌暗红，苔薄白，脉弦"是瘀血的表现，故辨证为痫证瘀阻脑络证。

4. B。**解析**：患者平素头痛眩晕，频发肢体抽搐，可诊断为痫证。心悸健忘是心脏营阴亏损的表现，腰膝酸软是肾虚的表现，加之舌红少苔、脉弦细数，故辨证为心肾阴虚证。

5. A。**解析**：胸胁灼痛、烦热口苦为肝热的表现，咳嗽咯血为肺系症状，咯血为肝火犯肺灼伤肺络所致，故辨证为肝火犯肺证。风热犯肺证当有风热表证症状；燥邪犯肺证当有干咳无痰或痰少等肺燥症状；痰热壅肺证当有咳喘、痰黄稠等痰热症状。

6. A。**解析**：若长时间过于劳累，或过于安逸，均可导致脏腑经络及精气血津液神的失常而引起疾病发生，久视伤血、久卧伤气、久坐伤肉、久立伤骨、久行伤筋。

7. A。**解析**：气郁化火型郁证的临床表现为急躁易怒，胸闷胁胀，口干苦，或头痛、目赤、耳鸣，或嘈杂吞酸，大便秘结，舌质红，苔黄，脉弦数。心悸者多为病程较长后出现虚证的表现。

8. D。**解析**：明代缪希雍的《先醒斋医学广笔记·吐血》提出了治吐血三要法，强调了行血、补肝、降气在治疗吐血中的重要作用。

9. A。**解析**：该患者胸胁支满，心下痞闷，胃中有水声，伴脘腹喜温畏冷，泛吐清水痰涎，饮入易吐，口渴不欲饮水，头晕目眩，心悸气短，食少，大便或溏，形体逐渐消瘦，舌苔白滑，脉弦细而滑，属于脾阳虚弱型痰饮，治疗代表方为苓桂术甘汤合小半夏加茯苓汤加减。胸满、心下痞者，加薤白、瓜蒌祛痰宽胸消痞。

10. A。**解析**：根据"咳喘"，可辨为喘证；根据"胸部胀满，咳痰黏稠，伴恶寒身痛，身热无汗，舌红苔黄，脉滑"，可辨为表寒肺热证。其病机为寒邪束表，热郁于肺，肺气上逆，治疗以解表清里、化痰平喘为法，方用麻杏石甘汤加减。桑白皮汤有清热肃肺化痰之功，用于治疗喘证之痰热郁肺证。苏子降气汤有化痰降逆、温肾纳气的作用，用于治疗喘证之虚实夹杂、上盛下虚证。三子养亲汤有降气化痰的作用，用于治疗喘证之痰浊阻肺证。

11. C。**解析**：本题的关键点是肝阳上亢。镇肝熄风汤功善镇肝息风，滋阴潜阳；天麻钩藤饮的功用为平肝息风，清热活血，补益肝肾。二方均可平肝息风潜阳，作为治疗中风肝阳上亢证的基本方。痰邪阻窍者，可在此基础上加胆南星、半夏、贝母、竹沥等化痰通窍。

12. B。**解析**："食后脘腹胀痛，朝食暮吐，暮食朝吐"为脾胃虚寒，饮食不化，停滞胃中，以致逆而向上，尽吐而出，故辨为反胃脾胃虚寒证，治当温中健脾，降气和胃。丁香透膈散具有温中和胃、健脾补益、降逆理气的作用，故其治疗首选丁香透膈散。黄芪建中汤功能温中补气，和里缓急，主治阴阳气血俱虚证。补气运脾汤具有补气健脾运中的作用，可用于治疗脾肾阳虚、中阳衰微的噎膈证。附子理中丸具有温中祛寒、补气健脾的功效，主治脾胃虚寒或脾肾阳虚证。香砂六君子汤具有益气健脾、行气化痰之功效，主治脾胃气虚、痰阻气滞证。

13. B。**解析**：根据"久痢不愈，痢下赤白脓血，或下鲜血黏稠"，可辨为虚证痢疾；根据"脐腹灼痛，虚坐努责，食少，心烦口干，舌质红绛，少苔，或者光红乏津，脉细弱"等症，可辨为阴虚痢。其病机为阴虚湿热，肠络受损，治疗应以养阴和营，清肠止痢为法，方用有养血化湿清肠作用的驻车丸。连理汤有温中清肠、调气化滞之功，用于治疗痢疾之休息痢。地榆散有清化湿热之力，槐角散能理气活血，二方合用，可清热化湿，凉血止血，用于治疗便血湿热下注证。香连丸有清热化湿、行气止痛的作用，用于治疗湿热痢疾。乌梅丸可用于痢疾之休息痢，善治痢疾反复发作，证属寒热错杂，症见下痢时作、大便稀溏、心中烦热、饥不欲食、四肢不温者。

14. D。**解析**：患者以大便干结为主症，可辨病为便秘；面色无华，头晕目眩，舌淡苔白，脉细，提示为血虚，头面失荣，故辨证为血虚秘。其治宜补血润燥通便，方选养血滋阴、润燥通便的润肠丸。黄芪汤有补益脾肺、润肠通便的作用，用于治疗脾肺气虚，大肠传导无力，糟粕内停所致的气虚秘。六磨汤有调肝理脾、通便导滞的作用，用于治疗气机郁滞，大肠传导失职之气（滞）秘。增液汤有滋阴增液、润肠通便的作用，用于治疗阴津亏虚，肠道失濡之阴虚秘。

15. B。**解析**：根据"多梦易醒"，可辨为不寐；根据"头晕目眩，心悸健忘，纳呆，面色不华，舌淡苔白，脉细弱"，可辨为心脾两虚证。其病机为脾虚血亏，心神失养，神不安舍，治疗应以健脾益气、养血安神为法，方用健脾益气、养血安神的归脾汤。温胆汤有理气化痰和胃的作用，用于治疗不寐胆郁痰扰证。安神定志丸有镇惊安神定志的作用，用于治疗不寐心胆气虚证。丹栀逍遥散功能疏肝解郁，清热泻火，用于治疗内伤发热之气郁发热证。

16. A。**解析**：依据"时有腹中结块，按之柔软，时聚时散"，可辨为聚证；其由情志不畅引发，脘胁胀闷，结块时聚时散，可辨证为肝气郁结证。其治疗方选逍遥散加减。化积丸是治疗积证之正虚瘀结证的选方。六磨汤是治疗聚证之食滞痰阻证的选方。膈下逐瘀汤是治疗积证之瘀血内结证的选方。

17. D。**解析**：瘿病的基本病机为气滞、痰凝、血瘀壅结颈前。初期多为气机郁滞，津凝痰聚，痰气搏结颈前所致，日久引起血脉瘀阻，气、痰、瘀三者合而为患。

18. E。**解析**：根据"腹大坚满，脘腹绷紧"，可辨为鼓胀；根据"烦热口苦，渴不欲饮，小便赤涩，大便秘结，舌暗，苔黄腻，脉弦数"，可辨为水热蕴结证。其病机是湿热壅盛，蕴结中焦，浊水内停，故治以清热利湿，攻下逐水。

19. E。**解析**：鼓胀湿热蕴结证的病机特点为湿热壅盛，蕴结中焦，浊水内停，故治疗时应以清热利湿、攻下逐水为法，方用清热化湿、行气利水的中满分消丸。逍遥散有疏肝解郁、养血健脾之功，用于治疗聚证之肝气郁结证。木香顺气丸有行气化湿、健脾和胃之功，用于治疗聚证之肝气郁结证。六磨汤有行气化痰、导滞通便之功，主要用于治疗聚证之食滞痰阻证。枳实导滞丸有消食导滞、清热祛湿之功，主要用于治疗嗳腐吞酸、厌食呕恶、腹痛胀满之腹痛。

20．E。**解析**：该患者以夜寐盗汗、时有自汗为主症，故可诊断为汗证。由"五心烦热，两颧发红，口渴欲饮，舌红少苔，脉细数"，可辨证为阴虚火旺证，当治以滋阴、降火、止汗，首选当归六黄汤加减。方中当归、生地黄、熟地黄以滋阴；黄芩、黄柏、黄连以清热；黄芪益气固表止汗。大补阴丸和知柏地黄丸的功用均为滋阴降火，主治阴虚火旺证。清骨散的功用为清退骨蒸虚热。滋水清肝饮的功用为有滋阴养血，清热疏肝，主治阴虚肝郁证。

21．D。**解析**：消渴的主要病机是阴虚为本，燥热为标，主要病变脏腑为肺、胃、肾（尤以肾为关键），若未及时医治以及病情严重的患者，常可涉及多个脏腑，并发其他多种病证。若阴虚燥热，炼液成痰，以及血脉瘀滞，痰瘀阻络，脑脉闭阻或血溢脉外，可并发中风偏瘫。"燥热内结，营阴被灼，络脉瘀阻，蕴毒而成"是消渴并发疮疖痈疽的病机。"肾阴亏损，肝失濡养，肝肾精血不足，无以上承"是消渴并发白内障、雀目、耳聋的病机。"阴虚燥热，肺失滋润"是消渴并发肺痈的病机。"阴损及阳，脾肾衰败"是消渴并发昏迷、肢厥等阴竭阳亡证的病机。

22．C。**解析**：根据"突发呕吐"，可辨为实证呕吐；根据"伴有发热恶寒，头身疼痛，胸脘满闷，苔白，脉濡"，可辨为风寒外邪犯胃证。其病机为风寒外邪犯胃，中焦气滞，浊气上逆，治疗应以疏邪解表、化浊和中为主，方用芳香化浊、解表散寒的藿香正气散加减。荆防败毒散有辛温发汗、疏风祛湿的作用，用于治疗时行感冒风寒夹湿证。新加香薷饮的功效是清暑解表，化湿和中。半夏厚朴汤有行气解郁、化痰散结的作用，用于治疗呕吐痰气郁结证。保和丸有消食化滞、和胃降逆的作用，用于治疗食滞内停导致的呕吐。

23．E。**解析**：致病原因、诱发因素、全身状况、病机性质均为惊悸与怔忡的鉴别要点。惊悸多由情志过极诱发，病情较轻，全身状况较好，实证居多；怔忡多起病缓慢，由久病体虚导致，全身状况差，为虚证。心悸可分为惊悸与怔忡，心悸的病位在心，与肝、脾、肾、肺密切相关。

24．E。**解析**：胃阴耗伤可导致呃逆，其机制是阴液不足，胃失濡养，气失和降；临床特点为呃声短促而不得续，并见一系列胃阴不足的症状。而"呃声沉缓，得寒则去"不是胃阴耗伤证的特点；"呃声沉缓，得热则减，遇寒更甚"为呃逆胃中寒冷证的临床表现；"呃声洪亮，冲逆而出"为呃逆胃火上逆证的临床表现；"呃逆连声，遇怒加重"为呃逆气机郁滞证的临床表现；"呃声低弱，气难接续"为呃逆脾胃阳虚证的临床表现。

25．E。**解析**：思虑劳倦，伤及心脾，脾虚血亏，心神失养，心不安舍，或心虚胆怯，心神失养，心神不安，或阴虚火旺，肝火扰心，神不安宁，或阳不交阴，水火不济，心火亢盛，热扰神明，神志不宁，均可发为不寐。

二、多选题

26．ABD。**解析**：本题主要考查古代对噎膈认识的沿革。徐灵胎认为，瘀血、顽痰、逆气阻隔胃气，结于上部，导致噎膈。

27．ABCDE。**解析**：消渴的主要病机是阴虚为本，燥热为标。阴虚燥热、灼伤津液，可致血瘀。消渴日久，气阴两伤，津气不足，无力运血，亦可致瘀血。消渴日久，阴损及阳，阳虚寒凝，亦可致瘀血。消渴日久，阴损及阳，阴阳两虚，气化无力，痰湿内生，痰湿阻滞，亦可导致血瘀。

28．BD。**解析**：淋证与癃闭均表现为小便量少、排尿困难，然而具体有别。淋证有小便涩痛而癃闭无涩痛；淋证虽小便困难，单次排便量少，但每日排尿总量是正常的，而癃闭则是每日尿量减少。二者均可出现排尿困难。癃闭分点滴而出或点滴不出，无法明确排尿次数。

29．AC。**解析**：感冒风寒束表证的病机为风寒外束，卫阳被郁，腠理闭塞，肺气不宣，治疗应以辛温解表为主。荆防达表汤疏风散寒，用于治疗风寒感冒轻证，荆防败毒散辛温发汗，疏风祛湿，用于治疗时行感冒风寒夹湿证，两方均可治疗感冒风寒束表证。葱豉桔梗汤有清宣解表之功，用于治疗风热袭表，肺气不宣者，见于感冒风热犯表证。小青龙汤有解表散寒、温肺化饮之功，用于治疗表寒里饮，寒象较重者，见于哮病之冷哮。葱豉桔梗汤用于治疗感冒风热表证。

30．CD。**解析**：夏令暑湿感冒的病机为暑湿遏表，湿热伤中，卫表不和，肺气不清，治当清暑祛湿解表。藿香正气散的功用为解表化湿，理气和中，用于治疗夏令暑湿感冒。新加香薷饮的功用为祛暑解表，清热化湿，主治暑温兼湿证。清暑益气汤的功用为清暑益气，养阴生津。六一散的功用为清暑利湿。三仁汤用于治疗湿温初起或暑温夹湿之湿重于热证。

31．ABCD。**解析**：根据病因不同，咳嗽可分为外感咳嗽及内伤咳嗽。其中外感咳嗽根据外感因素的不同，可分为风寒袭肺证、风热犯肺证、风燥伤肺证；内伤咳嗽可分为痰热郁肺证、肺阴亏耗证、肝火犯肺证、痰湿蕴肺证。

32．ABCDE。**解析**：胸痹总属本虚标实之证，辨证首先辨别虚实，分清标本。标实应区别气滞、痰浊、血瘀、寒凝的不同，本虚又应区别阴阳气血亏虚的不同。心肾阳虚所致的胸痹日久，肾阳虚不能蒸化水液，聚为水饮，水饮进一步痹阻心阳，导致标实。

33．BCDE。**解析**：不寐的病因虽多，但病理变化总属阳盛阴衰，阴阳失交。饮食不节，暴饮暴食，宿食停滞，脾胃受损，酿生痰热，壅遏于中，痰热上扰，胃气失和，而不得寐。喜怒哀乐等情志内伤均可导致脏腑功能的失调，从而发生不寐。劳倦太过则伤脾，过逸少动亦致脾虚气弱，运化不健，气血生化乏源，不能上奉于心，以致心神失养而失眠。久病体虚也可导致阳虚阴盛，以致不寐。

34．AB。**解析**：阴虚胃失润养，虚火内扰，故胃脘隐隐灼痛；阴虚虚火内扰于胃，故胃中有饥饿感，但胃虚受纳功能减退，故不欲食。口淡不渴多是由脾胃虚弱，寒湿内停，阴邪不耗液所致。胃痛连胁多是肝气犯胃证的表现。攻窜疼痛多为气滞所致。

35．BD。**解析**：根据"呕吐吞酸"，可辨为呕吐；根据"嗳气频繁，胸胁闷痛"，可辨为肝气犯胃证，其病机为肝气不舒，横逆犯胃，胃失和降；"舌边红，脉弦"，为气滞肝旺之征，治疗以疏肝和胃、降逆止呕为法，治宜用行气开郁、化痰降逆的半夏厚朴汤合辛开苦降、泻肝和胃的左金丸。柴胡疏肝散有疏肝解郁、行气止痛的作用，主要用于治疗肝郁气滞型腹痛胁痛等。六磨汤有调肝理脾、通便导滞的作用，适用于治疗便秘之气秘。一贯煎可治疗胃阴虚型胃痛。

36．ABCD。**解析**：胁痛的病机分虚实两端，实者由气滞、血瘀、湿热所致，虚者由阴血不足所致。肝气郁结，疏泄不利，气阻络痹，则发为肝郁胁痛；瘀血阻滞，胁络不通，则发为瘀血胁痛；肝胆湿热，经气失于疏泄，则发为湿热胁痛；肝阴不足，脉络失养，则发为肝阴不足胁痛。

37．ABCD。**解析**：黄疸的基本病机在于各种原因导致的湿邪壅阻中焦，脾胃失健，肝气郁滞，疏泄不利，致胆汁输泄失常，胆液不循常道，外溢肌肤，下注膀胱，而发为目黄、肤黄、小便黄之病证。

38．ABCD。**解析**：本题主要考查多种疾病的病机、病位。饮证的病机与肺、脾、肾均有关，肺为水之上源，有宣发肃降、通调水道的作用，肺气失宣，津液失于布散，则聚为痰饮；脾主运化，湿邪困脾，或脾虚不运，均可使水谷精微不归正化，聚为痰湿；肾为水脏，若肾气肾阳不足，蒸化失司，水湿泛滥，亦可导致痰饮内生。癃闭的病位在肾与膀胱，膀胱的气化受肾气所主，若肾阳不足，膀胱气化无权，可发生癃闭；肺居上焦，为水之上源；脾居中焦，为水液升降之枢纽；肝主疏泄，协调三焦气机之通畅，因此肺、脾、肾失常均与癃闭有关。水肿发病的基本病理变化为肺失通调，脾失转输，肾失开阖，三焦气化不利。肺主一身之气，有主治节、通调水道、下输膀胱的作用，肺失宣降，水道不利，则发为水肿；脾主运化，有转输、布散水精的功能，脾失运化，水湿不运，则发为水肿；肾主开阖，有蒸化水液、通利小便的职责，肾气开阖不利，水液内停，则发为水肿。肺胀的病机与肺、脾、肾均有关，肺胀的病位在肺，日久可及于脾、肾；肺不主气，清气难入，浊气难出，气机壅滞，还于肺间，导致肺胀；若肺病及脾，子盗母气，脾失健运，则可导致肺脾两虚；若久病肺虚及肾，金不生水，致肾气衰惫，摄纳无权，则肺胀更甚。

39．ABCD。**解析**：瘀血阻滞型内伤发热的病机为瘀血内结，瘀久化热。瘀血病在血分，属阴，故可见午后或夜晚发热，或自觉身体某些部位发热，伴见口燥咽干，但不多饮，肢体或躯干有固定痛处或肿块，肌肤甲错，面色萎黄或晦暗，舌质青紫或有瘀点、瘀斑，脉弦或涩。神疲乏力、气短懒言属于气虚。

40．AD。**解析**：痰饮是体内水液不归正化所导致的一类病证，多因素体脾虚，运化无力，复加饮食失节，或因感受湿邪，致脾阳受损，水湿失运，停于胃肠引起。运用攻下逐饮可治疗痰饮之饮留胃肠证，方用甘遂半夏汤或己椒苈黄丸加减。前方攻守兼施，因势利导，用于水饮在胃；后方苦辛宣泄，前后分消，用于水饮在肠，饮郁化热之证。椒目瓜蒌汤主治悬饮之饮停胸胁证；葶苈大枣泻肺汤主治支饮胸满者。

三、名词解释

41. 喘证是以呼吸困难，甚至张口抬肩，鼻翼扇动，不能平卧为特征的病证。

42. 鼓胀是肝病日久，肝脾肾功能失调，气滞血瘀，水停于腹中所导致的腹部胀大如鼓的病证。

43. 痢疾是由于邪蕴肠腑，气血凝滞，大肠脂膜血络损伤，传导失司，以腹痛、里急后重、下痢赤白脓血为主症的病证。

44. 中风是以猝然昏仆，不省人事，半身不遂，口眼歪斜，语言不利为主症的病证。

45. 郁证是由于气机郁滞，脏腑功能失调而致心情抑郁，情绪不宁，胸部满闷，胸胁胀痛，或易怒善哭，或咽中如有异物感等症为临床表现的一类病证。

四、简答题

46. 淋病分为6种，其分类及特点如下。

（1）石淋：小便排出砂石为主

（2）膏淋：小便浑浊如米泔水或滑腻如脂膏。

（3）血淋：溺血而痛。

（4）气淋：少腹胀满较为明显，小便艰涩疼痛，尿有余沥。

（5）热淋：小便灼热刺痛。

（6）劳淋：小便淋沥不已，遇劳即发。

47. 肺胀的病理因素主要为痰浊、水饮与血瘀相互影响，兼见同病。痰的产生，病初由肺气郁滞，脾失健运，津液不归正化而成，渐因肺虚不能化津，脾虚不能转输，肾虚不能蒸化，痰浊愈加潴留，喘咳持续难已。久延阳虚阴盛，气不化津，痰从阴化为饮为水，饮留上焦，迫肺则咳逆上气，凌心则心悸气短；痰湿困于中焦，则纳减呕恶，脘腹胀满，便溏；饮溢肌肤，则为水肿尿少；饮停胸胁、腹部而为悬饮、水鼓之类。痰浊潴肺，病久势深，肺虚不能治理调节心血运行，心主营运过劳，心气、心阳虚衰，无力推动血脉，则血行涩滞，可见心动悸，脉结代，唇舌甲床发绀，颈脉动甚。肺脾气虚，气不摄血，可导致咳血、吐血、便血等。心主血而肝藏血，肝主疏泄，为调血之脏，心脉不利，肝脏疏泄失职，血郁于肝，瘀结于胁下，则致癥积。

48. 头痛因于肝者，或因肝失疏泄，气郁化火，阳亢火升，上扰头窍而致；或因肝阴虚，肝阳偏亢而致。头痛因于肾者，多因房劳过度，或禀赋不足，使肾精久亏，无以生髓，髓海空虚，发为头痛。头痛因于脾者，或因脾虚化源不足，气血亏虚，清阳不升，头窍失养而致头痛；或因脾失健运，痰浊内生，阻塞气机，浊阴不降，清窍被蒙而致头痛。

五、论述题

49. 痰饮总属阳虚阴盛，本虚标实。因饮为阴邪，遇寒则凝，得温则行，故阳虚阴盛，治疗应以温化为原则。通过温阳化气，可杜绝水饮之生成。故《金匮要略·痰饮咳嗽病脉证并治》篇提出"病痰饮者，当以温药和之"。温化是痰饮的治则。同时，痰饮还为本虚标实，故有治标、治本、善后调理等区别。其中发汗、利水、攻逐为治标之法，不能一时图快，攻伐太过，损伤正气，只可权宜用之；健脾温肾为治本之法，亦用作善后调理。若患者久病体虚，中气不足者应补中益气，可加人参、黄芪。此外，还应根据表里虚实的不同，采取相应的措施。必须指出，健脾温肾也可化气利水，行气导滞祛瘀亦为攻逐之术。因此，水饮壅盛者应祛饮以治标，阳微气虚者宜温阳以治本；在表者当温散发汗，在里者应温化利水，正虚者补之，邪实者攻之；如属邪实正虚则当消补兼施，饮热相杂者又当温清并用。

50. 哮病治疗应遵循"发时治标，平时治本"的原则，即朱丹溪"未发以扶正气为主，既发以攻邪气为急"之说。本病发作期以表实为主，要先辨寒热，以攻邪治标；缓解期则以本虚为主，应细辨肺、脾、肾的虚实及阴虚阳虚，以扶正固本。常年反复发作、缠绵不愈者，则可标本兼治，有所侧重。

发时攻邪治标，祛痰利气，寒痰宜温化宣肺，热痰当清化肃肺，寒热错杂者当温清并施，表证明显者兼以解表，属风痰为患者又当祛风涤痰。反复日久，正虚邪实者，又当兼顾，不可单纯拘泥于祛邪。若发生喘脱危候，当急予扶正救脱。缓解期应扶正治本，阳气虚者应予温补，阴虚者则予滋养，分别采取补肺、健脾、益肾等法，通过补益肺、脾、肾，进行预防和减少复发。

六、病案题

51. 中医诊断：肺痨；证型：肺阴亏损证。

辨病辨证依据：患者，女，52岁。以咳嗽，痰中带血，潮热，盗汗为主症，近期曾有与肺痨患者接触史，故辨病为肺痨；患者干咳，咳声短促，咯少量黏痰，有时痰中带血丝、色鲜红，胸部闷痛，自觉手足心热，时有盗汗，口干咽燥，舌苔薄白，脉细数，故辨证为肺阴亏损证。其多因体虚虫侵，致阴虚肺燥，肺失滋润，肺伤络损，从而发为本病。

治法：滋阴润肺。

方药：月华丸加减。北沙参15g，麦冬15g，天冬20g，玉竹12g，百合12g，白及15g，百部9g，川贝母9g，仙鹤草9g，炙甘草6g。

C 卷

一、单选题（每题1分，共25分）

1. 感冒的基本病机是（　　）
   - A. 外邪侵袭
   - B. 邪犯肺卫，卫表不合
   - C. 邪犯于肺，肺失宣肃，肺气上逆
   - D. 肺气上逆，宣降失职
   - E. 热伤肺气，蒸液成痰，热壅血瘀

2. 论述了燥的病机并创立清燥救肺汤治疗燥咳的著作是（　　）
   - A.《景岳全书》
   - B.《明医杂著》
   - C.《医门法律》
   - D.《临证指南医案》
   - E.《黄帝内经》

3. 治疗胸痹痰浊闭阻证的选方为（　　）
   - A. 血府逐瘀汤
   - B. 枳实薤白桂枝汤合当归四逆汤加减
   - C. 栝楼薤白半夏汤合涤痰汤加减
   - D. 柴胡疏肝散
   - E. 天王补心丹合炙甘草汤加减

4. 中风的基本病机为（　　）
   - A. 阴阳失调，气血逆乱
   - B. 经气不通，经脉失养
   - C. 髓减脑消，神机失用
   - D. 阳盛阴衰，阴阳失交
   - E. 脏气不平，阴阳失衡

5. 中风之中脏腑患者，治疗痰热腑实之闭证应选用（　　）
   - A. 桃仁承气汤
   - B. 半夏白术天麻汤合桃仁红花煎加减
   - C. 羚角钩藤汤，另服至宝丹或安宫牛黄丸
   - D. 涤痰汤，另用苏合香丸
   - E. 解语丹

6. 痴呆的病理因素主要为（　　）
   - A. 风、痰、火
   - B. 虚、瘀、火
   - C. 痰、瘀、火
   - D. 风、痰、瘀
   - E. 虚、痰、瘀

7. 下列不属于狂证表现的是（　　）
   - A. 狂躁刚暴
   - B. 动而多怒
   - C. 精神亢奋
   - D. 喧扰不宁
   - E. 语无伦次

8. 治疗胃痛胃阴不足证的选方为（　　）
   - A. 化肝煎
   - B. 清中汤
   - C. 失笑散合丹参饮加减
   - D. 益胃汤
   - E. 保和丸

9. 治疗胃痞湿热阻胃证的选方为（　　）
   - A. 保和丸
   - B. 泻心汤合连朴饮加减
   - C. 平胃散合二陈汤加减
   - D. 越鞠丸合枳术丸加减
   - E. 益胃汤

10. 治疗呃逆胃中寒冷证的选方是（　　）
    - A. 丁香散
    - B. 良附丸
    - C. 五磨饮子
    - D. 理中丸
    - E. 竹叶石膏汤

11. 治泻九法出自（　　）
    - A.《难经》
    - B.《景岳全书》

C.《医宗必读》

D.《临证指南医案》

E.《医林改错》

12. 治疗泄泻肾阳虚衰证的选方是（　　）

    A. 参苓白术散　　B. 右归丸

    C. 理中丸　　　　D. 四神丸

    E. 赤石脂禹余粮丸

13. "逆流挽舟" 法多应用于（　　）

    A. 痢疾初起兼有表证者

    B. 虚寒痢

    C. 休息痢

    D. 阴虚痢

    E. 寒湿痢

14. 下列不属于阳黄症状的是（　　）

    A. 鲜明如橘　　B. 神疲乏力

    C. 病程短　　　D. 口干苦

    E. 大便燥结

15. 与鼓胀相关的脏腑是（　　）

    A. 心、肝、脾　　B. 肺、脾、肾

    C. 心、肝、脾　　D. 心、肺、肾

    E. 肝、脾、肾

16. 水肿的病位主要在（　　）

    A. 心、肝、脾　　B. 肺、脾、肾

    C. 心、肝、脾　　D. 心、肺、肾

    E. 肝、脾、肾

17. 患者小便热涩刺痛，尿色深红、夹有血块，疼痛满急加剧，心烦，舌尖红，苔黄，脉滑数。其治疗宜选用（　　）

    A. 八正散　　　B. 石韦散

    C. 小蓟饮子　　D. 沉香散

    E. 无比山药丸

18. 治疗癃闭肾阴亏耗证的选方是（　　）

    A. 六味地黄丸合猪苓汤加减

B. 清肺饮

C. 补中益气汤合春泽汤加减

D. 济生肾气丸

E. 八正散

19. 治血四法出自（　　）

    A.《备急千金要方》

    B.《圣济总录》

    C.《丹溪心法》

    D.《血证论》

    E.《景岳全书》

20. 咳逆倚息，短气不得平卧，其形如肿者，属于（　　）

    A. 痰饮　　　　B. 悬饮

    C. 溢饮　　　　D. 支饮

    E. 皮水

21. 半身或局部汗出者，多属（　　）

    A. 阴虚火旺　　B. 营卫不和

    C. 肝经有热　　D. 心脾两虚

    E. 肺气不足

22. 治疗虚劳属心气虚者的选方是（　　）

    A. 天王补心丹　　B. 七福饮

    C. 大补元煎　　　D. 养心汤

    E. 四物汤

23. 治疗痹证属风寒湿痹者的选方是（　　）

    A. 蠲痹汤

    B. 白虎加桂枝汤

    C. 宣痹汤

    D. 桂枝芍药知母汤

    E. 双合汤

24. 痉证的病位在（　　）

    A. 经络　　　　B. 肝

    C. 经脉　　　　D. 肝

    E. 脾

25. 治疗痿证属湿热浸淫者的选方是（　）

    A．清燥救肺汤　　　B．参苓白术散

    C．虎潜丸　　　　　D．圣愈汤

    E．加味二妙丸

二、多选题（每题1分，共15分）

26. 《证治汇补·哮病》中提到哮病发作的主要因素有（　）

    A．内有壅塞之气

    B．外有非时之感

    C．膈有胶固之痰

    D．食味酸咸太过

    E．阴争于内，阳扰于外

27. 肺痈的基本病机是（　）

    A．热伤肺气　　　　B．蒸液成痰

    C．热壅血瘀　　　　D．血败肉腐

    E．阴阳两虚

28. 肺胀的病理因素主要有（　）

    A．寒毒　　　　　　B．热毒

    C．痰浊　　　　　　D．水饮

    E．血瘀

29. 胸痹的病因有（　）

    A．寒邪内侵　　　　B．饮食不节

    C．情志失调　　　　D．劳倦内伤

    E．年迈体虚

30. 心衰的病机关键有（　）

    A．实　　　　　　　B．虚

    C．瘀　　　　　　　D．痰

    E．水

31. 眩晕的病理因素主要有（　）

    A．风　　　　　　　B．火

    C．痰　　　　　　　D．瘀

    E．虚

32. 中风的病因有（　）

    A．内伤积损　　　　B．情志过极

    C．饮食不节　　　　D．劳欲过度

    E．体态肥盛

33. 噎膈的病理因素主要有（　）

    A．气滞　　　　　　B．热毒

    C．痰阻　　　　　　D．血瘀

    E．寒凝

34. 腹痛的病理因素主要有（　）

    A．寒凝　　　　　　B．火郁

    C．食积　　　　　　D．气滞

    E．血瘀

35. 黄疸的病位主要在（　）

    A．肾　　　　　　　B．脾

    C．胃　　　　　　　D．肝

    E．胆

36. 积聚可能出现的变证有（　）

    A．血证　　　　　　B．黄疸

    C．鼓胀　　　　　　D．噎膈

    E．痹证

37. 治疗水肿的基本原则是（　）

    A．发汗　　　　　　B．祛风

    C．健脾　　　　　　D．利尿

    E．泻下逐水

38. 郁证治疗的基本原则是（　）

    A．调和阴阳　　　　B．理气开郁

    C．调畅气机　　　　D．升清降浊

    E．移情易性

39. 血证的治疗原则可归纳为（　）

    A．治火　　　　　　B．治瘀

    C．治气　　　　　　D．治血

    E．治痰

40. 消渴的变证有（　　）

　　A. 肺痨　　　　　　B. 雀目

　　C. 胸痹　　　　　　D. 痈疽

　　E. 水肿

三、名词解释（每题3分，共15分）

41. 胸痹

42. 哮病

43. 痫证

44. 眩晕

45. 黄疸

四、简答题（每题5分，共15分）

46. 简述不同部位头痛所对应的经络。

47. 如何鉴别胃痛与胁痛？

48. 如何鉴别阳水与阴水？

五、论述题（每题10分，共20分）

49. 试述咳嗽治上、治中、治下的区分。

50. 试述消渴不同病位的辨证要点及治疗原则。

六、病案题（共10分）

51. 患者，男，62岁。慢性支气管炎病史10余年，反复发作。近1周受凉后喉中鸣息有声，胸膈烦闷，呼吸急促，喘咳气逆，咳痰不爽，痰黏色黄，烦躁，发热，恶寒，无汗，身痛，口干欲饮，大便偏干，舌苔白腻罩黄，舌尖边红，脉弦紧。

请写出：中医疾病诊断、证型诊断、辨病辨证依据以及治法方药。

C卷答案解析

一、单选题

1. B。解析：感冒是以鼻塞、流涕、喷嚏、头痛、恶寒、发热、全身不适为主症的疾病。其基本病机为邪犯肺卫，卫表不和。

2. C。解析：清代喻嘉言的《医门法律》论述了燥的病机及其伤肺为病而致咳嗽的证治，并创清燥救肺汤治疗燥咳，提出了温润、凉润等治咳之法，对后世颇多启迪，至今对临床仍有参考价值。

3. C。解析：治疗胸痹痰浊闭阻证当选栝楼薤白半夏汤合涤痰汤加减。治疗胸痹心血瘀阻证当选血府逐瘀汤；治疗胸痹气滞心胸证当选柴胡疏肝散；治疗胸痹寒凝心脉证当选枳实薤白桂枝汤合当归四逆汤加减；治疗胸痹心肾阴虚证当选天王补心丹合炙甘草汤加减。

4. A。解析：中风是以半身不遂、肌肤不仁、口舌歪斜、言语不利，甚则突然昏仆、不省人事为主症的疾病。其基本病机为阴阳失调，气血逆乱。

5. A。解析：中风之中脏腑，闭证属痰热腑实证者，治疗当选桃仁承气汤。中经络属风痰入络证者，治疗当选半夏白术天麻汤合桃仁红花煎加减；中脏腑闭证属痰火瘀闭证者，治疗当选羚角钩藤汤，另服至宝丹或安宫牛黄丸以清心开窍；中脏腑闭证属痰浊瘀闭证者，治疗当选涤痰汤，另用苏合香丸宣郁开窍；恢复期和后遗症期属风痰瘀阻证者，治疗当选解语丹。

6. C。解析：痴呆的病理因素主要为痰、瘀、火。痰多由先天肾虚，肾不主液，津液上泛为痰，加之后天失养，脾胃失于运化，津液聚而化痰，或由情志久郁，肝失疏泄，液滞成痰；瘀多由久病所致，尤其是中风瘀血痹阻脑络；火多由痰瘀蕴久所生，或由情志所伤，气机郁而花火，心肝火旺。

7．E。**解析：**癫证以精神抑郁、表情淡漠、沉默呆钝、语无伦次、静而少动为特征；狂证以精神亢奋、狂躁刚暴、喧扰不宁、毁物打骂、动而多怒为特征。

8．D。**解析：**治疗胃痛胃阴不足证的选方为益胃汤；治疗胃痛肝胃郁热证的选方为化肝煎；治疗胃痛湿热中阻证的选方为清中汤；治疗胃痛瘀血停滞证的选方为失笑散合丹参饮加减；治疗胃痛饮食伤胃证的选方为保和丸。

9．B。**解析：**治疗胃痞实痞属湿热阻胃证的选方为泻心汤合连朴饮加减；治疗胃痞实痞属饮食内停证的选方为保和丸；治疗胃痞痰湿中阻证的选方为平胃散合二陈汤加减；治疗胃痞肝胃不和证的选方为越鞠丸合枳术丸加减。治疗胃痞虚痞属胃阴不足证的选方为益胃汤。

10．A。**解析：**治疗呃逆胃中寒冷证的选方为丁香散；治疗腹痛寒邪内阻证的选方为良附丸合正气天香散加减；治疗呃逆气机郁滞证的选方为五磨饮子；治疗呃逆脾胃阳虚证的选方为理中丸；治疗呃逆胃火上逆证的选方为竹叶石膏汤。

11．C。**解析：**李中梓的《医宗必读·泄泻》提出治泻九法，即淡渗、升提、清凉、疏利、甘缓、酸收、燥脾、温肾、固涩，对后世治疗泄泻影响很大。

12．D。**解析：**治疗泄泻久泻属肾阳虚衰者的选方为四神丸；治疗泄泻久泻属脾胃虚弱者的选方为参苓白术散；右归丸温肾阳而止泻之功欠缺；赤石脂禹余粮丸所主的滑脱下利乃由大肠虚寒所致，功用为温涩固脱以止下利，温肾阳之效欠佳。

13．A。**解析：**"逆流挽舟"之法用于痢疾初起兼有表证者，以下痢、憎寒壮热、头身重痛、咳嗽、鼻塞声重、脉浮为辨证要点，治疗代表方为人参败毒散。该方出自宋代《太平惠民和剂局方》，喻嘉言用以治疗痢疾兼表证者，以解表之剂，疏表救里，逆挽下陷之清阳，恢复其升发之机，使邪丛表散，不治痢而痢自止。

14．B。**解析：**阳黄多由湿热之邪所致，发病急，病程短，其黄色泽鲜明如橘，伴发热、口干苦，小便短赤，大便燥结，舌红苔黄腻，脉弦滑数。急黄为阳黄之重症，多因热毒炽盛，营血耗伤所致，病情急骤，疸色如金，可见神昏谵语、发斑、出血等危象。阴黄由脾胃虚寒，寒湿内阻所致，病程长，病势缓，其色虽黄，但色泽晦暗，伴脘腹痞闷，神疲乏力，纳少便溏，舌淡苔白腻，脉濡缓。

15．E。**解析：**鼓胀的病变脏腑先在肝、脾，久则及肾。因肝主疏泄，为藏血之官，肝病则疏泄失职，气滞血瘀，进而横逆犯脾；脾主运化，脾病则运化失司，水湿内聚，进而土壅木郁，以致肝脾俱病。疾病日久，累及于肾，肾主水，司开阖，水湿不化，则胀满愈甚。

16．B。**解析：**水肿的病位主要在肺、脾、肾三脏，关键在肾。肺主一身之气，有主治节、通调水道、下输膀胱的作用。风邪犯肺，肺气失于宣畅，不能通调水道，风水相搏，发为水肿。脾主运化，有布散水津的功能。水湿浸渍，脾阳被困，或饮食劳倦等损及脾气，造成脾失转输，水湿内停，乃成水肿。肾主水，水液的输化有赖于肾阳的蒸化、开阖作用。体虚久病，肾脏受损，则肾失蒸化，开阖不利，水液泛溢肌肤，则为水肿。

17．C。**解析**：由"小便热涩刺痛，尿色深红、夹有血块，疼痛满急加剧，心烦，舌尖红，苔黄，脉滑数"，可辨证为淋证之血淋，治宜清热通淋、凉血止血，方选小蓟饮子。

18．A。**解析**：治疗癃闭属肾阴亏耗者，方选六味地黄丸合猪苓汤加减；治疗癃闭属肺热壅盛者，方选清肺饮；治疗癃闭属脾气不升者，方选补中益气汤合春泽汤加减；治疗癃闭属肾阳衰惫者，方选济生肾气丸；治疗癃闭属膀胱湿热者，方选八正散。

19．D。**解析**：清代唐容川的《血证论》是论述血证的专著，对各种血证的病因病机、辨证论治均有精辟论述，提出的止血、消瘀、宁血、补虚治血四法，可作为统治血证的大纲。

20．D。**解析**：咳逆倚息，短气不得平卧，其形如肿，属饮邪支撑胸肺，为支饮。痰饮表现为心下满闷，呕吐清水痰涎，胃肠沥沥有声，形体昔肥今瘦，属饮停胃肠；悬饮表现为胸胁饱满，咳唾引痛，喘促不能平卧，或有肺痨病史，属饮流胁下；溢饮表现为身体疼痛而沉重，甚则肢体浮肿，汗当出而不出，或伴咳喘，属饮溢肢体。皮水出自《金匮要略·水气病脉证并治》，其曰："皮水其脉亦浮，外证胕肿，按之没指，不恶风，其腹如鼓，不渴。"其是指水气泛溢皮肤而见水肿的病症。

21．B。**解析**：半身或局部汗出，为营卫不和。头面汗出，食后尤甚，手足汗出，多为湿热蕴蒸；腋下、阴部汗出，多属肝经有热；心胸部汗出，多为心脾两虚，心血不足；遍身汗出，鼻尖尤甚，多为肺气不足。

22．B。**解析**：治疗虚劳气虚属心气虚者，方选七福饮；治疗虚劳气虚属肾气虚者，方选大补元煎；治疗虚劳血虚属心血虚者，方选养心汤；治疗虚劳血虚属肝血虚者，方选四物汤；治疗虚劳阴虚属心阴虚者，方选天王补心丹。

23．A。**解析**：治疗痹证属风寒湿痹者，方选蠲痹汤；治疗痹证属风湿热痹者，方选白虎加桂枝汤或宣痹汤加减；治疗痹证属寒热错杂者，方选桂枝芍药知母汤；治疗痹证属痰瘀痹阻者，方选双合汤。

24．C。**解析**：痉证的病位在筋脉，属肝所主，与心、脾、胃、肾等脏腑密切相关。

25．E。**解析**：治疗痿证属湿热浸淫者，方选加味二妙丸；治疗痿证属肺热津伤者，方选清燥救肺汤；治疗痿证属脾胃虚弱者，方选参苓白术散合补中益气汤加减；治疗痿证属肝肾亏损者，方选虎潜丸；治疗痿证属脉络瘀阻者，方选圣愈汤合补阳还五汤加减。

二、多选题

26．ABC。**解析**：《证治汇补·哮病》曰："哮即痰喘之久而常发者，因内有壅塞之气，外有非时之感，膈有胶固之痰，三者相合，闭拒气道，搏击有声，发为哮病。"

27．ABCD。**解析**：肺痈的基本病机为热伤肺气，蒸液成痰，热壅血瘀，血败肉腐。

28．CDE。**解析**：肺胀的病理因素主要为痰浊、水饮与血瘀三者互为影响，兼见同病。

29．ABCDE。**解析**：胸痹的发生多与寒邪内侵、饮食失调、情志失节、劳倦内伤、年迈体虚等因素有关。

30．BCDE。**解析**：心衰的基本病机为心之气血阴阳亏损，血脉瘀阻，痰浊、水饮停聚。心衰的病机关键可用虚、瘀、痰、水四者概括，虚实之间可相互转化。

31. ABCDE。**解析：**眩晕的病理因素主要有风、火、痰、瘀、虚。

32. ABCD。**解析：**中风的发生主要因内伤积损、情志过极、饮食不节、劳欲过度等，以致肝阳暴张，或痰热内生，或气虚痰湿，引起内风旋动，气血逆乱，横窜经脉，直冲犯脑，导致血瘀脑脉或血溢脉外。

33. ACD。**解析：**噎膈的基本病机为气、痰、瘀交结，阻隔于食道、贲门所致，可引起食道、贲门拘急、狭窄。故噎膈的病理因素主要有气滞、痰阻、血瘀。

34. ABCDE。**解析：**腹痛的病理因素主要有寒凝、火郁、食积、气滞、血瘀。

35. BCDE。**解析：**黄疸的病位主要在脾、胃、肝、胆。由于湿邪壅阻中焦，脾胃失健，肝气郁滞，疏泄不利，致胆汁疏泄失常，胆液不循常道，外溢肌肤，下注膀胱，而发为目黄、肤黄、小便黄之病证。

36. ABC。**解析：**如积久肝脾两伤，藏血与统血失职，或瘀热灼伤血络，可导致出血；湿热瘀结，肝脾失调，胆汁泛溢，可出现黄疸；气血瘀阻，水湿泛滥，可出现腹满肢肿等症。积聚与血证、黄疸、鼓胀等病证有较密切的联系。

37. ADE。**解析：**发汗、利尿、泻下逐水为治疗水肿的基本原则，具体应用视阴阳虚实不同而异。阳水以祛邪为主，应予发汗、利水或攻逐，临床应用时配合祛风、解毒、行气、活血等法；阴水当以扶正为主，重视温补脾肾，通阳利水。

38. BCE。**解析：**理气开郁、调畅气机、怡情易性是治疗郁证的基本原则。

39. ACD。**解析：**《景岳全书·血证》云："凡治血证，须知其要，而血动之由，唯火唯气耳。故察火者但察其有火无火，察气者但察其气虚气实，知此四者而得其所以，则治血之法无余义矣。"概而言之，血证的治疗可归纳为治火、治气、治血3个原则。

40. ABCDE。**解析：**消渴的病变涉及多个脏腑经络，失治误治及病情严重的患者，可见变证百出。如肺失滋润，日久可并发肺痨；肾阴亏损，肝失濡养，肝肾精血不足，不能上承耳目，可并发白内障、雀目、耳聋等；燥热内结，营阴被灼，络脉瘀阻，蕴毒成脓，可发为疮疖、痈疽；阴虚燥热，炼液为痰，煎熬血脉为瘀，痰瘀阻滞经络，可致胸痹；亦可引起脑脉闭阻或血溢脉外，而发为中风；阴损及阳，脾肾衰败，水湿潴留，泛溢肌肤，则发为水肿；严重者因阴液极度耗损，虚阳浮越，而见面红、烦躁、头痛、呕恶、呼吸深快等症，甚则出现昏迷、肢厥、脉微欲绝等阴竭阳亡之危象。

三、名词解释

41. 胸痹是以胸部闷痛甚则胸痛彻背、喘息不得卧为主症的疾病。轻者仅感胸闷如窒，呼吸不畅，重者则有胸痛，严重者心痛彻背，背痛彻心。

42. 哮病是以喉中哮鸣有声、呼吸困难，甚则喘息不能平卧为主症的反复发作性疾病。

43. 痫证，又称"癫痫"，是以发作性神情恍惚，甚则突然仆倒，昏不知人，口吐涎沫，两目上视，肢体抽搐，或口中怪叫，移时苏醒，醒后一如常人为主症的疾病。

44. 眩晕是以头晕、目眩为主症的疾病。头晕是指感觉自身或外界景物旋转，目眩是指眼花或眼前发黑，二者常同时并见，故统称为眩晕。

45. 黄疸是以目黄、身黄、小便黄为主症的疾病，其中以目睛黄染为主要特征。

四、简答题

46. 太阳头痛，痛在脑后，下连于项；阳明头痛，痛在前额部及眉棱骨处；少阳头痛，痛在头之两侧，并连及于耳；厥阴头痛，多在颠顶部位，或连目系；太阴、少阴头痛，多以全头疼痛为主。

47. 胁痛的病位在肝胆，与脾、胃有关，临床表现以胁肋部疼痛为主，可兼有胃脘部不适，甚至胃脘疼痛，多伴有厌食油腻、胸胁满闷、口苦，或发热恶寒等症。胃痛的病位在胃，与肝、脾有关，临床表现以胃脘疼痛为主，部分患者可攻冲两胁，甚至伴有胸胁疼痛，常伴有脘腹痞闷胀满、吞酸嘈杂等症。

48. 阳水多由感受风邪、疮毒、水湿引起，发病较急，每成于数日之间，浮肿由面目开始，自上而下，继及全身，肿处皮肤绷急光亮，按之凹陷，身热烦渴，小便短赤，大便秘结，脉滑有力，多为实证、热证、表证。阴水多因饮食劳倦、体虚久病，或阳水失治、误治转化所致，发病缓慢，浮肿由足踝开始，自下而上，继及全身，肿处皮肤松弛，按之凹陷不易恢复，甚则按之如泥，畏寒，不渴，小便少但不赤涩，大便溏薄，脉沉细无力，多为虚证、寒证、里证。

五、论述题

49. 治上者，指治肺，主要是温宣、清肃两法，是直接针对咳嗽主病之脏施治。治中者，指治脾，即健脾化痰和补脾养肺等法。健脾化痰适用于痰湿偏盛，标实为主，咳嗽痰多者；补脾养肺适用于脾虚肺弱，脾肺两虚，咳嗽、神疲、食少者。治下者，指治肾，咳嗽日久、咳而气短者可考虑用治肾（益肾）的方法。前人谓："肺不伤不咳，脾不伤不久咳，肾不伤不喘，病久则咳喘并作。"因此，治疗时应从整体出发，权衡主次。

50. 消渴如有典型"三多"症状，可根据其程度的轻重不同分为上、中、下三消，病机分别为肺燥、胃热、肾虚。以肺燥为主，多饮症状较为突出者，称为上消；以胃热为主，多食症状较为突出者，称为中消；以肾虚为主，多尿症状较为突出者，称为下消。消渴应以养阴生津、润燥清热为基本治法。《医学心悟·三消》云："治上消者，宜润其肺，兼清其胃……治中消者，宜清其胃，兼滋其肾……治下消者，宜滋其肾，兼补其肺。"

六、病案题

51. 中医诊断：哮病；证型：发作期之寒包热哮。

辨病辨证依据：患者以喉中哮鸣有声、呼吸急促、喘咳气逆为主症，近10余年慢性支气管炎反复发作，应属中医学"哮病"范畴，且处于发作期。患者痰黏色黄、烦躁、发热、口干、大便干，存在内热之象。同时近1周受凉后出现恶寒、无汗、身痛、舌苔白腻罩黄，舌尖边红，脉弦紧，为外有表寒、内有郁热之象。患者素有痰热壅肺，复感风寒，客寒包火，肺失宣降，故辨证分析为寒包热哮。

治法：解表散寒，清化痰热。

方药：小青龙加石膏汤加减。麻黄9g，桂枝6g，芍药9g，细辛3g，干姜3g，甘草6g，五味子3g，半夏9g，生石膏9g。水煎服，日1剂。